Interventionelle
Radiologie

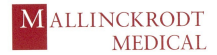

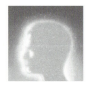

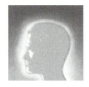

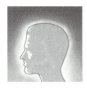

CHANGING
THE LOOK OF
MEDICINE

Herausgegeben von
B. Hamm
R. Lehmann
P. Romaniuk
H.-J. Götz

Interventionelle Radiologie

Symposium Berlin 1995

63 Abbildungen
und 23 Tabellen

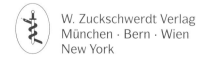

W. Zuckschwerdt Verlag
München · Bern · Wien
New York

Anschriften der Herausgeber:

Prof. Dr. B. Hamm
Prof. Dr. R. Lehmann
Prof. Dr. P. Romaniuk
Institut für Röntgendiagnostik
Charité
Humboldt-Universität zu Berlin
Schumannstraße 20/21
D-10117 Berlin

H.-J. Götz
Mallinckrodt Medical
Imaging Division
Josef-Dietzgen-Straße 1–3
D-53761 Hennef/Sieg

Auslieferungen W. Zuckschwerdt Verlag GmbH

Deutschland	Schweiz	Österreich	USA:
Brockhaus Kommission	Hans Huber Verlag	Maudrich Verlag	Scholium International Inc.
Verlagsauslieferung	Längassstrasse 76	Spitalgasse 21a	14 Vanderventer Ave
Kreidlerstrasse 9	CH-3000 Bern 9	A-1097 Wien	Port Washington
D-70806 Kornwestheim			11050 New York

Die Deutsche Bibliothek – CIP-Einheitsaufnahme.

Interventionelle Radiologie : Symposium Berlin 1995 / Hamm
B. ... Mit Beitr. von: Adam G. ... – München ; Bern ; Wien ; New York : Zuckschwerdt , 1995
  ISBN 3-88603-549-2
NE: Hamm, Bernd [Hrsg.]; Adam, Gerhard

Geschützte Warennamen (Warenzeichen) werden nicht immer kenntlich gemacht. Aus dem Fehlen eines solchen Hinweises kann nicht geschlossen werden, daß es sich um einen freien Warennamen handelt.

Alle Rechte, insbesondere das Recht der Vervielfältigung und Verbreitung sowie der Übersetzung, vorbehalten. Kein Teil des Werkes darf in irgendeiner Form (durch Fotokopie, Mikrofilm oder ein anderes Verfahren) ohne schriftliche Genehmigung des Verlages reproduziert werden.

© 1995 by W. Zuckschwerdt Verlag GmbH, Industriestraße 17, D-82110 Germering/München
  Printed in Germany by Presse-Druck Augsburg

ISBN 3-88603-549-2

Inhalt

Vorwort VII

Perkutane Biopsien: Technik, Tips und Komplikationen

Böcking A. (Düsseldorf): Feinnadelaspirations- oder Stanzbiopsie? Techniken, Indikationen, Treffsicherheiten 1
Adam G., Keulers P. (Aachen): Perkutane CT-gesteuerte Biopsien der Leber . . . 11
Otto R. (Baden, Schweiz): Perkutane Biopsien von Pankreasraumforderungen . 17
Feuerbach S. (Regensburg): Perkutane Nebennieren- und Nierenbiopsien: Zugänge und Nadelwahl 21
Gellert K., Rückert J. (Berlin): Minimal invasive Thoraxchirurgie – Eine Standortbestimmung 30
Rogalla P. (Berlin): Perkutane Biopsien von Lunge und Mediastinum 36
Hauenstein K. H. (Freiburg): Perkutane Biopsien des Skelettsystems 42
Heywang-Köbrunner S.H., Viehweg P., Götz L., Lampe D., Buchmann J. (Halle): Präoperative Lokalisation klinisch okkulter Mammabefunde 50
Friedrich M. (Berlin): Mamma: Perkutane Biopsien 55

Interventionelle Onkologie

Müller J.M. (Berlin): Die Tumorblutung aus chirurgischer Sicht 65
Richter G.M., Roeren Th., Brado M., Kauffmann G.W. (Heidelberg): Die Embolisation der Tumorblutung 69
Nicolas V., Kuhlencordt R., Krupski G., Buggisch P., Bücheler E. (Hamburg): Maligne Lebertumoren: Intraarterielle Chemoembolisation 73
Fobbe F., Wacker F., Boese-Landgraf J. (Berlin): Maligne Lebertumoren: Alkoholablation und perkutane Implantation von Portsystemen zur regionalen Chemotherapie 79
Görich J., Rilinger N., Schulte M., Hartlapp H.J., Sokiranski R., Brambs H.-J. (Ulm, Osnabrück): Intraarterielle Tumortherapie von Knochen- und Weichteiltumoren 86
Kandyba J., Schild H. (Bonn): CT-gesteuerte Plexus-coeliacus-Blockade 93
Weigand H. (Wiesbaden): Perkutane Gastrostomie 96
Vorwerk D., Truong-Noc S. (Aachen): Stentimplantation bei Ösophagustumoren 98

Romaniuk P., Stockheim D., Köhler F. (Berlin): Vene cava: Interventionelle
  Behandlung tumorbedingter Stenosen 103
Witt Ch., Schmidt B. (Berlin): Tracheobronchialbaum: Interventionelle
  Behandlung tumorbedingter Obstruktionen. 111

Interventionelle Neuroradiologie

Herrmann H.-D., Westphal M., Grzyska U., Zeumer H. (Hamburg):
  Therapiekonzepte zerebraler AVM 116
Bien S., Wakat J.-P., Shiratori K. (Marburg): Intrazerebrale arteriovenöse
  Malformationen (AVMs): Endovaskuläre Therapie – Alternative oder Ergänzung
  zu Operation bzw. Radiatio? 121
Bender A. (Berlin): Endovaskuläre Behandlung intrakranieller Aneurysmen . . . 139
Zanella F. (Essen): Endovaskuläre Rekanalisation hirnversorgender Gefäße . . . 145

Neue Horizonte

Kahn Th. (Düsseldorf): Interventionelle Kernspintomographie 155

Rückenschmerz und Bandscheibenleiden: Konservative, operative und perkutane Behandlung

Laser T. (Bad Birnbach): Klinik des Bandscheibenprolapses und Indikation zur
  konservativen Therapie 163
Schönmayr R. (Wiesbaden): Mikrochirurgische Therapie der lumbalen
  Diskopathie 167
Weigand H. (Wiesbaden): Perkutane Diskographie und Nukleotomie.
  Patientenauswahl, Technik und Ergebnisse 171
Mutze S., Lang K. (Berlin): Perkutane CT-gesteuerte lumbale
  Schmerzbehandlung: Facettenblockade und periradikuläre Infiltration 176

Vorwort

Die interventionelle Radiologie hat eine stürmische Entwicklung durchlaufen und steht gleichzeitig neuen Aufgaben in der Zukunft gegenüber. Eine kontinuierliche Weiterbildung ist bei dem raschen technologischen Fortschritt und unter Berücksichtigung moderner Therapiekonzepte von großer Bedeutung.

Das in Berlin stattfindende Symposium zur interventionellen Radiologie befaßt sich dabei gezielt mit den vier Schwerpunkten:
- aktueller Stand der perkutanen Biopsien,
- interventionelle Onkologie,
- interventionelle Neuroradiologie sowie
- Diagnostik und Therapie des diskogenen Rückenschmerzes.

Um den praktischen Nutzen dieses wissenschaftlichen Symposiums zu steigern, entschieden wir uns, einen Symposiumsband herauszubringen. Damit dieser Band jedoch nicht an Aktualität verliert, wenn er erst Monate nach dem Symposium erscheint, gelang es uns mit tatkräftiger Unterstützung der Referenten, das Werk zeitgerecht zum Symposium fertigzustellen. Der Tagungsteilnehmer hat somit die Möglichkeit, direkt die Ausführungen und Empfehlungen der Referenten nachzulesen und zu vertiefen.

Unser besonderer Dank gilt allen Referenten, die zum Gelingen dieses Bandes beigetragen haben.

Prof. Dr. med. B. Hamm
Institut für Röntgendiagnostik
Charité
Humboldt-Universität zu Berlin

Prof. Dr. med. R. Lehmann
Institut für Röntgendiagnostik
Charité
Humboldt-Universität zu Berlin

Prof. Dr. med. P. Romaniuk
Institut für Röntgendiagnostik
Charité
Humboldt-Universität zu Berlin

H. J. Götz
Mallinckrodt Medical GmbH
Imaging Division

Feinnadelaspirations- oder Stanzbiopsie?

Techniken, Indikationen, Treffsicherheiten

A. Böcking
Institut für Cytopathologie, Heinrich-Heine-Universität Düsseldorf

Formen der Materialgewinnung

Zur Gewinnung von Zell- und Gewebsproben durch perkutane Punktion stehen im Prinzip zwei verschiedene Verfahren zur Verfügung: die Feinnadelaspirationsbiopsie (FNAB) und die Stanzbiopsie (STB). Während erstere Zellen im wesentlichen durch Unterdruck aus ihrem Gewebsverband löst, werden bei letzterer Zellen in ihrem natürlichen Gewebsverband belassen und als zusammenhängender Zylinder herausgeschnitten. Bei der FNAB werden mit Nadeln von 0,6–0,8 mm Außendurchmesser durch Sog und stochernde Bewegungen Zellen mit Hilfe einer Spritze in eine Kanüle gesaugt. Spezielle Spritzenhalter erlauben einen Einhandbetrieb. Für die Stanzbiopsie stehen verschiedene Nadeltypen mit Außendurchmessern von 0,8–2,1 mm zur Verfügung. Je nach Nadelkaliber resultieren Gewebszylinder von 0,6–1,5 mm Durchmesser. Während zwischen FNAB und STB prinzipielle Unterschiede bezüglich der mit ihnen zu erreichenden Treffsicherheiten und Klassifikationsmöglichkeiten bestehen (Tabelle I), unterscheiden sich Stanzbiopsien verschiedenen Kalibers, betreffend die pathologische Diagnostik, nur in der Menge und damit Repräsentativität des zur mikroskopischen Diagnostik zur Verfügung stehenden Materials. Weniger Untersuchungsmaterial bedingt eine geringere Genauigkeit der Tumorklassifikation und Malignitätsgradierung. Sensitivität und Spezifität dürften durch geringere Nadelkaliber der STB hingegen kaum reduziert werden.

Die Repräsentivität der Materialgewinnung durch die FNAB ist gegenüber der STB meist dadurch erhöht, daß durch das »Needling« bzw. »Stochern« mit der Nadel eine Zellentnahme aus einem größeren Gewebevolumen erfolgt als mit der nur einen Stichkanal betreffenden Stanze.

Durch die FNAB geht nicht nur die Epithel-Stroma-Beziehung verloren, sondern meist auch die räumliche Anordnung der Zellen. Dafür erlauben Fixation und Färbung bei der FNAB die Erkennung zellulärer Details, welche der histologischen Aufarbeitung verborgen bleiben. Die Wundsetzung mit möglichen Komplikationen ist bei der STB in Abhängigkeit vom Nadeldurchmesser größer als bei der FNAB.

Die Wahl des Nadelkalibers ist von folgenden Parametern abhängig:
1. den Wegen des Zugangs mit den daraus resultierenden Komplikationsmöglichkeiten,
2. den zu erwartenden Krankheitsentitäten und deren prinzipieller Diagnostizierbarkeit durch Histologie oder Zytologie,
3. der klinischen Fragestellung (z. B. gutartiger oder bösartiger Tumor, Tumorrezidiv, Entzündung, Tumorklassifikation).

Material und Technik

Feinnadelaspirationsbiopsie

Nadeln
Kurze Injektionsnadeln (2,5–7,5 cm) mit 0,6–0,7 mm Außendurchmesser (22, 23

gauge) finden zur Punktion palpabler Knoten Verwendung. Lange Nadeln mit Mandrin (8–10 cm) mit Außendurchmesser 0,8–0,9 mm (Spinalnadeln) empfehlen sich für die Punktion tiefer liegender Raumforderungen unter Ultraschall, Durchleuchtungs- oder CT-Kontrolle.

Spritzen
20-ml-Einmalspritzen mit dicht schließenden Kolben und exzentrischem Kanülenansatz sind für die Aspiration geeignet.

Spritzenhalter
Eine sichere Führung und Bedienung der Aspirationsspritze mit einer Hand wird durch die Verwendung eines pistolenartigen Spritzenhalters (z. B. Cameco®) ermöglicht (Bezugsquelle: Medipha GmbH, Robert-Bosch-Straße 13–17, D-73312 Geislingen/Steige, Tel.: 0 73 31/20 04 38).
Für die treffsichere Punktion kleiner, palpabler Knoten kann auch das Punktionsventil nach Binder oder das DynaCyt®-Besteck nach Hut (Dynacyt Medical Systems B.V. Meerkoetlaan 22. 9765 TD Paterswolde, Niederlande) verwandt werden.

Lokalanästhesie
Diese wird bei Punktionen tiefer liegender Raumforderungen und Verwendung langer Nadeln benötigt. Bei empfindlichen Patienten kann auch vor der Punktion subkutaner Knoten eine Hautanästhesie angebracht sein.

Punktionstechnik
Palpable Knoten
a) Knoten palpieren, Entfernung zur Hautoberfläche schätzen.
b) Haut mit Alkohol, Kodan®-Tinktur etc. desinfizieren.
c) Umgebung evtl. mit steriler Gaze, bei Knochenpunktionen mit sterilen Tüchern abdecken.
d) Hände mit Seife waschen, anschließend mit Desinfektionsmittel einreiben. Bei Knochenpunktionen sterile Handschuhe verwenden.
e) Spritze in Spritzenhalter einsetzen, Nadel fest auf die Spritze setzen, Spritzenstempel am Spritzenboden.
f) Knoten zwischen Daumen und Zeigefinger der einen Hand fixieren.
g) Auf dem kürzesten Zugangsweg mit der anderen Hand die Nadel zügig in den Knoten stechen (Widerstandsänderung).
h) Ggf. korrekte Position der Nadel mittels Ultraschall kontrollieren.
i) Spritzenstempel mit Griff voll anziehen (Unterdruck erzeugen).
j) Nadel im Knoten mehrfach 2–10 mm vor und zurück bewegen, um Zellen zu lösen (»stochern«, »needling«).
k) Einstichwinkel der Nadel mindestens dreimal ändern, ohne den Knoten zu verlassen (Gewinnung von repräsentativem Zellmaterial).
l) Unterdruck durch Zurückschnellenlassen des Spritzenkolbens aufgeben, erst dann
m) Nadel herausziehen.

Nichtpalpable Knoten
a) Entfernung der Raumforderung von der Hautoberfläche an der Einstichstelle mittels CT oder Ultraschall bestimmen. Geplante Einstichtiefe ggf. mittels Filzschreiber an der Nadel markieren.
b) Einstichwinkel in zwei Ebenen mittels CT oder Ultraschall bestimmen.
c) Hautdesinfektion, Abdeckung, Händedesinfektion wie oben beschrieben (b–d).
d) Nadel mit Mandrin in vorbestimmtem Winkel und Tiefe einstechen. Nadel nur am Ansatzstück anfassen.
e) Mandrin entfernen.
f) Aspirationsspritze mit Spritzenhalter fest aufsetzen.
g) Aspirationstechnik wie oben beschrieben (i–m).

Ausstrichtechnik
Die Punktionsnadel, in welcher sich das Zellmaterial befindet, muß von der Spritze abgenommen werden. Daraufhin wird der

Spritzenkolben angezogen, die Nadel wieder fest aufgesetzt und der Inhalt durch kräftiges Vordrücken des Spritzenstempels auf die Mitte des Objektträgers gespritzt. Die einem Tropfen entsprechende Materialmenge wird durch Auflegen eines zweiten Objektträgers unter sanftem Druck ausgestrichen (wie bei der Anfertigung von Blutausstrichen). Dabei erkenntliche Gewebsbröckel werden mit leichtem Druck zerquetscht. Überschüssiges Material wird auf mehrere Objektträger verteilt. Das Material darf nur als sehr dünner Film den Objektträger bedecken, Zellüberlagerungen müssen vermieden werden. Die Objektträger sollten mit dem Namen des Patienten gekennzeichnet sein.

Fixationstechnik
Für eine Pappenheim-Färbung (= May-Grünwald-Giemsa) vorgesehene Ausstriche (Blut, Ergußsedimente, Lymphknoten, Milz, Schilddrüse, Speicheldrüse) werden für etwa eine Stunde an geschützter Stelle an der Zimmerluft getrocknet (nicht auf der Heizung). Die restlichen, für eine Papanicolaou- oder Hämatoxilin-Eosin-Färbung vorgesehenen Ausstriche (z. B. Leber, Lunge, Knochen, Mamma, Mediastinum, Nebenniere, Niere, Pankreas, Weichteile) müssen sofort nach dem Ausstreichen, d. h. solange sie noch feucht sind, einer Alkoholfixation zugeführt werden. Dies geschieht entweder durch einstündiges Einstellen in eine Küvette mit 96%igem Alkohol oder Besprühen mit reichlich Fixationsspray aus ca. 20 cm Entfernung (z. B. Merckofix®). Die getrockneten Präparate sind dann in speziellen bruchsicheren Mappen versandfähig.
Wenn eine diagnostische DNA-Zytometrie zur Dignitätsabklärung einer Dysplasie bzw. Borderline-Läsion oder Malignitätsgradierung gewünscht wird, ist eine Lufttrocknung der Präparate empfehlenswert. Eventuell mitaspirierte Gewebsbröckel werden für eine Aufarbeitung in Paraffinschnitttechnik in gepuffertem 10%igem Formalin (= 4%iges Formaldehyd) fixiert. Ist mehr als wenige Tropfen Zystenflüssigkeit aspiriert worden, so werden davon nach Zentrifugation (ca. 5 min bei 3000 Upm) Sedimentausstriche angefertigt, die an der Zimmerluft getrocknet werden.

Fehlermöglichkeiten
Für eine zytologische Untersuchung unzureichendes, d.h. meist zu spärliches Zellmaterial hat häufig folgende Fehlerquellen:
a) Der Unterdruck in der Spritze wurde vor dem Herausziehen der Nadel nicht aufgegeben, so daß Zellmaterial in die Spritze gelangt ist. Dies darf nur bei Aspiration von Zysteninhalt geschehen.
b) Die Nadel wurde im Tumor nicht beherzt genug vor und zurück bewegt (»stochern«, »needling«).
c) Es wurde nur Blut aspiriert. Dann ist die Punktion an der Stelle meist abzubrechen und die Nadel neu zu plazieren. Blutaspiration kommt vor allem bei Verwendung dicker Nadeln vor (>0,9 mm = 20 gauge).
d) Es wurde zu wenig Unterdruck erzeugt.
e) Eine Alkohol- oder Sprayfixation wurde erst nach Antrocknen der Zellen durchgeführt, statt sofort nach dem Ausstreichen. Dies führt zu Lufttrocknungsartefakten (= behinderte Farbstoffaufnahme).
f) Es wurde eine Lufttrocknung der Präparate statt einer Alkoholfixation oder umgekehrt vorgenommen. Die gewählte Fixationstechnik muß auf die beabsichtigte Färbung abgestimmt sein (Tabelle I).

Stanzbiopsie

Nadeln
Klassische Vertreter sind Schneidbiopsiekanülen (z. B. TruCut®), welche mit den Außendurchmessern 1,2 mm und 2,1 mm sowie in den Längen 7,6 cm, 11,4 cm und 15,2 cm angeboten werden. Durch Zurückziehen und Wiedervorschieben der äußeren

Hohlnadel über der inneren Flachnadel wird, sobald die Nadel in der Läsion liegt, ein Gewebezylinder herausgeschnitten. Vertreter der Stanzbiopsiekanülen sind die sog. Otto-Nadeln (Squibb-Feinstanz-Biopsiekanüle®), welche an ihrer Spitze zwei geschliffene Schneidezähne tragen. Diese Nadeln werden in den Durchmessern 0,95 mm und 1,2 mm und in den Längen 50 mm, 100 mm, 150 mm, 200 mm und 280 mm angeboten. Sie werden mit einem Stilett bis vor den Tumor geschoben. Durch Erzeugen von Unterdruck und gleichzeitigem Vorschieben der äußeren Schneidenadel wird ein Gewebszylinder ausgeschnitten, nachdem das Stilett zurückgezogen wurde.

Eine kombinierte Gewinnung von histologischem und zytologischem Untersuchungsmaterial empfehlen wir nicht. Angesichts des zusätzlichen Aufwandes erscheint uns bei Vorliegen einer Stanzbiopsie zur histologischen Untersuchung der Informationsgewinn durch Hinzunahme der FNAB zur zytologischen Untersuchung unbedeutend zu sein.

Fixationstechnik

Die gewonnenen Gewebszylinder werden sofort in gepuffertes, 10%iges Formalin gebracht. Sollte eine elektronenmikroskopische Untersuchung gewünscht werden, so muß mit 3%igem gepuffertem Glutaraldehyd fixiert werden. Ist eine Chromosomenanalyse beabsichtigt, sollte das Gewebe in RPMI-1640 Medium® (Gibko) eingebracht werden. Da die meisten immunhistochemischen Antigennachweise heute auch an formalinfixiertem Material möglich sind, ist hierfür keine besondere Fixation oder Verwendung von nativem Material nötig.

Indikationen

Indikation für eine Zell- oder Gewebsentnahme im allgemeinen stellt jede palpatorisch, sonographisch, oder radiologisch in ihrer räumlichen Lage darstellbare Raumforderung unbekannter Diagnose dar, sofern sie nicht mit weniger eingreifenden Methoden abgeklärt werden kann oder auch ohne präoperative Diagnose exzidiert wird.

Feinnadelaspirationsbiopsie

Viele Untersucher zeigten, daß sehr komplikationsarm Raumforderungen in fast allen inneren Organen, dem hinteren Mediastinum oder dem Retroperitonealraum, gezielt punktiert werden können (Tabelle I). Die FNAB ist immer dann indiziert, wenn nach dem derzeitigen Wissensstand die klinische Fragestellung auf diese Weise, d. h. ohne invasivere und damit auch risikoreichere Methoden der Gewebsgewinnung, zu beantworten ist. Dies trifft insbesondere bei Verdacht auf Metastasen eines bekannten Primärtumors zu, aber auch bei gröberen Klassifikationsproblemen, wie z. B. der Unterscheidung zwischen gutartigem und bösartigem Tumor, spezifischer oder unspezifischer Entzündung, Narbe, Hämatom oder Zyste.

Im allgemeinen liegt die Sensitivität der FNAB (also die Rate richtig als Krebs erkannter Raumforderungen) nur wenige Prozentpunkte unter der STB (z. B. in der Leber um ca. 3%, im Mediastinum um 4% und in den Nebennieren um 5%). In der Lunge ist aber die FNAB hinsichtlich der Sensitivität der Stanzbiopsie nicht unterlegen (Tabelle I).

Die Spezifität (also die Rate richtig als nicht neoplastisch erkannter Raumforderungen) ist dagegen für beide Methoden meist identisch. Gelegentlich ist die FNAB um etwa 1% unterlegen (z. B. in Leber und Nebennieren). Die Schwäche der FNAB gegenüber der STB liegt im wesentlichen in ihrer meist geringeren Genauigkeit der histologischen Tumorklassifikation. Ist diese aber nicht vonnöten, da sie nach Resektion eines Tumors ohnehin erfolgt, wie z. B. bei Raumforderungen in Schilddrüse, Knochen, Mamma, Pankreas oder den Weichteilen,

Tabelle I. Indikationen, Treffsicherheiten und Fixationsarten für Feinnadelaspirationsbiopsien (FNAB) und Stanzbiopsien (STB) verschiedener Organe. Die Prozentangaben sind vom Verfasser aus als repräsentativ angesehenen Publikationen entnommen. Sie sind als Anhaltswerte zu verstehen.
Va = Verdacht auf; PT = Primärtumor; DD = Differentialdiagnose; RF = Raumforderung; vs = versus.

Organ	Nadeltyp	Indikationen	Sensitivität	Spezifität	Klassifikationsmöglichkeiten	Materialausbeute	Fixation
Niere	FNAB	Nichtzystische RFen, wenn prätherapeut. morphol. Diagnose erwünscht	87% (21)	99% (21)	Renale Adenokarzinome, Wilms-Tumoren, Angiolipome, Urothelkarzinome, Metastasen	97% (10)	Alkohol
Pankreas	FNAB	RFen	75% (21)	99% (10)	Karzinome, Inselzelltumoren, Entzündungen, Pseudozysten, Nekrosen, Metastasen	91% (10)	Alkohol
Pleura	STB	RFen			Mesotheliome, Karzinome, Fibrome, Lymphome (schlecht klassifizierbar)		Formalin
Retroperitoneum	FNAB	Va Metastase bei bekanntem PT	80% (10)	100% (10)	Metastasen, Lymphome, Sarkome	89% (10)	Alkohol
	STB	Va Metastase bei unbekanntem PT			Alle Typen der Sarkome. PTen aus Metastasen meist identifizierbar		Formalin
Schilddrüse	FNAB	Szintigraphisch bzw. sonographisch suspekte Knoten	87% (18)	88% (18)	Alle Typen von Schilddrüsenkarzinomen und Thyreoiditiden. Follikuläres Adenom nicht von foll. Karzinom differenzierbar	81% (18)	Luft
Speicheldrüse	FNAB	RF	72% (18)	97% (18)	Haupttypen der Karzinome und Adenome, Entzündungen, Zysten	91% (24)	Luft
Weichteile	FNAB	RF	89% (3)	96% (3)	Sarkome, Lymphome, gutartige Tumoren, Entzündungen, Hämatome	95% (3)	Alkohol
	STB	RF			Alle histologisch differenzierbaren Sarkom-Entitäten		Formalin
Knochen	FNAB	Va Metastasen bei bekanntem PT	83% (2)	99% (11)	Übereinstimmung von Metastasen mit bekannten PTen. Gutartige vs bösartige Osteolysen. Nicht: Va unbekannten PT oder Va primären Knochentumor	80% (11)	Alkohol

Tabelle I. (Fortsetzung)

Organ	Nadeltyp	Indiaktionen	Sensitivität	Spezifität	Klassifikationsmöglichkeiten	Materialausbeute	Fixation
Knochen	STB	Va Metastasen bei bekanntem und unbekanntem PT	95% (11)	99% (11)	Unbekannte PTen aus Metastasen in 88% identifizierbar. Gutartige Osteolysen, primäre Knochentumoren, Metastasen. Nicht: DD d. Knochentumoren	99% (11)	Formalin
Leber	FNAB	Va Metastasen bei bekanntem und unbekanntem PT	95% (23)	100% (23)	PTen der Leber, Metastasen, Abszesse, Zysten. Nicht: FNH von Adenom abgrenzbar	89% (22)	Alkohol
	STB	Va Metastasen bei bekanntem und unbekanntem PT, Va primären Lebertumor. Diffuse Parenchymerkrankungen	95% (11)	100% (11)	Alle histologisch differenzierbaren PTen der Leber, Metastasen unbekannter PTen und diffuse Parenchymerkrankungen	94% (11)	Formalin
Lunge	FNAB	Periphere RF >5 mm, zentrale RF >5 mm bei negativer Bronchoskopie	99% (6)	95% (6)	Alle Bronchialkarzinomtypen. Gutartige Tumoren, Tuberkulose, Narben, Entzündungen, Metastasen von bekannten PTen	91% (6)	Alkohol
	STB	Periphere RF >10 mm, wenn Zugang d. atelektatisches Gewebe möglich	98% (6)	100% (6)	Alle Bronchialkarzinomtypen und gutartige Lungentumoren, Metastasen bekannter und unbekannter PTen	99% (6)	Formalin
Lymphknoten	FNAB	Persistierende LK-Schwellung bei Va LK-Metastasen oder malignes Lymphom	94% (18)	97% (18)	Metastasen bekannter PTen. Maligne Lymphome diagnostizierbar, aber nicht hinreichend klassifizierbar	86% (18)	Luft
	STB	Va LK-Metastasen bei bekanntem und unbekanntem PT. Va malignes Lymphom			PTen aus Metastasen in 97% identifizierbar. Maligne Lymphome nur grob klassifizierbar		Formalin
Mamma	FNAB	Palpable, mammographisch oder im US darstellbare RF im Rahmen der Tripeldiagnostik	94% (17)	99% (16)	Haupttypen des Mammakarzinoms, Fibroadenome, Mastitiden, Fettgewebsnekrosen	82% (28)	Alkohol

Tabelle I. (Fortsetzung)

Organ	Nadel-typ	Indiaktionen	Sensi-tivität	Spezi-fität	Klassifikations-möglichkeiten	Material-ausbeute	Fixation
Media-stinum	FNAB	RF mittleres Mediastinum	95% (6)	100% (6)	Thymome, Lymphome, Karzinome, Teratome, Keimzelltumoren, neurogene Tumoren, Zysten, Strumen, Entzündungen, Tbc	87% (6)	Alkohol
	STB	RF vorderes und hinteres Mediastinum	99% (6)	100% (6)	Alle histologisch möglichen Tumordiagnosen. Einschränkungen bei Typisierung maligner Lymphome	98% (6)	Formalin
Neben-niere	FNAB	RF bei bekanntem PT	95% (9)	100% (9)	Phäochromozytom, NNR-Hyperplasie, NNR-Adenom, NNR-Karzinom, Metastasen	70% (10)	Alkohol
	STB	RF bei unbekanntem PT			Alle PTen der Nebenniere. PT bei Metastasen meist identifizierbar, sonst wie bei FNAB		Formalin

reicht eine FNAB prätherapeutisch aus. Der FNAB kommt meist eher die Funktion einer grobgerasterten diagnostischen Abklärung von Raumforderungen zu, als die einer definitiven Tumorklassifikation. In vielen klinischen Situationen reicht aber eine gröbere zytologische Klassifikation aus, um die jeweilige klinische Fragestellung zu beantworten. Der FNAB ist in Anbetracht ihres meist geringeren Komplikationsrisikos immer dann der Vorzug zu geben, wenn durch ihr prospektives Ergebnis der nächste diagnostische oder therapeutische Schritt maßgeblich mitbestimmt werden kann. Da die therapeutisch relevanten Fragestellungen einerseits und die diagnostische Leistungsfähigkeit der FNAB andererseits von Organ zu Organ sehr unterschiedlich ausfallen, sind die Indikationen für die FNAB nur organspezifisch zu stellen (Tabelle I). Häufigste Indikationen der FNAB stellen Raumforderungen in Thorax und Abdomen dar. Seit die perkutane Punktion des Thorax, einschließlich des Mediastinums, weltweit als sicheres und praktikables Verfahren mit hoher Treffsicherheit und Aussagekraft der zytopathologischen Diagnose beschrieben worden ist, ist die Palette der Indikationsstellungen sehr breit geworden. Im Abdomen stellten bisher die Raumforderungen der Leber die häufigste Indikation für eine Feinnadelaspirationsbiopsie dar. Das Verfahren ist aber auch indiziert zur Abklärung von Raumforderungen des Pankreas und des Retroperitoneums. Große, nicht operable, intraabdominelle Raumforderungen stellen ebenfalls eine Indikation zur FNAB dar.

Die Vorgabe einer differentialdiagnostischen Fragestellung durch den Kliniker (z. B. Abszeß/Tumor, Primärtumor/Metastase, Lymphom/Lymphadenitis, Sarkom/Lymphom, spezielle Tumorentitäten etc.) erhöht die diagnostische Aussagefähigkeit am

Feinnadelpunktat erheblich. Diagnostische Teilaspekte der Radiologie und der Pathologie ergänzen sich häufig zu einer spezifischen Diagnose, welche eine Disziplin alleine nicht hätte stellen können. Der Radiologe muß dem Pathologen daher auf dem Materialbegleitschein immer ausreichende klinische Angaben machen und eine Fragestellung vorgeben.

Stanzbiopsie

Eine Indikation zur Durchführung der Stanzbiopsie ergibt sich dann, wenn sich die klinische Fragestellung mit Wahrscheinlichkeit nicht hinreichend präzise am Feinnadelpunktat beantworten läßt. Dazu müssen dem Kliniker die Möglichkeiten zytologischer Diagnosen am Feinnadelpunktat bekannt sein. Diese sind in Tabelle I für die verschiedenen Lokalisationen, getrennt nach Sensitivität, Spezifität und Klassifikationsmöglichkeiten aufgeführt. Grundsätzlich ist diejenige Punktionsnadel zu wählen, welche an dem gewonnenen Zell- oder Gewebsmaterial die klinische Fragestellung noch sicher beantworten läßt, da die für dickere Nadelkaliber im Prinzip immer höhere Komplikationsrate zu berücksichtigen ist.

Nicht an jedem Organ ist an Zellmaterial dieselbe diagnostische Treffsicherheit möglich. Daher muß bei einer bestimmten Fragestellung in einem Organ eine Stanzbiopsie verwendet werden, während in einem anderen Organ eine Feinnadelpunktion ausreichend wäre. So sind z. B. die sichere Diagnose und Klassifikation eines Pleuramothelioms nur an einer Stanzbiopsie möglich, die des Lungenkarzinoms aber bereits am Feinnadelpunktat.

Eine Stanzbiopsie ist insbesondere indiziert zur Abklärung von Raumforderungen des vorderen und hinteren Mediastinums und des Retroperitoneums mit histologischer Tumorklassifikation bei unbekanntem Primärtumor. Eine verläßliche Klassifikation von malignen Lymphomen oder primären Knochentumoren ist bestenfalls an der Stanzbiopsie möglich. Da die an Feinnadelaspirationszytologie zu erzielende Treffsicherheit erheblich von der Erfahrung des diagnostizierenden Zytopathologen abhängt, sollte die Wahl des Nadelkalibers in Anbetracht der zu punktierenden Raumforderung unbedingt mit dem jeweiligen Pathologen abgesprochen werden.

Tabelle I führt organspezifisch repräsentative Maßzahlen der diagnostischen Treffsicherheit getrennt nach FNAB und STB auf. Eine unter Umständen geringere Treffsicherheit der FNAB ist gegenüber einer höheren Komplikationsrate der STB abzuwägen.

Unzureichende Untersuchungsmaterialien dürfen keinesfalls mit einem negativen, d. h. tumorzellfreien Biopsieergebnis gleichgesetzt werden. Eine Punktion mit diesem Ergebnis ist ggf. zu wiederholen und durch ein anderes diagnostisches Verfahren zu ersetzen. Die Rate unzureichender Biopsieproben ist stark von der Erfahrung des punktierenden Radiologen abhängig. Bei 389 Schilddrüsenpunktaten unseres Einsendegutes des Jahres 1992 betrug die Rate unzureichender Proben im Mittel 32%. Sie reichte von 65% bei unerfahrenen bis 15% bei erfahrenen Punkteuren.

Wenn der Radiologe sicher ist, die Läsion getroffen zu haben, und der Pathologe eine einer Raumforderung entsprechende spezifische Diagnose stellen kann (z. B. Riesenzellgranulom, Narbengewebe, Nekrose, Entzündung, Blutung, Abszeß), dann ist auch eine negative Biopsiediagnose glaubhaft. Sofern keine einer Raumforderung entsprechenden Zellen vorliegen, ist von unzureichendem Untersuchungsmaterial auszugehen.

Komplikationen

Bei perkutanen diagnostischen Punktionen sind mit FNAB bzw. STB im Prinzip diesel-

ben Komplikationen zu erwarten: Schmerzen, Blutungen, Infektionen, Pnemothorax und theoretisch möglich auch eine Provokation von Metastasen. Sie treten aber mit abnehmendem Kaliber der Punktionsnadel wesentlich seltener auf. Bei der Punktion der Prostata sind beispielsweise Komplikationen aller Art bei Verwendung der Stanzbiopsie etwa 10mal häufiger als bei Verwendung der Feinnadel (Tabelle II).
Ernstzunehmende Blutungen sind selbst bei Punktion großer Gefäße bei Verwendung der FNAB-Technik extrem selten, da sich das kleine Punktionsloch in der Gefäßwand spontan schnell wieder schließt. Blutungen stellen aber insbesondere bei gefäßreichen Hirntumoren ein Risiko dar. Eine Blutungsneigung erhöht das Punktionsrisiko. Oft verbietet sich deshalb eine Stanzbiopsie, so daß gerade dann die FNAB wegen ihres geringeren Blutungsrisikos zur diagnostischen Abklärung indiziert ist. Sofern Pathologen an dem durch FNAB gewonnenen, sehr spärlichen Zell- oder Gewebsmaterial Tumordiagnosen annähernd gleicher Präzision stellen können wie an STB, oder die jeweilige klinische Fragestellung beantwortet werden kann, verbietet sich aus ethischen Gründen die Verwendung traumatisierender Stanzbiopsiebestecke.
Sowohl durch alltägliche Druckerscheinungen und Bewegungsabläufe als auch durch diagnostische Manipulationen kann es bereits zu einer Ausschwemmung von Tumorzellen in die Blutbahn kommen. Experimente ergaben aber keine Verstärkung dieser Ausschwemmung durch die Feinadelpunktion. Eine lokale Verschleppung von Tumorzellen im Stichkanal findet zwar gelegentlich statt, doch ist ein Anwachsen der Zellen im Stichkanal extrem selten. *Kato* et al. (15) berichteten über einen Fall von Implantationsmetastasen im Stichkanal nach 10246 Feinnadelaspirationsbiopsien der Lunge (= 0,098%). Zwei Fälle von Metasenimplantation nach FNAB der Nieren waren bis 1962 in der Weltliteratur beschrieben (8). Die bei Feinnadelpunktion relativ

Tabelle II. Durchschnittliche Komplikationsraten von Feinnadelaspirationsbiopsie (FNAB) und Stanzbiopsie (STB) (2,1 mm Durchmesser) bei Punktionen von Leber (19, 20, 26), Lunge (15), Pankreas (4, 27) und Prostata (5).

	Leber	Lunge	Pankreas	Prostata
FNAB	0–0,05%	9%	0–0,1%	0–0,1%
STB	0,15%	49%	7–14%	3–20%

geringe Zahl mobilisierter Tumorzellen mag ein Grund für die selten auftretenden Implantationsmetastasen sein. Eine klinisch relevante vaskuläre Verschleppung von Tumorzellen mit Bildung von Fernmetastasen ist bisher nicht wissenschaftlich nachgewiesen worden (25). Bei Verwendung von Punktionsnadeln geringeren Kalibers ist aber eine Minimierung des Tumorzell-Verschleppungsrisikos anzunehmen.
Das geringe Risiko der Provokation einer Metastasierung im Stichkanal durch Nadelpunktionen muß abgewogen werden gegen die hohen Risiken des Fortschreitens einer nicht diagnostizierten Krebskrankheit bzw. gegen die Risiken einer operativen Abklärung.

Literatur

1 Abrams HL, Siegelmann SS, Adams DF, Sanders R, Finberg HG, Hessel SY, McNeil BY (1982) Computed tomography versus ultrasound of the adrenal gland: a prospective study. Radiology 143: 121–128
2 Agarwal PK, Wanal KM (1983) Cytopathologic study of primary tumors of bones and joints. Acta Cytol 27: 23–27
3 Akerman M, Rydholm A, Persson BM (1983) Aspiration cytology of soft tissue tumors. The 10-year experience at an orthopedic oncology center. Acta Orthop Scand (Philad) 56: 407–412
4 Beazley RM (1981) Needle biopsy diagnosis of pancreatic cancer. Cancer 47: 1685–1687

5 Böcking A (1984) Cytology of prostatic disease with valid diagnostic criteria. 3rd Congress of the International Society of Urologic Endoscopy, Karlsruhe, 27.–30. 9. 1984
6 Böcking A, Klose K, Kyll HJ, Hauptmann S (1994) Cytologic versus histologic evaluation of needle biopsies of lungs, hili and mediastinum. Sensitivity, specificity and typing accuracy. Acta Cytol (submitted)
7 Böcking A, Striepecke E, Auer H, Füzesi L (1994) Static DNA cytometry. Biological background, technique and diagnostic interpretation. In: Wied GL et al (eds) Compendium on the computerized cytology and histology laboratory. Tutorials of Cytology, Chicago, pp 107–128
8 Gibbons RP, Bash WH, Barnett LH (1962) Needle tract seeding following aspiration of renal cell carcinoma. J Urol (Baltimore) 118: 211–213
9 Görg C, Schwerk WB, Bittinger A, Euer B, Görg K (1992) Sonographisch gesteuerte Feinnadelpunktion von Nebennierenrindentumoren. Dt Med Wschr 117: 448–454
10 Hedayatian M (1993) Treffsicherheit der Feinnadelaspirationsbiopsie abdomineller und retroperitonealer Raumforderungen. Med Diss, RWTH Aachen
11 Hohberger E (1992) Ergebnisse der perkutanen CT-gesteuerten Punktionen fokaler Läsionen des Knochens, der Leber und des nichtorgangebundenen Retroperitoneums. Med Diss, RWTH Aachen
12 Horsch R, Kreusser W, Waldherr R, Dreikorn K (1984) Erfahrungen mit einer neuen Feinstanz-Biopsie-Kanüle. Nieren-Hochdr-Kr 13: 444–446
13 Johansen P, Svendsen KN (1978) Scan-guided fine needle aspiration biopsy in malignant hepatic disease. Acta Cytol (Philad) 22: 292–296
14 Johnston WW, Frable WJ (1979) Diagnostic respiratory cytopathology. Masson, New York
15 Kato H, Konaka C, Ono J, Takahashi M, Hayata Y (1983) Cytology of the lung. Techniques and interpretation. Igaku-Shoin, Tokyo
16 Knight DC, Lowell DM, Heimann A, Dunn E (1986) Aspiration of the breast and nipple discharge cytology. Surg Gynec Obstet 163: 415–420
17 Koss LG, Woyke S, Olszewski W (1992) Aspiration biopsy. Cytologic interpretation and histologic bases. Igaku-Shoin, New York
18 Lang U (1986) Die Punktionszytologie von Hals-Kopf-Tumoren unter besonderer Berücksichtigung der Sonographie als bildgebendem Verfahren. Med Diss, RWTH Aachen
19 Lindner H (1967) Grenzen und Gefahren der perkutanen Leberbiopsie mit der Menghini-Nadel. Erfahrungen bei 80000 Leberbiopsien. Dt Med Wschr 92: 1751
20 Lundquist A (1971) Fine needle aspiration biopsy of the liver. Application in clinical diagnosis and investigation. Acta Med Scand (suppl) 520: 1–28
21 Orell SR, Langlois S, Marshall VR (1985) Fine needle aspiration cytology in the diagnosis of solid renal and adrenal masses. Scand J Urol Nephrol 19: 211–216
22 Otto RC (1984) Sonographische Feinnadelpunktionen: Indikationen und Ergebnisse. Dt Ärztebl 81: 3573–3586
23 Pagani JJ (1983) Biopsy of focal hepatic lesions – comparison of 18 and 22 gauge needles. Radiology 147: 673–675
24 Schwarz R, Chan HH (1990) Fine needle aspiration cytology in the evaluation of head and neck masses. Am J Surg 159: 482–485
25 Sprenger E (1984) Risiko der Metastasierung bei Feinnadelpunktion. Pathologe 5: 275–277
26 Stormby N, Akerman M (1973) Aspiration cytology in the diagnosis of granulomatous liver lesions. Acta Cytol 17: 200–204
27 Zaijcek J (1979) Aspiration biopsy cytology, Pt 2: Cytology of intradiaphragmatic organs. In: Wied GL (ed) Monographs in clinical cytology, vol 7. S Karger, Basel
28 Zarbo R, Howanitz PJ, Bachner P (1991) Interinstitutional comparison of performance in breast fine-needle aspiration biopsy. Arch Pathol Lab Med 115: 743–750

Anschrift des Verfassers:
Prof. Dr. med. A. Böcking
Institut für Cytopathologie
Heinrich-Heine-Universität
Moorenstraße 4
D-40225 Düsseldorf

Perkutane CT-gesteuerte Biopsien der Leber

G. Adam, P. Keulers
Klinik für Radiologische Diagnostik, RWTH Aachen

Die definitive Abklärung fokaler Leberläsionen stellt eine wichtige Aufgabe der radiologischen Diagnostik dar. Trotz Fortschritten in der Quantifizierung von Leberherden durch die Computertomographie und Magnetresonanztomographie, ist die Charakterisierung eines Lebertumors auch bei Einsatz kontrastmittelunterstützter dynamischer CT- und auch MRT-Untersuchungen oft nicht eindeutig, so daß nur eine perkutane Biopsie eine definitive Klärung erbringen kann. Im folgenden Beitrag sollen die Untersuchungstechnik, die Ergebnisse und die möglichen Komplikationen der perkutanen Leberbiopsie besprochen werden.

Lokalisationsverfahren

Bei einfach zu erreichenden Herden kann die Biopsie ultraschallgesteuert erfolgen. Die Sonographie ist in der Hand des erfahrenen Untersuchers ein treffsicheres und auch komplikationsarmes Verfahren. Sonographisch ist jedoch der repräsentative Anteil der Leberläsion nicht immer eindeutig abzugrenzen, auch sind Läsionen unter 3 cm Größe schwieriger zu biopsieren. Eine überlagerungsfreie Darstellung eines Lebertumors zu seinen Nachbarstrukturen ermöglichen lediglich die CT und auch die MRT, deren Stellenwert bei perkutanen Biopsien aber noch ermittelt werden muß. Wir bevorzugen in unserer Klinik aus den o.g. Gründen die computertomographisch gesteuerte Punktion. Zur Abklärung diffuser Lebererkrankungen, die jedoch nicht weiter besprochen werden sollen, kann die Punktion »blind«, unter Ultraschallkontrolle oder aber auch transjugulär (2) erfolgen.

Untersuchungsstrategie

Die Differentialdiagnose fokaler Leberläsionen umfaßt die Gruppe der lebereigenen benignen Tumoren wie Zysten und Hämangiome, die lebereigenen gutartigen Läsionen wie das Adenom und die fokale noduläre Hyperplasie (FNH), die Gruppe der lebereigenen malignen Tumoren wie das hepatozelluläre Karzinom und das cholangioläre Karzinom, das Hämangiosarkom der Leber sowie die mit Abstand größte Gruppe der sekundären Lebertumoren wie Metastasen oder die hepatischen Manifestationen bei Systemerkrankungen (Lymphome, myeloproliferative Erkrankungen) (7). Vor jeder perkutanen Biopsie sollte die Artdiagnose durch eine dynamische Computertomographie soweit als möglich eingegrenzt werden. Als charakteristische Befunde sind z.B. bei Hämangiomen die frühe lakunenartige marginale Anreicherung, bei der fokalen nodulären Hyperplasie der aortensynchrone Dichteanstieg und schneller Dichteabfall sowie in etwa 25% der Fälle eine sog. zentrale »Narbe« oder beim hepatozellulären Karzinom die Pfortaderthrombose als indirektes Zeichen zu erwarten (1). Die dynamische Untersuchung dient darüber hinaus zur Festlegung des repräsentativen Gewebsanteils.

Punktionsplanung und Vorbereitung

Zur perkutanen Leberpunktion sollten ein aktueller Quickwert sowie die Thrombozytenzahl vorliegen. Bei Quickwerten unter 50% und einer Thrombozytenzahl unter 60000/µl sollten wegen des erhöhten Blutungsrisikos keine Schneidbiopsiekanülen eingesetzt werden. Liegen beide Werte nicht vor, kann die Blutungszeit (subaquale Blutungszeit nach Marx), die nicht mehr als 5 min betragen sollte, schnell und einfach unmittelbar vor der Punktion bestimmt werden.

Zur Punktion sollte der Patient in bequemer Lagerung positioniert werden, so daß auch bei schwierigen und länger dauernden Punktionen die zur Planung eingenommene Position nicht korrigiert werden muß. Ein peripher-venöser Zugang zur Applikation von Kontrastmittel und zur Gabe volumensubstituierender und kreislaufstabilisierender Pharmaka bei etwaigem Auftreten einer stärkeren Blutung ist obligat.

Mit Hilfe eines kleinen Drahtgitters werden die Einstichstelle auf der Haut im CT-Schnitt markiert und die Entfernungen von der Hautoberfläche bis zur Leberoberfläche und von der Leberoberfläche bis zum Tumor sowie der Einstichwinkel mit Hilfe der üblichen CT-Software bestimmt.

Zur Anästhesie verwenden wir ein längerwirksames Lokalanästhetikum (z. B. 1%iges Bupivacain). Zunächst wird die Haut mit einer dünnlumigen Nadel (22G-Spinalnadel) unterspritzt, danach wird das Lokalanästhetikum bis zur Leberkapsel und in die Leber hinein appliziert. Insgesamt sind 10–15 ml Lokalanästhetikum ausreichend, um eine vollkommen schmerzfreie Punktion duchzuführen.

Die Punktion sollte in tiefer Exspiration erfolgen, da in dieser Atemlage in der Regel konstante Positionen des zu biopsierenden Leberherdes zu erreichen sind.

Nadelwahl

Die Auswahl der Punktionsnadel (Grobstanznadel 14G, Feinstanznadel 18G, Feinnadel zur Aspiration 22G, automatische Biopsiesysteme, z. B. Biopty Nadel) richtet sich nach dem Risiko des Zugangsweges und der den Lebertumor umgebenden Strukturen. Wie in anderen Organbereichen gilt auch bei der perkutanen Leberbiopsie, daß bei kompliziertem Zugangsweg und ungünstiger Lage des Tumors dünnlumige Nadeltypen (20–22G) bevorzugt werden sollten (Abbildung 1). Allerdings ist immer abzuwägen, ob etwa ein durch Feinnadelpunktion gewonnenes Material zur Diagnosesicherung einer Leberläsion ausreichendes Material ergibt. Dies kann bei Metastasen eines bekannten Primärtumors zutreffen, zur Differenzierung primärer lebereigener Tumoren oder der Abklärung eines etwaigen Lymphombefalls der Leber ist die Entnahme einer histologisch auswert-

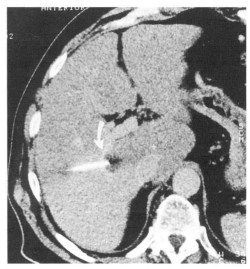

Abbildung 1. CT-gesteuerte Feinnadelbiopsie einer hypodensen Leberläsion von knapp 1 cm Größe. Wegen einer in unmittelbarer Nachbarschaft verlaufenden Arterie (Pfeil) war eine Stanzbiopsie nicht möglich. Das zytologische Gutachten ergab ein hepatozelluläres Karzinom. Der Befund wurde operativ bestätigt.

baren Probe erforderlich (Abbildungen 2). Wir benutzen zur Gewinnung histologisch auswertbarer Proben Tru-Cut-Nadeln, wobei sich hier auch in anderen Organbereichen gezeigt hat, daß die Verwendung der dünnlumigeren 18G-Nadel keine Nachteile hinsichtlich der Typisierungsgenauigkeit erbringt. Wird eine Feinnadelaspirationsbiopsie durchgeführt, hat sich eine einfache 22G-Spinalnadel bewährt, die bei Leberbiopsien keine Nachteile gegenüber anderen Nadelspitzenkonfigurationen aufweist (3, 5). Die in großer Zahl angebotenen automatisierten Biopsiesysteme (6), die in der Regel in koaxialer Technik eingesetzt werden, bieten u.E. keine wesentlichen Vorteile und sind zudem kostenungünstiger als die o.g. Nadeltypen. Als bestes automatisches Biopsiesystem hat sich die Biopty-Nadel bei der Leberbiopsie bewährt (6).

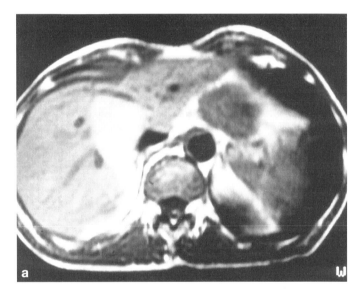

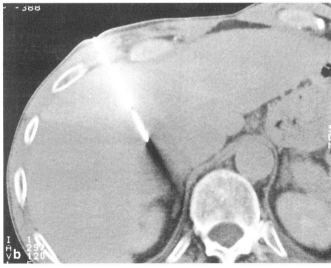

Abbildung 2a. MRT (Spin-Echo, TR 700 ms, TE 15 ms, Schichtdicke 8 mm) nach intravenöser Gadolinium-DTPA-Gabe (0,1 mmol/kg Körpergewicht) eines Leberzelladenoms. b. Stanzbiopsie zur histologischen Sicherung der Diagnose mittels 18G-Tru-Cut-Nadel.

Zugangsweg

Der Zugang zur Läsion richtet sich nach seiner Lage. Der kürzeste Weg zwischen kutaner Einstichstelle und der Läsion ist der beste. Eine Angulierung der Nadel sollte, wenn immer möglich, vermieden werden. Nur wenn eine stark vaskularisierte Läsion wie etwa ein Hämangiom oder die Metastase eines Nierenzellkarzinoms vermutet wird oder größere Gefäße den direkten Punktionsweg verlegen, sollte man auf eine ausreichende Interposition gesunden Lebergewebes zur Eigentamponade einer postpunktionellen Blutung achten. Bei subphrenisch gelegenen Leberherden kann die Leber in Rechtsseitenlagerung und tiefer Exspiration punktiert werden, ohne daß dabei transpulmonal durch den Pleuraspalt punktiert werden muß oder die Nadel zu angulieren ist. Läßt sich auch in dieser Position ein transpulmonaler Zugang nicht vermeiden, kann die Gantry geneigt und die Punktionsstelle erreicht werden. Nach durchgeführter Biopsie sollte die korrekte Nadellage im Herd durch einen CT-Schnitt dokumentiert werden. Ebenso sollte eine letzte Untersuchung nach Entfernung der Nadel durchgeführt werden, so daß man über einen Ausgangsbefund für ein etwa postpunktionell auftretendes Hämatom verfügt.

Ergebnisse

Bei Verwendung einer Stanzbiopsienadel kann das Gewebe direkt makroskopisch durch den Untersucher beurteilt werden. Gewinnt man bereits makroskopisch den Eindruck, daß nur normales Lebergewebe gewonnen wurde, ist eine erneute Biopsie durchzuführen.
Die besten Ergebnisse werden bei Biopsie mit großlumigen Nadeltypen unter CT-Kontrolle erreicht. *Schlolaut* (14) ermittelte eine diagnostische Genauigkeit von 97,8%. *Klose* (8) ermittelte eine Treffsicherheit von 93% bei Punktion mit einer 14G-Tru-Cut-Nadel. Jedoch können auch bei der Verwendung dünnlumiger Nadeln (19–23G) sehr gute Resultate erzielt werden, wie die Untersuchungen von *Hasik* (4) und auch *Lüning* (9, 10) zeigten. So konnte *Lüning* (10) in einer Serie von 510 CT-gesteuerten Biopsien eine Treffsicherheit von 92% erreichen. *Sundaram* (15) ermittelte sogar eine Treffsicherheit von 99% bei Verwendung von 20- bis 22G-Feinnadeln. Daß nicht nur mit der CT-gesteuerten Punktion fokaler Leberläsionen gute Ergebnisse zu erzielen sind, belegen die Untersuchungen *Otto* (12), der bei der Biopsie von 469 Leberherden in 88% der Fälle auswertbares Material erhielt. Jedoch weist *Zins* (16) zurecht darauf hin, daß die Zahl der unzureichenden Biopsien mit abnehmender Größe der Läsion zunimmt.

Komplikationen

Wichtigste Komplikation der perkutanen Leberbiopsie ist die Blutung und die Ausbildung eines postpunktionellen Hämatoms (Abbildung 3). In einer Auswertung von *McGill* (11) traten bei 9212 Leberbiopsien in zehn Fällen tödliche, in 22 Fällen beherrschbare Blutungen auf.
Stellt man nach der Punktion mit einer Stanzbiopsienadel nach Entfernen der Schneide eine stärkere, u.U. spritzende Blutung fest, empfiehlt es sich, die Schneide zunächst wieder zu gut zwei Dritteln in die Außenkanüle einzuführen und für etwa 5 min in dieser Position zu belassen. In der Regel kommt es zur Ausbildung eines Eigenblutthrombus, der die Blutung zum Stillstand bringt.
Sistiert die Blutung nicht, können über die Führungshülse Gelatine-Partikel in den Nadeltrakt appliziert werden (13). Bei transpleuralem Zugang besteht die Möglichkeit des Pneumothorax, der nur beim symptomatischen Patienten sofort durch Anlage eines Heimlich-Ventils, bei asymptomatischen Patienten nach vier Stunden durch

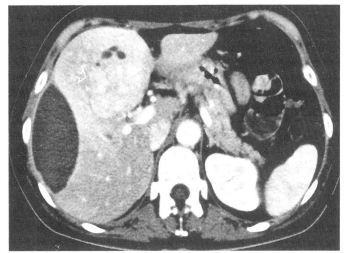

Abbildung 3. Älteres subkapsuläres Leberhämatom nach vorausgegangener frustraner perkutaner Biopsie einer fokalen nodulären Hyperplasie (FNH). Der Herd (Pfeil) wurde aus nicht ersichtlichen Gründen über einen rechts lateralen Zugang punktiert. Die Wiederholungsbiopsie von ventral erbrachte die Diagnose der FNH.

eine Thorakozentese behandelt werden kann. Mögliche weitere Komplikationen sind die Perforationen der die Leber umgebenden Organe, wie Gallenblase, Kolon und Magen.

Literatur

1 Berland L, Lee JKT, Stanley RJ (1989) Liver and biliary tract. In: Computed body tomography. Raven Press, New York, pp 602–620
2 Corr P, Benningfield SJ, Davey N (1992) Transjugular liver biopsy: a review of 200 biopsies. Clin Radiol 45: 238–239
3 Dähnert WF, Hoagland MH, Hamper UM, Erozan YS, Peirce JC (1992) Fine needle aspiration biopsy of abdominal lesions: diagnostic yield for different needle tip configurations. Radiology 185:263–268
4 Hasik J, Sajdak E, Linke K, Rzymski K, Breborowicz D (1984) Diagnostischer Wert der Feinnadelaspirationsbiopsie in der Leber- und Pankreasdiagnostik unter Computertomographiekontrolle. Dt Z Verdau Stoffwechselkr 44: 6–11
5 Hopper KD, Abendroth CS, Sturtz KW, Matthews YL, Shirk SJ (1992) Fine-needle-aspiration biopsy for cytopathologic analysis: utility of syringe handles, automated guns, and the nonsuction method. Radiology 185: 819–824
6 Hopper KD, Abendroth CS, Sturtz KW, Matthews YL, Stevens LA, Shirk SJ (1993) Automated biopsy devices: blinded evaluation. Radiology 187: 653–660
7 Klinge O (1984) Leber. In: Remmele W (Hrsg) Pathologie, Bd 2. Springer, Berlin Heidelberg New York Tokyo, S 727–738
8 Klose KCh, Günther RW (1988) CT-gesteuerte Punktionen. In: Günther RW, Thelen M (Hrsg) Interventionelle Radiologie. Georg Thieme, Stuttgart New York, S 470–472
9 Lünging M, Schmeißer B, Wolff H, Schöppke W, Hoppe E, Meyer R (1984) Ergebnisanalyse 96 CT-gestützter Feinnadelbiopsien bei Raumforderungen der Leber. Fortschr Röntgenstr 141:267–275
10 Lüning M, Schröder K, Wolff H, Kranz D, Hoppe E (1991) Percutaneous biopsy of the liver. Cardiovasc Intervent Radiol 14: 40–42
11 McGill DB, Rakela J, Zinsmeister AR (1990) 21-year experience with major hemorrhage after percutaneous liver biopsy. Gastroenterology 99: 1936–1400
12 Otto RCh (1988) Ultraschallgesteuerte Punktionen. In: Günther RW, Thelen M (Hrsg) Interventionelle Radiologie. Georg Thieme, Stuttgart New York, S 490–496
13 Riley SA, Irving HC, Axon ATR, Ellis WR, Lintott DJ, Losowsky MS (1984) Percutaneous liver biopsy with plugging the needle track: a safe method for use in patients with impaired coagulation. Lancet ii: 436
14 Schlolaut KH, Lackner K, von Uexküll-Gül-

denbrand V, Nicolas V, Vogel J (1987) Ergebnisse und Komplikationen perkutaner CT-gesteuerter Punktionen mit einer großlumigen Punktionsnadel. Fortschr Röntgenstr 147: 25–32

15 Sundaram M, Kolverson MK, Heiberg E, Pilla T, Vas WG, Shields JB (1982) Utility of CT-guided abdominal aspiration procedures. Am J Roentgenol 139: 1111–1115

16 Zins M, Vilgrain V, Gayno S, Rolland Y, Arrive L, Denninger MH, Vullierme M-P, Najmark D, Menu Y, Nahum H (1982) US-guided percutaneous liver biopsy with plugging of the needle track: a prospective study in 72 high-risk patients. Radiology 184: 841–843

Für die Verfasser:
Priv.-Doz. Dr. med. G. Adam
Klinik für Radiologische Diagnostik
RWTH Aachen
Pauwelsstraße 30
D-52074 Aachen

Perkutane Biopsien von Pankreasraumforderungen

R. Otto
Institut für Röntgendiagnostik und Nuklearmedizin, Kantonsspital Baden, Schweiz

Vor der Ära von Computertomographie und Sonographie war die Untersuchung von Pankreaserkrankungen, insbesondere des Karzinoms, schwierig, mittels endoskopischer retrograder Pankreatographie belastend und zuweilen ohne Operation nicht durchführbar. Juxtapankreatische Krankheitsherde, etwa das Lymphom, konnten nicht oder nur im Ausnahmefall nachgewiesen werden. Die routinemäßig mögliche Anwendung moderner Schnittbildverfahren seit den 70er Jahren hat hier eine entscheidende Wende herbeigeführt. Zusätzlich zur Diagnostik sind im Laufe der Zeit interventionelle Punktionsverfahren und therapeutische neue Maßnahmen hinzugekommen, die bestimmte Pankreasaffektionen nachweisen und u. U. sogar behandeln lassen.

Indikation für die Pankreasbiopsie mittels Sonographie oder CT

Für die Diagnose solider Strukturen des Pankreas ist die Feinnadelaspiration das am häufigsten eingesetzte Verfahren. Mit Hilfe der Biopsie können die zyto- oder histologische Diagnose eines operablen oder nicht-resezierbaren Tumors gestellt und ein chirurgischer Eingriff bei Patienten mit erhöhtem Operationsrisiko genauer geplant werden.
Ein bösartiger Befund bei der Zytologie ist beweisend für Malignität. Wie bei anderen Organen schließt eine benigne Zytologie oder Histologie einen malignen Prozeß jedoch nicht immer mit Sicherheit aus; die Differentialdiagnose zur chronischen Pankreatitis oder anderen benignen Diagnosen kann schwierig sein. Obwohl sich im Ultraschall peripankreatische Flüssigkeitsansammlungen und die gefürchtete Exsudation zuverlässig feststellen lassen, ist ihre sonographische Darstellung in der Regel nicht spezifisch, suggeriert aber eine akut entzündliche Veränderung.
Jede Raumforderung in der Pankreasloge ist zunächst malignomverdächtig und bedarf der weiteren Überprüfung durch bildgebende Verfahren, insbesondere aber der Punktion mit Feingewebsanalyse bei Unklarheit, da erstere ein Malignom nicht endgültig beweisen oder auszuschließen vermögen.

Technik der Pankreasbiopsie

Ultraschallgezielte Punktion

Verwendung findet für die Punktion meist ein zentral perforierter Linear-array-Transducer. Er eignet sich als Routineschallkopf allein nicht, da die zentrale Lücke für die Nadelführung (Visierlinie) bei der primären Untersuchung stört. Der Curved-array-Transducer ist für die übliche Abdominalsonographie überlegen.
Zuweilen ist es deshalb schwierig, den zuvor nur vage sichtbaren Herd wieder zu erkennen, insbesondere dann, wenn die Frequenz des Punktionstransducers niedriger liegt als die des Normaltransducers. Mit et-

was Übung läßt sich dieser Informationsverlust jedoch kompensieren. Ist der Befund klar, stellt man den steril in einen Plastiksack verpackten Punktionstransducer genau über dem Herd ein, nachdem die Haut mit einem üblichen Desinfizienz (z. B. 70%iger Alkohol) operationsgerecht vorbereitet wurde.

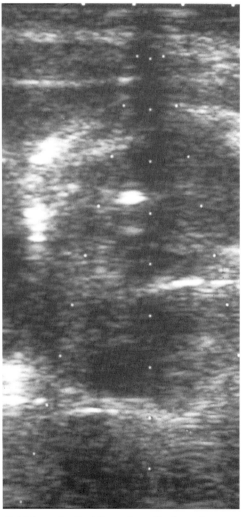

Abbildung 1. Punktion eines Pankreastumors. Die Nadelspitze befindet sich im Tumorzentrum (helles Aufprallecho).

Ohne Kenntnis der Blutgerinnungszeit (Quickwert mindestens 50%, Thrombozytenzahl mindestens 80000/mm^3) darf keine Punktion vorgenommen werden.

Es wird nun die Visierlinie des Tranducers exakt auf den zu punktierenden Befund gerichtet und die Feinnadel (Typ Chiba-Nadel, gauge = 23) unter permanenter Sichtkontrolle in die »region of interest« vorgeschoben (Abbildung 1). Dabei wird die Nadelspitze durch ein Aufprallecho deutlich markiert. Eine lokale Betäubung von Haut, Subkutis und Peritoneum erübrigt sich in den meisten Fällen. Sie ist mindestens so schmerzhaft wie der Einstich der Feinnadel selbst und führt auch zu Nebeneffekten.

Bei Verwendung von gröberen Nadeln, etwa bei der Schneidbiopsie für die Gewinnung histologischer Gewebeproben, ist eine Lokalanästhesie erforderlich.

Nach Erreichen der »region of interest« mit der Nadelspitze wird das Stilett vollständig entfernt und mit einer 10-ml-Plastikspitze (mit Steckanschluß) ein gewisses Vakuum erzeugt. Die Nadel wird dabei fächerförmig auf- und abbewegt, um möglichst viel Zellmaterial zu gewinnen. Der Eingriff benötigt nur wenige Sekunden. Die Verwendung dieser einfachen Technik bietet im Vergleich zu halbautomatischen Nadeln den Vorteil einer »sanfteren« und präzise kontrollierten Gewebeentnahme. Es kann diese Art Biopsie transintestinal und repetitiv vorgenommen werden ohne wesentliche Risikoerhöhung.

Neben der Verwendung perforierter Transducer hat sich auch die »freie« Punktion bewährt; bei sehr kleinen Herden ist sie der erstgenannten Methode indessen unterlegen.

CT-gesteuerte Pankreasbiopsie

Analog wie die ultraschallgesteuerte Biopsie erfolgt die computertomographisch geleitete Punktion. Sie bietet neben dem Nachteil der Strahlenexposition und eines etwas höheren Zeitaufwandes den Vorteil der objektiven Bilddokumentation auch sehr kleiner Läsionen in der Tiefe und läßt sich auch durchführen, wenn etwa die Darmgasüberlagerung eine sonographisch geführte Punktion verunmöglicht.

Desinfektion und Punktionsmaterial sind ansonsten vergleichbar wie bei der sonographisch durchgeführten Punktion. In der Regel gibt man einer etwas weniger elastischen Feinnadel zwecks präziserer Führung den Vorzug und der sog. Tandemtechnik, um auf einfache Weise und ohne jeweils erneute CT-Überprüfung mehrfache Gewebeproben aus dem suspekten Bezirk entnehmen zu können.

Wichtig ist die Tatsache, daß die Nadel vertikal stehen muß bei entsprechender Gantrystellung, um im gesamten Verlauf dargestellt zu werden.

Neben einer Operation ist die Punktion häufig die einzige Methode, um eine Infektion, eine Pseudozyste oder eine Nekrose zu sichern bzw. auszuschließen. So läßt sich die Pseudozyste zunächst durch einfache Feinnadelpunktion überprüfen (laborchemische Überprüfung des Materials auf Amylase sowie zytologische Überprüfung) und von bestimmten Formen des Malignoms unterscheiden, die makromorphologisch eine Pseudozyste imitieren können, so z.B. das Zystadenokarzinom.

Indikationen für therapeutische Eingriffe unter Schnittbildführung

Auch bestimmte kleinere therapeutische Eingriffe sind mittels Ultraschall oder CT-Führung möglich. Hier sei die Pseudozystendrainage erwähnt, welche bei Defektheilung perkutan erfolgen kann und in anderen Fällen z.B. durch Einlage eines Doppel-Pigtail-Katheters im Sinne einer Zystogastrostomie vorgenommen wird.

Ergebnisse/Komplikationen

Die Ausbeute an ortsspezifischem Gewebe bei der sonographisch oder computertomographisch geführten Punktion ist gemäß internationalen Angaben und eigenen Ergebnissen hoch (siehe Tabellen I und II). Unter computertomographischer Führung liegt sie bei 96% für das Malignom resp. bei 89% für gutartige Pankreasaffektionen. Bei ultraschallgeführter Punktion erreicht sie analoge Werte und kann insgesamt als recht sichere Technik gewertet werden.

Nennenswerte Komplikationen nach Pankreaspunktion wurden bei uns nicht beobachtet. Nach unzureichender Aspiration von etwas Flüssigkeit aus einer Pankreaspseudozyste klagte ein Patient über vorübergehende Schmerzen im Oberbauch für den Zeitraum einer Stunde. Möglicherweise hatte sich etwas Zystenflüssigkeit über

Tabelle I. Ergebnisse der CT-geführten Feinnadelpunktion von herdförmigen Pankreasveränderungen.

Pankreas-Ca	Chronische Pankreatitis
96% (n = 52)	89% (n = 24)

Falsch-positive Ergebnisse: 0

Tabelle II. Treffsicherheit der Pankreaspunktion unter Ultraschallkontrolle.

Autoren	Schwerk	Braun	Mitty	Hodenak	Holm	Klahn	Eign.Erg.
Punktionen, n	50	63	53	55	205	79	164
Treffsicherheit, %	90,0	96,8	88,7	81,3	92,7	94,9	92,8
Sensitivität, %	84,6	92,6	86,0	77,3	79,0	85,7	89,0
Spezifität, %	100	100	100	100	100	100	100

den Stichkanal ins Abdomen entleert. Spätkomplikationen stellten sich nicht ein. Die nekrotisierende Pankreatitis, ausgelöst durch Punktion, wird in der Literatur jedoch beschrieben; man kann aber bei einer Pankreatitis bzw. einem Pankreastumor wohl davon ausgehen, daß eine derartige Erkrankung das Organ bei weitem mehr schädigt als die Feinnadelpunktion; eine endoskopisch retrograde Pankreatographie wird hinsichtlich ihres Risikos der Auslösung einer nekrotisierenden Pankreatitis als gefährlicher angesehen.

Der intraoperative Nachweis von Tumorzellen im Intraperitonealbereich durch Lavage nach vorausgehender perkutaner Punktion eines Pankreaskarzinoms (Warshaw) ist bisher nicht erneut beobachtet worden und ließe sich auch durch eine nicht sachgemäße Durchführung der Biopsie selbst erklären.

Zusammenfassend läßt sich nachweisen, daß die ultraschall- bzw. CT-geführte perkutane Punktion für Diagnostik und Therapie risikoarm ist und in fast allen Fällen zur definitiven Diagnose führt. Die Führungsinstrumente habe Vor- und Nachteile, so daß die Wahl gemäß individueller Kriterien des Kranken zu treffen ist. Weitere Fortschritte sind aber durch Verfeinerung der Punktionsinstrumente und bei der Auswahl der Führungsgeräte zu erwarten.

Literatur

1 Del Maschio A, Vanzulli A, Sironi S, Castrucci M, Mellone R, Staudacher C, Carlucci M, Zerbi A, Parolini D, Favarelli A, Cantaboni A, Garancini P, Di Carlo V (1991) Pankreatic cancer versus chronic pancreatitis: Diagnosis with CA 19-9 assessment, US, CT, and CT-guided fine-needle biopsy. Radiology 178: 95–99
2 Dondelinger RE, Rossi P, Kurdziel JC, Wallace S (1990) Interventional radiology. Thieme, Stuttgart New York
3 Otto R, Wellauer J (1985) Ultraschallgeführte Biopsie. Springer, Berlin Heidelberg New York Toyko, S 60ff
4 Warshaw AL (1991) Implications of peritoneal cytology for staging of early pancreatic cancer. Am J Surg 161: 26–29

Anschrift des Verfassers:
Prof. Dr. med. R. Otto
Institut für Röntgendiagnostik und Nuklearmedizin
Kantonsspital Baden
CH-5404 Baden

Perkutane Nebennieren- und Nierenbiopsien

Zugänge und Nadelwahl

S. Feuerbach
Institut für Röntgendiagnostik, Klinikum der Universität Regensburg

Zunächst werden verschiedene Punktionsnadeln, die sich zur Biopsie von Niere und Nebenniere eignen, vorgestellt und unter Berücksichtigung der Literatur und der eigenen Erfahrungen kritisch bewertet. Weiterhin werden Indikation, Punktionstechnik und Zugangswege, Resultate und Komplikationen der Biopsie von Niere und Nebenniere diskutiert.

Punktionsnadeln

Prinzipiell ist zwischen solchen Nadeltypen, die zur Gewebeentnahme der Aspiration bedürfen, und solchen Nadeln, die am Ende der Punktionskanüle eine Probekerbe besitzen und Gewebe ausschneiden, zu unterscheiden. Der bekannteste Aspirations-Nadeltyp ist die CHIBA-Nadel mit einem Umfang von 22G (0,68 mm Außendurchmesser), die zytologisch auswertbares Material liefert. Experimentelle Untersuchungen (1) belegen, daß die bekannte Technik mit Aspiration durch eine aufgesetzte Spritze vorzügliche Ergebnisse liefert und die Verwendung von Automatik-Nadeltypen oder Pistolengriffen zur Aspiration keine Vorteile bietet. Mitunter nachteilig erweist sich die Tendenz der CHIBA-Nadel zur Deviation bei längeren Punktionswegen, z. B. durch Darmstrukturen, so daß sich für solche Situationen stabilere 21-G-Spinalnadeln (10) anbieten. Für eine Coaxialtechnik können beliebige Punktionsnadeln verwandt werden, jedoch sind auch komplette Bestecke, wie z. B. das Van-Sonnenberg-Set, verfügbar (Abbildung 1). In Kalibern zwischen 16 und 22 sind Aspirationsnadeln wie die Menghini-Nadel, Surecut-Nadel oder die Franseen-Nadel verfügbar, die aufgrund ihres Kalibers auch histologisch auswertbares Material liefern.

Echte Schneidnadeln, die keiner Aspiration zur Gewebeentnahme bedürfen, sind die Westcott-Nadel oder die Trucut-Nadel bzw. deren zahlreiche Varianten. Trucut-ähnliche Nadeltypen besitzen eine blind endende Innenkanüle, die spitzennah eine bis zu 2 mm lange und 1 mm tiefe Probenkerbe zur Aufnahme des Gewebezylinders besitzen (Abbildung 2). Die geschlossene Nadel wird im Tumorrand positioniert, die Probenkerbe durch Vorschieben der Innenkanüle im Punktionsziel exponiert und der Gewebezylinder dann durch Vorschieben der Außenkanüle abgeschnitten (Abbildung 3).

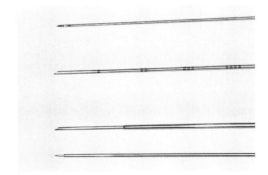

Abbildung 1. Aspirationsnadeln: CHIBA-Nadeln, 22G (oben), Spinalnadel 21G (Mitte) und Van-Sonnenberg-Nadelset mit Coaxialnadel 19G und CHIBA-Nadel 22G (unten).

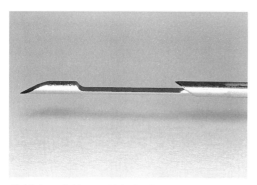

Abbildung 2. Trucut-Prinzip: Probenkerbe in der blind endenden Innenkanüle, der Gewebszylinder wird durch Vorschieben der Außenkanüle abgeschnitten und verbleibt in der Probenkerbe.

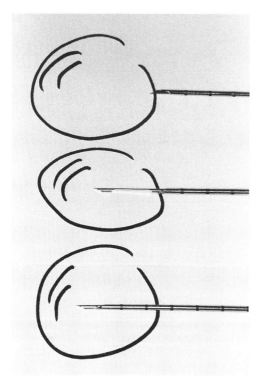

Abbildung 3. Biopsie nach dem Trucut-Prinzip: Die Nadel wird vor dem Punktionsziel positioniert, die Innenkanüle vorgeschoben und die Probenkerbe im Tumorgewebe exponiert, Fixation der Innenkanüle und Vorschieben der Außenkanüle zum Ausschneiden des Zylinders.

Die Außenkanüle kann im Ziel verbleiben, die Innenkanüle mit dem Gewebezylinder entfernt werden, so daß problemlos mehrere Gewebezylinder ohne Wiederholung des gesamten Punktionsvorgangs entnommen werden können.

Experimentelle Untersuchungen belegen, daß ein Zusammenhang zwischen Quantität und Qualität der gewonnenen Gewebezylinder und dem verwandten Nadelkaliber besteht, und daß echte Schneidbiopsiekanülen gegenüber Aspirationstechniken bei der Gewinnung histologisch auswertbarer Gewebezylinder Vorteile besitzen (1, 11, 12).

Automatische Biopsiebestecke sollen aufgrund des sehr viel schnelleren Biopsievorganges qualitativ bessere Resultate liefern (2). Multiple Bestecke sind mittlerweile verfügbar. Einige Nadeltypen wie die Biopty-Gun (Bard, Covington, GA) sind nach dem Trucut-Prinzip aufgebaut. Die Nadel wird vor dem Punktionsziel positioniert, anschließend wird der Automatikgriff mit Springfeder adaptiert, der dann die Biopsie nach dem Trucut-Prinzip auslöst (Abbildung 4). Für sehr kleine Punktionsziele wie die Nebenniere erscheint dieses Prinzip wenig geeignet, da die Gefahr einer Verschiebung der Nadelspitze mit Fehllage beim Einlegen des Automatikhandgriffs besteht. Bei Verwendung nicht zerlegbarer, nach dem Trucut-Prinzip arbeitender Einmal-Automatik-Nadeln, wie der TEMNO-Nadel (Abbildung 5), muß in Coaxialtechnik biopsiert werden, wenn mehrere Proben entnommen und nicht der gesamte Punktionsvorgang wiederholt werden soll. Dieser Nadeltyp hat sich in der Praxis bewährt (23), ist jedoch für derbe Gewebe ungeeignet, da der Springfeder-Automatismus zu schwach ist, um derbe Strukturen zu passieren. Andere Automatiknadeln, wie die Auto-Vac (Angiomed, Karlsruhe, BRD) oder die Ultra-Cut (Via del Fosso, Italien), sind ebenfalls nicht zerlegbar und verfügen über keine Probenkerbe. *Hopper* et al. (1990, 1993) führten tierexperimentelle und In-vitro-Tests (12)

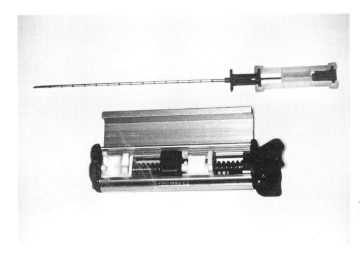

Abbildung 4. Automatikhandgriff, Manan-Trucut-Nadel (Manan Medical Products, Northbrook, IL), Trucut-Prinzip.

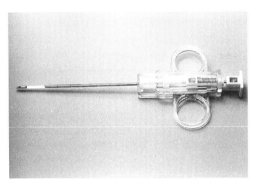

Abbildung 5. TEMNO-Nadel, offen, Trucut-Prinzip.

mit verschiedenen Automatiknadeln und konventionellen Punktionsbestecken durch, sie kreierten einen Score, der die Gewebequalität, die Quantität und die Zahl der erfolglosen Versuche berücksichtigte. Die Daten aus diesen beiden Studien lassen sich wie folgt zusammenfassen:

1. Im Tierversuch lieferten nach dem Trucut-Prinzip arbeitende 14- und 18-G-Nadeln sowie zerlegbare Automatikbestecke wie die Biopty-Gun mit langer Exkursion (große Probenkerbe) die besten Resultate.
2. Unter allen Automatiknadeln lieferte keine Nadel bessere Resultate als die Biopty-Version mit langer Nadelexkursion.
3. Alle Nadeltypen, die nach dem Trucut-Prinzip arbeiteten, lieferten sowohl in der manuellen wie in der automatischen Version gute Resultate und sind Aspirations-Nadeltypen überlegen.
4. Automatiknadeln mit kurzer Nadelexkursion und kleiner Probenkerbe sind nicht zu empfehlen.

Nebenniere

Indikation

Als Prinzip gilt, daß eine perkutane Biopsie nur sinnvoll ist, wenn das potentielle Resultat einen Einfluß auf die weitere Therapie hat. Die Prävalenz von Nebennierenmetastasen bei bekanntem Bronchial- oder Lungentumor und vergrößerten Nebennieren liegt zwischen 46 und 78% (3, 5, 28, 29, 34). Andererseits fand *Pagani* (1983) in 17% maligne Zellen nach perkutaner Biopsie von normal großen Nebennieren bei Patienten mit kleinzelligem Bronchialkarzinom (21). Die Wahrscheinlichkeit, daß eine Nebennierenmetastase bei bekanntem

Bronchialkarzinom vorliegt, steigt zwar mit der Größe des Tumors und der Präsenz von regressiven Veränderungen, eine verläßliche Differenzierung bei vergrößerten Nebennieren um 2–3 cm gegenüber gutartigen Läsionen gelingt jedoch computertomographisch nicht. *Mitchell* et al. (1992) und *Reinig* et al. (1986) postulieren zwar, daß Metastasen und Phäochromozytome kein Fett enthalten und prinzipiell gegenüber gutartigen Läsionen differenziert werden können (17, 27), dies widerspricht jedoch dem Nachweis von Fett in solchen Tumoren durch andere Autoren (20, 25), wenngleich mit dem Nachweis von Fett die Wahrscheinlichkeit der Präsenz einer Metastase deutlich sinkt. Auch mit der Kernspintomographie ist mit einem Overlap von ca. 30% bei der Differenzierung von Nebennierenmetastasen gegenüber Adenomen zu rechnen (15).

Als Leitlinie für die Indikation zur Biopsie der Nebennieren bei Lungen- und Bronchialkarzinom kann gelten, daß Läsionen >3 cm biopsiert werden, wenn potentiell durch den Nachweis einer Metastase die Therapieentscheidung beeinflußt wird und mittels MR und CT keine eindeutige Einstufung als Myelolipom oder Zyste gelingt.

»Inzidentalome« werden mit einer Prävalenz von 0,4–4,4% beobachtet (26), wobei nahezu 80% dieser Läsionen kleiner sind als 2 cm. In ebenfalls nahezu 80% handelt es sich nach einer Zusammenstellung von *Reincke* et al. (1994) um endokrin inaktive Adenome (26). Die Prävalenz einer Metastase oder eines Karzinoms liegt unter 1%. Inzidentalome besitzen somit nur ausnahmsweise Krankheitswert, die endokrine Diagnostik muß sich auf den Nachweis oder Ausschluß eines Phäochromozytoms oder eines Kortison-produzierenden Nebennierenadenoms konzentrieren. Ein Aldosteronom muß nur bei Hypokaliämie und arterieller Hypertonie ausgeschlossen werden (26). Es ist sicher gerechtfertigt, bei kleinen Läsionen deren Verlauf zu beobachten. Allerdings haben wir auch bei kleinen, zystisch imponierenden Tumoren mittels Biopsie therapierelevante Entitäten gefunden, wie z. B. bei einem kleinen, zystischen Tumor eine Nebennierentuberkulose (Abbildung 6). Maligne Nebennierentumoren sind in der Regel zum Zeitpunkt ihrer Identifikation >5 cm, so daß bei kleinen Tumoren die Verlaufsbeobachtung sicher gerechtfertigt ist. Bei großen Tumoren steht zunächst die endokrine Diagnostik im Vordergrund, bei negativem Resultat ist aus unserer Sicht eine perkutane Biopsie indiziert, da nicht alle Entitäten eine Operationsindikation darstellen, wie z. B. Metastasen bei noch unbekanntem Primärtumor oder Lymphome der Nebenniere, wenngleich andere Autoren ohne Berücksichtigung dieses Aspektes eine Nebennierenbiopsie mehr oder minder prinzipiell ablehnen (26, 30).

Punktionstechnik

Auf der rechten Seite sind Zugänge von dorsal, dorsal transpleural, dorsal transrenal und transhepatisch denkbar (3, 14, 22, 28). Für den transrenalen Zugang können nur Feinnadeln empfohlen werden. Da beim Zugang von dorsal die Nebenniere zumeist von der Niere überlagert wird, ist zwangsläufig der transhepatische Zugang (Abbildung 7)

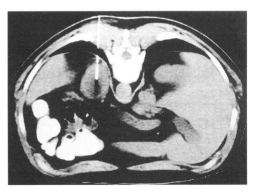

Abbildung 6. Zystischer Nebennierentumor, histologisch als tuberkulöser Abszeß nach Biopsie mit einer CHIBA-Nadel verifizierbar.

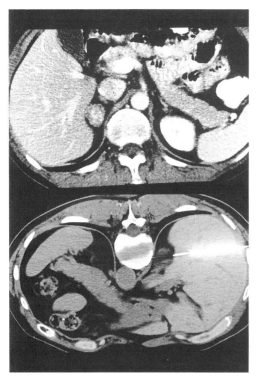

Abbildung 7. Transhepatische Punktion eines Nebennierentumors, Histologie: beniges Adenom.

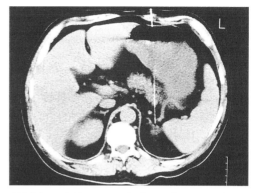

Abbildung 8. Transgastrische und transpankreatische Punktion eines linksseitigen Nebennierentumors mit einer CHIBA-Nadel.

der häufigste. Voraussetzung ist eine konstante Atemlage des Patienten.

Auf der linken Seite ist sowohl ein ventraler wie dorsaler Zugang möglich (Abbildungen 8 und 9). Bei ventralem Zugang müssen Darmstrukturen und das Pankreas passiert werden, denkbar sind neben Feinnadeln Kaliber bis 18G (9), jedoch erscheint der dorsale Zugangsweg mit Verbreiterung des Paravertebralraumes durch Injektion von Lokalanästhetikum und Kochsalz sinnvoller (14). Auf diese Weise läßt sich ein transpleuraler Zugang vermeiden (Abbildung 9). Sinnvoll ist die Verwendung einer Coaxialtechnik und bei schrägen Punktionswegen in kranio-kaudaler Richtung eine Gantry-Angulation (32) entsprechend dem Einstichwinkel (Abbildung 9). Die Coaxialtechnik erlaubt bei diesem komplizierten Zugangsweg mehrere Punktionen mit nur einem Zielvorgang und reduziert somit den Zeitaufwand erheblich. Wir verwenden bei dieser Technik Nadelstärken um 18G und benutzen Nadeln, die nach dem Trucut-Prinzip arbeiten, z. B. die Urocut-Nadeln (TSK Laboratories, Japan) oder eine TEM-NO-Automatiknadel.

Die Gefahr eines Pneus läßt sich auch durch Punktion von dorsal in Seitenlage mit Kompression des basalen Pleuraraumes reduzieren (3, 32).

Resultate

Die Ergebnisse sind abhängig von der Tumorgröße. *Silverman* et al. erreichten eine Sensitivität von 80% bei Tumoren unter 3 cm und 100% über 3 cm in einem überwiegend onkologischen Krankengut. *Klose* et al. (1991) berichten über eine Sensitivität von 100%, eine Spezifität von 97,4% und eine Genauigkeit von 98,3% bei Verwendung einer 14-G-Trucut-Nadel, die mittlere Tumorgröße betrug 4,6 cm. Diese Mitteilungen belegen ebenso wie die Ergebnisse anderer Arbeitsgruppen (8, 28, 34) die Effizienz der beschriebenen Punktionstechnik bei Nebennierentumoren.

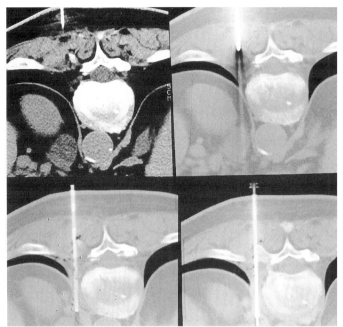

Abbildung 9. Punktion eines linksseitigen Nebennierentumors nach Verbreiterung des Paravertebralraumes durch Scandicain und Kochsalz. Schräge Stichrichtung in kranio-kaudaler Richtung, analoge Gantry-Angulierung. Coaxialtechnik, eine Urocut-Nadel ist im Tumorgewebe exponiert. Histologie: Metastase eines kleinzelligen Bronchialkarzinoms.

Komplikationen

Unter Anwendung der beschriebenen Technik ist die Gefahr eines Pneumothorax gering und liegt um 3%. Einblutungen werden mit bis zu 11% angegeben (3, 14, 19, 29, 32). *Kane* et al. (1991) weisen auf die Gefahr einer Pankreatitis bei Passage der Punktionsnadel durch gesundes Pankreasgewebe von ventral hin (13) und beobachteten dies immerhin bei 6% ihrer Patienten nach Anwendung dieser Punktionstechnik. Nach Punktion eines Phäochromozytoms können hypertone Krisen auftreten (6, 26), weshalb der Ausschluß einer endokrinen Aktivität vor einer Biopsie obligat ist.

Kontraindikationen

Aufgrund der komplizierten Zugangswege und der potentiellen Blutungsgefahr auf dem Weg zur Nebenniere sind normale Gerinnungswerte Voraussetzung. Eine prinzipielle Kontraindikation ist die Kooperationsunfähigkeit des Patienten. Bei Passage der Punktionsnadel durch Darmstrukturen und das Pankreas erachten wir Nadelstärken > 18G als kontraindiziert (9).

Niere

Indikationen

Die Beurteilung der Dignität von soliden, malignen Nierenzellkarzinomen ist in der Regel mittels CT und Ultraschall problemlos, so daß eine perkutane Biopsie nicht erforderlich ist. Die Diagnose von Nierenmetastasen oder auch des seltenen Nierenbefalls im Rahmen maligner Lymphome beruht auf der Kenntnis der Grunderkrankung und ihrem soliden Charakter sowie der Multiplizität dieser Läsionen, auch hier ist eine Biopsie in der Regel nicht indiziert. Bei kleinen, soliden Nierentumoren in symptomatischen oder asymptomatischen Patienten verzichten wir ebenfalls auf eine perkutane Biopsie, da insbesondere bei kleinen Läsionen falsch-negative Ergebnisse nicht auszuschließen sind und bei positivem Befund mit Nachweis maligner Zellen ebenfalls eine operative Freilegung erforderlich ist, die therapeutische Konsequenz also durch die Biopsie nicht verändert wird. Die perkutane Biopsie ist somit in der Beurteilung fokaler Läsionen der Niere bedeutungslos, dies zeigt sich auch im geringen Anteil der Nierenbiopsien in größeren, gemischten Kollektiven, der Anteil an Nierenbiopsien liegt hier zwischen 0,9 und 2,9% (9, 18) und ist in einer Studie mit 1000 Patienten von Welch et al. (34) als Punktionsort überhaupt nicht angegeben. Im Vordergrund steht somit die Nierenbiopsie bei diffusen Nierenerkrankungen.

Punktionstechnik

Die Nierenbiopsie erfolgt unter Ultraschallsicht, die Computertomographie als Zielverfahren ist überflüssig. Einheitlich wird die Verwendung von größeren Nadeltypen um 18G und > und eine histologische Beurteilung empfohlen (4, 7). Automatiknadeln wie die Biopty-Gun werden aufgrund einer geringeren Komplikationsrate und einer höheren Trefferquote im Vergleich zu ausschließlich manuellen Bestecken empfohlen (16, 31).

Resultate

Mit automatischen Nadeltypen, die nach dem Trucut-Prinzip arbeiten, wurde mit 14-G-Nadeln eine Trefferquote von 99% bei diffusen Nierenerkrankungen erzielt (31). Mahoney et al. (16) fanden zwar keinen Unterschied zwischen einer 18-G-Biopty-Nadel und einer 14-G-Trucut-Nadel, jedoch lag die Komplikationsrate für die Trucut-Nadel mit 14G bei 10%, für die dünnere Automatiknadel nur bei 2%.

Bei Verwendung ausreichender Nadelstärken ist die Gewinnung adäquater Gewebezylinder unter US-Sicht sicher einfach und unproblematisch, was die hohen Werte hinsichtlich der Sensitivität und Spezifität bei der Biopsie diffuser Nierenerkrankungen erklärt.

Komplikationen

AV-Fisteln sollen in bis zu 95% nach Nierenbiopsie auftreten, allerdings mit einer spontanen Heilungsrate in der gleichen Größenordnung (35). In 91% werden mittels Computertomographie bedeutungslose perirenale Hämatome beobachtet (24), die aber in der Regel klinisch inapparent sind. Eine Hämaturie wird in bis zu 2% beobachtet, als Folge von Blutkoageln eine Hydronephrose in bis zu 10% (16, 31).

Kontraindikationen

Als Kontaindikationen gelten wie bei der Nebennniere Gerinnungsstörungen und Kooperationsunfähigkeit des Patienten. Unter Ultraschallsicht ist immer ein direkter Zugangsweg zur Niere möglich, so daß große Nadelkaliber mit 14G Außendurchmesser verwandt werden können.

Literatur

1 Andriole JG, Haaga JR, Adams RB, Nunez C (1983) Biopsy needle characteristics assessed in the laboratory. Radiology 148: 659–662
2 Bernardino ME (1990) Automated biopsy devices: Significance and safety. Radiology 176: 615–616
3 Bernardino ME, Walther MM, Phillips VM, Graham Jr SD et al (1985) CT-guided adrenal biopsy: Accuracy, safety and indications. AJR 144: 67–69
4 Böcking A (1991) Cytological vs histological evaluation of percutaneous biopsies. Cardiovasc Intervent Radiol 14: 5–12

5. Candel AG, Gattuso P, Reyes CV, Prinz RA et al (1993) Fine-needle aspiration biopsy of adrenal masses in patients with extraadrenal malignancy. Surgery 114: 1132–1137
6. Casola G, Nicolet V, van Sonnenberg E, Withers C et al (1986) Unsuspected pheochromocytoma: Risk of blood-pressure alterations during percutaneous adrenal biopsy. Radiology 159: 733–735
7. Cozens NJA, Murchison JT, Allan PL, Winney RJ (1992) Conventional 15 G needle technique for renal biopsy compared with ultrasound-guided spring-loaded 18G needle biopsy. Br J Radiol 65: 594–597
8. Dock W, Grabenwoeger F, Schurawitzki H, Wittich GR et al (1992) Technik der Nebennierenbiopsie. Ultraschall versus CT als Zielmethode. Fortschr Röntgenstr 157, 4: 344–348
9. Feuerbach St, Gmeinwieser J, Gerhardt P, Gössner W et al (1989) CT-gesteuerte Biopsie – Methoden, Resultate und Komplikationen. Fortschr Röntgenstr 151, 1: 4–9
10. Gazelle GS, Haaga JR (1991) Biopsy needle characteristics. Cardiovasc Intervent Radiol 14: 13–16
11. Hopper KD, Baird DE, Reddy VV, Landis JR et al (1990) Efficacy of automated biopsy guns versus conventional needles in the pygmy pig. Radiology 176: 671–676
12. Hopper KD, Abendroth CS, Sturtz KW, Matthews YL et al (1993) Automated biopsy devices: A blinded evaluation. Radiology 187: 653–660
13. Kane NM, Korbkin KM, Francis LR, Quint LE et al (1991) Percutaneous biopsy of left adrenal masses: Prevalence of pancreatitis after anterior approach. AJR 157: 777–780
14. Klose KC, Böcking A (1991) CT-gesteuerte Grobstanzbiopsie der Nebennieren. Indikationen, Technik und Ergebnisse. Fortschr Röntgenstr 155,1: 25–31
15. Lee MJ, Mayo-Smith WW, Hahn PF, Goldberg MA et al (1994) State-of-the-art imaging of the adrenal gland. RadioGraphics 14: 1015–1029
16. Mahoney MC, Racadio JM, Merhar GL, First MR (1993) Safety and efficacy of kidney transplant biopsy: Tru-cut needle vs sonographically guided biopty gun. AJR 160: 325–326
17. Mitchell DG, Crovello M, Matteucci T, Petersen RO et al (1992) Benign adrenocortical masses: Diagnosis with chemical shift MR imaging. Radiology 185: 345–351
18. Moulton JS, Moore PT (1993) Coaxial percutaneous biopsy technique with automated biopsy devices: Value in improving accuracy and negative predictive value. Radiology 186: 515–522
19. Mueller PR, Miketic LM, Simeone JF, Silverman StG et al (1988) Severe acute pancreatitis after percutaneous biopsy of the pancreas. AJR 151: 493–494
20. O'Hare MJ, Monaghan P, Neville AM, Path MRC (1979) The pathology of adrenocortical neoplasia: A correlated structural and functional approach to the diagnosis of malignant disease. Hum Pathol 10,2: 137–154
21. Paganini JJ (1983) Normal adrenal glands in small cell lung carcinoma: CT-guided biopsy. AJR 140: 949–951
22. Price RB, Bernardino ME, Berkman WA, Sones PS et al (1983) Biopsy of the right adrenal gland by the transhepatic approach. Radiology 148: 556
23. Quinn StF, Demlow Th, Dunkley B (1992) Temno biopsy needle: Evaluation of efficacy and safety in 165 biopsy procedures. AJR 158: 641–643
24. Ralls PW, Barakos JA, Kaptein EM, Fouladian G et al (1987) Renal biopsy-related hemorrhage: frequency and comparison of CT and sonography. JCAT 11: 1031–1034
25. Ramsay JA, Asa SL, von Nostrand AWP, Hassaram ST et al (1987) Lipid degeneration in pheochromocytomas mimicking adrenal cortical tumors. Am J Surg Pathol 11,6: 480–486
26. Reincke M, Allolio B (1995) Das Nebennnierenincidentalom. Die Kunst der Beschränkung in Diagnostik und Therapie. Dt Ärztebl 92: A764–770
27. Reinig JW, Doppman JL, Dwyer AJ, Johnson AR et al (1986) Adrenal masses differentiated by MR. Radiology 158: 81–84
28. Robert Y, Wurtz A, Taieb S, Lemaitre L (1994) CT-guided biopsy of adrenal masses in preoperative management of bronchigenic carcinoma. Eur Radiol 4: 221–224
29. Silverman StG, Mueller PR, Pinkney LP, Koenker RM et al (1993) Predictive value of image-guided adrenal biopsy: Analysis of results of 101 biopsies. Radiology 187: 715–718

30 Simon D, Goretzki PE, Röher HD (1994) Indikation und Verfahrenswahl in der Nebennieren-Chirurgie. Dt Ärztebl 91,3: A-118–126
31 Tung KT, Downes MO, O'Donnell PJ (1992) Renal biopsy in diffuse renal disease – Experience with a 14-Gauge automated biopsy gun. Clin Radiol 46: 111–113
32 van Sonnenberg E, Wittenberg J, Ferrucci JT, Mueller PR et al (1981) Triangulation method for percutaneous needle guidance: The angled approach to upper abdominal masses. AJR 137: 757–761
33 Wadih GE, Nance KV, Silverman JF (1992) Fine-needle aspiration cytology of the adrenal gland. Fifty biopsies in 48 patients. Arch Pathol Lab Med 116: 841–846
34 Welch TJ, Sheedy PF, Johnson CD, Johnson CM et al (1989) CT-guided biopsy: Prospective analysis of 1,000 procedures. Radiology 171: 493–496
35 Wickre CG, Golpor TA (1982) Complications of percutaneous needle biopsy of the liver. Am J Nephrol 2: 173–178

Anschrift des Verfassers:
Prof. Dr. med. S. Feuerbach
Institut für Röntgendiagnostik
Klinikum der Universität
Franz-Josef-Strauß-Allee 11
D-93042 Regensburg

Minimal invasive Thoraxchirurgie

Eine Standortbestimmung

K. Gellert, J. Rückert
Universitätsklinik und Poliklinik für Chirurgie, Universitätsklinikum Charité,
Medizinische Fakultät der Humboldt-Universität Berlin

Im Laufe der letzten Jahrzehnte wurden im Rahmen der konventionellen Endoskopie enorme Fortschritte erzielt. Die Vervollkommnung der optischen Geräte, die Verbesserungen der Bildqualität und -auflösung sowie das Aufkommen der Video-Endoskopie haben nicht nur zu bedeutsamen Fortschritten bei der diagnostischen Endoskopie geführt, sondern sowohl die sog. interventionelle Endoskopie als auch laparoskopische und thorakoskopische Methoden zur Diagnostik und Therapie neurochirurgischer Krankheitsbilder hervorgebracht.

Mit dem raschen Fortschreiten der technischen Voraussetzungen entwickelte sich die »minimal invasive Chirurgie«, wobei standardisierte Eingriffe mit wesentlich geringerem Operationstrauma durchgeführt werden können.

Die Pleurahöhlen eignen sich besonders gut für Eingriffe, welche den Prinzipien der minimal invasiven Chirurgie folgen: Die große präformierte Höhle mit starrer Wand und übersichtlichen anatomischen Strukturen bietet optimale Voraussetzungen für diese Operationstechnik.

Betrachtet man die historische Entwicklung der endoskopischen OP-Technik, so liegt der Beginn bereits im Jahre 1910, wo der schwedische Internist *H.C. Jacobaeus* in seiner berühmten Arbeit »über die Möglichkeit der Zystoskopie bei Untersuchungen seröser Höhlungen« endoskopische Methoden bei der Laparo- und Thorakoskopie mit der gleichen Ausrüstung angab. Einige Jahre später berichtete er über 40 Operationen, bei welchen pleurale Adhäsionen bei Tuberkulose gelöst wurden und 1925 über 120 Patienten, bei denen die Diagnose von pleuralen Tumoren gestellt wurde. Die diagnostische Thorakoskopie erfuhr einen entscheidenden Aufschwung jedoch erst durch die Arbeiten von *Sattler* (1961, 1966) und *Brandt* (1971, 1978) sowie durch *Boutin* (1990).

Endoskopische Verfahren zur Exploration des Thorax waren bis vor wenigen Jahren allein dem diagnostisch-internistischen Bereich vorbehalten. So führten Pneumologen mit der Thorakoskopie pleuropulmonale Biopsien zu Diagnosezwecken durch, therapeutische Indikationen blieben jedoch selten. Mit der Einführung minimal invasiver chirurgischer Techniken gewann mit Beginn der 90er Jahre die Thorakoskopie das Interesse der Chirurgen. Insbesondere die Verbesserung der elektronischen Bildaufnahme und -übertragungsmöglichkeiten auf einen Monitor erlaubten nun einem ganzen Operationsteam unter Beibehaltung aller Regeln der Asepsis eigentliche operative Eingriffe mit speziellen Instrumenten. Folgende *Vorteile* resultieren aus minimal invasiven thorakoskopischen Operationsverfahren:

– Erhebliche Reduktion des Operationstraumas im thorakalen Bereich durch operative Zugänge über Miniinzisionen, wodurch die morphologische Integrität der Brustwand erhalten bleibt;

- Erhebliche Verringerung von Wund- und Brustwandschmerzen;
- Daraus resultierend verbesserte postoperative Atemfunktion, Verhinderung von Atelektasen und Pneumonien im postoperativen Verlauf;
- Raschere postoperative funktionelle Belastbarkeit, physiotherapeutische Nachbehandlungsmöglichkeit und Rehabilitation;
- Kosmetische Vorteile gegenüber längeren Brustwandnarben;
- Verringerung der Krankenhausliegedauer und raschere Arbeitsfähigkeit.

Darüber hinaus und für den Patienten gegenüber den eben genannten Vorteilen kaum sichtbar, ist die subtile Operationstechnik hervorzuheben, die aus der Verwendung spezieller, feinerer Instrumente, der vergrößernden Optik mit optimaler Ausleuchtung des Operationsgebietes und der Sichtbarmachung aller operativen Schritte und Einzelheiten auf einem für alle Beteiligten einsehbaren Monitor resultiert. Gerade die Verringerung des direkten präparativen Traumas direkt am Ort der unmittelbar dargestellten anatomischen Struktur und die Schonung morphologischer Strukturen, die nicht zum pathologischen Befund gehören, scheinen die Ursache für die meßbare, geringere immunologische Antwort und verbesserte Toleranz des Organismus gegenüber minimal invasiv thorakoskopischen Eingriffen zu sein.

Folgende Indikationen für minimal invasive thorakoskopische Eingriffe werden derzeit akzeptiert (Tabellen I–III).

Tabelle I. Diagnostische thorakoskopische Biopsien.

Pleura pulmonalis und parietalis
Lungenparenchym
Thorakale Lymphome
Mediastinum
Perikard

Tabelle II. Therapeutische thorakoskopische Eingriffe.

Pneumothorax
- partielle, parietale Pleurektomie
- Resektion von Emphysemblasen
Resektion von Raumforderungen
- periphere intrapulmonale RF
- pleurale und subpleurale extrapulmonale RF
- benigne mediastinale RF
- Lymphadenektomie
Pleurale Flüssigkeitsansammlungen
- maligner, rezidivierender Pleuraerguß
- Chylothorax
- Hämatothorax (lokal begrenzt)
- Pleuraempyem

Tabelle III. Verschiedene Interventionen.

Perikardfensterung
Thorakale Sympathektomie
Trunkuläre Vagotomie

Folgende Kontraindikationen für minimal invasive thorakoskopische Eingriffe müssen berücksichtigt werden:

Die allgemeinen Kontraindikationen unterscheiden sich nicht von denen der konventionellen Thorakotomie. So verbietet eine hochgradige Einschränkung der kardiorespiratorischen Leistungsbreite natürlich auch einen minimal invasiven thorakoskopischen Eingriff. Ebenso muß Berücksichtigung finden, inwieweit bei Lungenparenchymresektionen eine ausreichende Lungenrestfunktion vorliegt. Es ist jedoch hervorzuheben, daß nach unseren Erfahrungen minimal invasive thorakoskopische Eingriffe sehr gut, auch von älteren Patienten mit eingeschränkter Lungenfunktion, toleriert werden. Bezüglich der lokalen Kontraindikationen ist hervorzuheben, daß derzeit die Diskussion über die Indikation minimal invasiver thorakoskopischer Eingriffe beim Bronchialkarzinom, also in der onkologischen Chirurgie des Thorax, nicht abgeschlossen ist. Unstrittig stellen fortgeschrittene Tumorstadien, wie das Stadium IV mit Brustwandinfiltration oder Mediastinalinfiltration, Kontraindikationen dar.

Die präoperative Diagnostik unterscheidet sich nicht gegenüber konventionellen Operationsmethoden. So gehören eine Lungenfunktion, EKG, Thoraxröntgen in zwei Ebenen, thorakales CT (möglichst in Spiraltechnik), Bronchoskopie mit entsprechender Saugbiopsie oder Zytologie sowie die klinische Laborpalette zu den Voraussetzungen für einen thorakoskopischen Eingriff.

Allgemeine Operationsprinzipien

Anästhesie

Es gibt keine Unterschiede zur konventionellen Thorakotomie. Die minimal invasive thorakoskopische Operation erfolgt in Vollnarkose mit Doppellumentubus, wodurch die operierte Lunge von der Belüftung selektiv ausgeschlossen wird. Die einseitige Beatmung ist unumgänglich, um die Einführung und Bewegungsfreiheit von Optik und präparierenden Instrumenten sowie eine vollständige Exploration der Pleurahöhle zu ermöglichen.
Am Ende des Eingriffs wird die operierte Restlunge mit positivem Druck (PEEP) ventiliert, bis eine vollständige Expansion ohne Atelektasen erreicht ist.

Lagerung, Vorbereitung des Operationsfeldes

Die Standardlagerung ist die Rechts- bzw. Linksseitenlage des Patienten mit Abstützung an ventraler Brustwand und dorsalem Becken sowie leichte Absenkung des Beckens und des Schultergürtels, um eine zirkulär freie Beweglichkeit der Optik und der Instrumente zu ermöglichen.

Die Desinfektion und sterile Abdeckung des Operationsfeldes müssen eine jederzeitige konventionelle Thorakotomie ermöglichen. Der operierende Chirurg steht am Rücken des Patienten, 1. Assistent vis-a-vis, der 2. Assistent links neben dem Operateur. Es wird mit zwei Monitoren gearbeitet, die jeweils vor und hinter dem Patienten angeordnet sind, um allen Beteiligten einen freien Blick zu ermöglichen, eine wichtige Voraussetzung für die aktive Zusammenarbeit während des Eingriffs.
Die operativen Zugänge im Bereich der lateralen Brustwand stellen drei Miniinzisionen (10–15 mm Länge) dar, von denen die eine als Minithorakotomie (3,5–5 cm Länge) vorgenommen werden kann, insbesondere dann, wenn ausgedehnte, kompliziertere Präparationen vorgenommen werden sollen bzw. ein größerer Lungenabschnitt nach der Resektion aus der Pleurahöhle geborgen werden muß.
Darüber hinaus dient diese Minithorakotomie auch der evtl. erforderlichen sofortigen instrumentellen Zugriffsmöglichkeit bei intraoperativen Komplikationen, insbesondere bei Blutungen. Die kaudalste Brustwandinzision wird am Ende des Eingriffs zur Einlage der Thorax-Saugdrainage verwendet.
Für die minimal invasive Thoraxchirurgie sind besondere Instrumente entwickelt worden. Sie berücksichtigen die anatomischen Besonderheiten der Pleurahöhle. Es handelt sich um gebogene, S-förmige und überlange Instrumente sowie spezielle endoskopische Klammernahtgeräte.

Eigene Ergebnisse und Erfahrungen mit speziellen Operationstechniken der minimal invasiven Thoraxchirurgie

Im folgenden sollen eigene Ergebnisse und Erfahrungen mit den am häufigsten in unserer Klinik durchgeführten minimal invasiven Eingriffen am Thorax dargestellt werden.

Pneumothorax

Unser Vorgehen beim Spontan-Rezidiv- oder iatrogen gesetzten Pneumothorax ist grundsätzlich minimal invasiv.
Jeder Patient mit Spontan-Pneumothorax wird in Lokalanästhesie im Operationssaal thorakoskopiert, um die Ursache des Pneumothorax zu identifizieren. Finden wir dabei die meist ursächlich vorliegende, fistelnde Emphysemblase, werden in Absprache und nach Aufklärung des Patienten die Narkose mit Doppellumentubus eingeleitet und zwei weitere 1 cm lange Brustwandinzisionen zur Einführung der präparierenden Instrumente vorgenommen. Im weiteren erfolgt dann die Resektion des bullös veränderten Lungenparenchymbereiches an der Basis der Emphysemblase mittels Endo-GIA (die sogenannte WEDGE-Resektion). Seit der Einführung dieser Technik und dieses Vorgehens haben wir keine Pneumothoraxrezidive mehr gesehen. Bei ausgedehnteren oder multilokulär angelegten bullösen Lungenparenchymveränderungen bzw. bei fehlender Fisteldarstellung führen wir zusätzlich eine partielle parietale, meist apikale Pleurektomie durch. Dadurch wird eine Verklebung des Pleuraspaltes im Bereich der parietalen Pleurektomie erreicht und einem erneuten Lungenkollaps definitiv vorgebeugt (Tabelle IV).

Rezidivierender Pleuraerguß/Chylothorax

Der rezidivierende idiopathische oder maligne Pleuraerguß sowie der Chylothorax stellen für uns eine Indikation zum minimal invasiven Vorgehen am Thorax dar. Besonders in Verbindung mit Pleura- bzw. Lungenbiopsie zur Diagnosesicherung und damit Klärung der Ergußgenese führen wir die Talkuminsufflation unter thorakoskopischer Sicht in Vollnarkose bei Einlungenbeatmung durch.
Nach Absaugung des Ergusses, Asservierung von Ergußanteilen zur mikrobiologi-

Tabelle IV. Ergebnisse 1994–Mai 1995.

Spontan-pneu u. Rezidiv-pneu	WEDGE-Resektionen	Pleurektomie	Komplikationen	Rezidive
68	79	34	3 lokale Hämatome 2 postop. Pneumonien	0

schen sowie zytologischen Untersuchung erfolgt mit einer speziellen Einsprühtechnik die Verteilung von 20 ml medizinischen Talkums auf dem Lungenmantel sowie der parietalen Pleura, bis eine homogene Verteilung des Talkums erreicht ist. Dann wird unter Sicht der thorakoskopischen Optik die Expansion der Lunge durch Überdruckbeatmung vorgenommen, bis eine innige Adaptation der pulmonalen und parietalen Pleura samt der aufliegenden Talkumanteile erfolgt. Nach Entfernung der Optik wird der Thorax dann drainlos verschlossen.
Interessant und sehr effektiv ist unser Vorgehen beim Chylothorax. Wir übersehen bisher erst zwei Patienten mit linksseitigem Chylothorax, möchten jedoch die Gelegenheit nutzen, unser Vorgehen dabei vorzustellen. Es handelt sich um einen Patienten nach Thymektomie und einen weiteren Patienten nach Kehlkopfresektion. Präoperativ lassen wir diese Patienten 20 ml Methylblau-getränkte Sahne trinken. Der Ductus thoracicus läßt sich dann in thorakoskopischer Technik bei linksseitigem Lungenkollaps von seiner Einmündung in den Venenwinkel her nach kaudal sehr gut darstellen, das Leck durch Austritt blaugefärbten Chylus aufsuchen und durch Clipping verschließen (Tabelle V).

Lungenparenchymteilresektion

Die Indikation zur Lungenparenchymteilresektion stellen wir in minimal invasiver Tech-

Tabelle V. Ergebnisse 1994–Mai 1995.

Pleura-erguß	Talkum-Pleurodese	Pleuradrainage	Komplikationen	Rezidive
26	19	7	2 Restergüsse, 1 lokales Hämatom, 1 resist. Schmerzen	2

nik zur Resektion von peripher gelegenen Rundherden und für die diagnostische Lungenbiopsie. Durch thorakoskopische Keilexzision im gesunden Lungenparenchym werden heute nahezu grundsätzlich alle peripheren Rundherde sowie solitäre oder multiple, einseitige Lungenmetastasen, zum Teil nach präoperativer, CT-gestützter Methylenblau-Markierung, exstirpiert.

Die diagnostische Lungenbiopsie mit großzügiger Materialentnahme erfolgt ausschließlich minimal invasiv und führt durch intraoperative Schnellschnittuntersuchung zur sofortigen Diagnose (Tabelle VI).

Mediastinale Raumforderungen

Wie übersehen derzeit fünf Patienten nach minimal invasiver thorakoskopischer Resektion des Thymus bei Myasthenia gravis. Eine durchaus umstrittene Indikation. Unsere Erfahrungen sind beim Thymom bzw. benignen, hyperplastischen Thymus gut. Durch drei Brustwandinzisionen der linksanterioren Brustwand ist bei Lungenkollaps nach Inzision der Pleura mediastinalis der gesamte Thymus von linksthorakal sehr gut darstellbar und in toto zu resezieren. Beachtung muß den drainierenden Venen der oberen Thymushörner in die V. brachiocephalica sowie dem Dct. thoracicus geschenkt werden.

Natürlich stellen wir die Indikation zur minimal invasiven thorakoskopischen Thymektomie nur bei den benignen Prozessen. Gegenüber der medianen Sternotomie ist das OP-Trauma bei dieser Methode erheblich geringer und trägt wesentlich zur rascheren Mobilisierung der Patienten bei.

Anatomische Lungenresektion

Die Umgehung der funktionell belastenden Thorakotomie ist verlockend. So weitete sich die Indikation und Durchführung minimal invasiver thoraxchirurgischer Methoden recht schnell auch auf anatomische Resektionen der Lobektomien bei Bronchialtumoren aus. Die damit verbundenen Risiken sind nicht mehr mit den herkömmlichen thorakoskopischen Methoden vergleichbar. Insbesondere bedarf eine jederzeit mögliche Verletzung größerer Gefäße nicht nur des Vorhandenseins einer chirur-

Tabelle VI. Ergebnisse 1994–Mai 1995.

Resektion	Rundherde/Metastasen	Konvertieren auf Thorakotomie	Komplikationen
	254	6	13 intrapulm. Hämatome 9 Parenchymfisteln 2 postop. Pneumonien 5 Restergüsse
Diagnost. Lungenbiopsie	105	0	3 intrapulm. Hämatome 2 Parenchymfisteln

Tabelle VII. Ergebnisse 1995.

Diagnose	Pat., Alter	Resektion	Lymphadenektomie	OP-Zeit, min	Komplikation	Klinikdauer, Tage
T1, N0, M0	62 J.	OL li.	+	135	–	7
T1, N0, M0	58 J.	OL li.	+	125	–	8
T2, N1, M0	71 J.	OL li.	+	110	–	7
T1, N1, M0	64 J.	UL li.	+	95	–	7

gischen Infrastruktur, sondern auch der Fähigkeit des Operateurs, potentielle Komplikationen selbst rasch beherrschen zu können. Wir haben derzeit vier Lobektomien minimal invasiv, videogestützt wegen eines Bronchialkarzinoms im Stadium I/II durchgeführt (Tabelle VII).

Wir führten bei allen Eingriffen eine Lymphadenektomie durch. Das Präparat wurde jeweils durch eine Minithorakotomie, eingehüllt in einen Plastikbeutel, geborgen.

Die Diskussion über die minimal invasive Chirurgie beim Bronchialkarzinom ist nicht abgeschlossen. Die Frage, inwieweit onko-chirurgische Richtlinien mit der minimal invasiven Technik zu realisieren sind, ist von großer Bedeutung. Wir halten derzeit nur die Tumorstadien I und II für geeignet. Zentrale Bronchialkarzinome sowie Tumoren eines Durchmessers über 10 mm sollten u. E. derzeit konventionell operiert werden. Gleichfalls natürlich Tumoren, deren Lokalisation sowie die Lungenfunktion der betroffenen Patienten eine bronchoplastische Operation verlangt.

Folgendes Vorgehen kann bei derzeitigem Kenntnisstand u.E. empfohlen werden:
1. Thorakoskopische Inspektion der Pleurahöhle zur Einschätzung der Art der OP-Technik nach Anlage einer kleinen Brustwandinzision bei Lungenkollaps;
2. Konventionelles oder minimal invasives Vorgehen nach Entscheidung der Exploration. Dazu können sowohl die Miniinzision zur Thorakotomie erweitert, als auch zwei weitere Inzisionen zum Einführen der präparierenden Instrumente im Bereich der lateralen Brustwand vorgenommen werden.
3. Ist das Tumorstadium soweit fortgeschritten, daß der Tumor ungeachtet der angestrebten Technik inoperabel ist, wird dem Patienten durch die thorakoskopische Exploration eine explorative Thorakotomie erspart, deren Morbidität nicht zu unterschätzen ist.

Abschließend ist festzustellen, daß es sich bei der minimal invasiven Thoraxchirurgie um eine wichtige, innovative Entwicklung handelt. Bei geeigneter, strenger Indikationsstellung haben unsere Patienten von dieser Methode profitiert, insbesondere postoperative Schmerzen und stationäre Liegedauer betreffend.

Bei einer Reihe von pulmologischen Erkrankungen ist die thorakoskopische Diagnostik nicht mehr wegzudenken, sie gehört jedoch u.E. ausschließlich in die Hand des mit möglichen Komplikationen vertrauten Thoraxchirurgen. Auf jeden Fall muß der Chirurg ungeachtet der Indikationsstellung die Grenzen der Technik bestens kennen und darf nicht zögern, das OP-Verfahren in eine konventionelle Thorakotomie umzuwandeln.

Literatur beim Verfasser.

Für die Verfasser:
Prof. Dr. med. K. Gellert
Universitätsklinik und Poliklinik für Chirurgie
Universitätsklinikum Charité
Medizinische Fakultät der Humboldt-Universität
Schumannstraße 20/21
D-10098 Berlin

Perkutane Biopsien von Lunge und Mediastinum

P. Rogalla
Institut für Röntgendiagnostik, Universitätsklinikum Charité,
Medizinische Fakultät der Humboldt-Universität Berlin

Punktionen der Lunge

Die Computertomographie stellt zur Zeit das Untersuchungsverfahren der Wahl dar in der bildgebenden Diagnostik der Lunge sowie zur Führung der Nadel bei perkutanen Biopsien. Nicht nur unklare intrapulmonale Raumforderungen bei Verdacht auf Bronchialkarzinom oder Metastasen zahlreicher Primärtumoren, auch Granulome, Infiltrate, Aspergillome, Tuberkulome oder pleurale Verdickungen (1) eignen sich zur CT-gestützten Biopsie. Die mindestens erforderliche Herdgröße hängt unter anderem vom Zugangsweg ab. Je zentraler die Lage, desto größer muß der Herd sein. Bei nahezu subpleuraler Position und einfachem, direktem Zugang versprechen Größen ab 7 mm Aussicht auf Erfolg, dagegen sollten zentral sitzende Raumforderungen, soweit sich eine Punktion wegen der topographischen Nähe zu großen Lungengefäßen nicht verbietet, eine Mindestgröße von 1,2 cm haben. Nicht zuletzt beeinflussen die Erfahrung des Untersuchers, die Kooperationsbereitschaft des Patienten und die technischen Voraussetzungen, wie z.B. Spiral-CT, große Gantry-Öffnung usw., die Indikationsstellung zur perkutanen Lungenbiopsie.

Welche Nadeln?

Zur Auswahl steht das gesamte Spektrum an Punktionsnadeln, wie z.B. Chiba-Nadeln, Schneidbiopsie-Nadeln (Angiomed®, Karlsruhe), Halbzylinder- (ProMed, Nassau/Bahamas; Medi-tech, Watertown/USA) und Vollzylindernadeln in koaxialer Technik. Autoren sind sich uneinig bei der Empfehlung bestimmter Nadeln und Techniken in Hinblick auf das breite Spektrum pathologischer Entitäten (2–7). Wegen der Gefahr der Pneumothoraxentwicklung liegt jedoch die Anwendung dünnkalibriger Nadeln mit möglichst minimaler Traumatisierung der viszeralen Pleura nahe; empfohlen werden können Feinnadeln (Chiba-Punktionsnadeln) bis zu einem Durchmesser von 0,95 mm. Stanzzylinder der Größen 18 oder 14 gauge erhöhen nennenswert sowohl das Blutungs- als auch Pneumothoraxrisiko. Insbesondere bei weichem Material, wie pneumonischen oder lymphatischen Infiltrationsherden, fördern Stanzzylindernadeln häufig nur wäßrige, nicht zusammenhängende Gewebsbrocken, welche beim Ablösen von der Nadel zur Fixation in 10%iger Formaldehydlösung regelrecht zerfallen. Eine produktive Feinnadel-Aspirationsbiopsie sollte stets einer zerbröckelnden Zylinderbiopsie vorgezogen werden.

Zugangsweg und Technik

In der Regel ist der kürzeste, direkte Zugangsweg der beste. Je länger die erforderliche Nadel sein muß, desto mehr erhalten Atembewegungen Einfluß auf die präzise Ansteuerung des Herdes und desto mehr sind Patientenkooperation und Erfahrung des Untersuchers für eine erfolgreiche Materialgewinnung von maßgeblicher Bedeutung. Nach Aufklärung des Patienten über die allgemeinen Punktionsrisiken sowie das zusätzliche Pneumothoraxrisiko muß eine bequeme Lagerung, ggf. mit Kissenpolsterung, erreicht werden. Gerade bei Punktionen kleiner, zentraler Herde erfährt die stabile und entspannte Lagerung des Patienten über den gesamten Verlauf der Intervention besonderes Gewicht. Die Suche des Rundherdes im CT durch Low-dose-Scans, vorzugsweise in Spiraltechnik, erfolgt in Exspiration; nach Einstellung der größten Ausdehnung des Herdes erleichtert die Auflage eines Kunststoffgitters oder dünner Metallclips (z.B. Büroklammer mit Pflaster) mit einem Kontroll-CT-Schnitt die Festlegung des optimalen Zugangsweges auf dem Monitorbild; zur Auswahl der Nadellänge wird die Distanz Haut-Herd gemessen, wobei zu berücksichtigen ist, daß mindestens drei Zentimeter zu der gemessenen Nadellänge addiert werden müssen: zwei Zentimeter für die verlängerte Distanz nach Anlegen eines subkutanen Polsters mit Lokalanästhetikum, ein Zentimeter Reserve für die stechenden Bewegungen bei der Gewebeentnahme. Die Rippenunterkante sollte wegen des Gefäß- und Nervenverlaufs, aber auch ein Weg durch die Mamma sowie eine Kreuzung größerer intrapulmonaler Gefäße vermieden werden. Vorsicht ist zusätzlich bei ventralen Zugangswegen durch den nur selten darstellbaren Verlauf der A. thoracica interna geboten. Bei ungünstigen Winkeln, oder falls sich in axialer Ebene große Gefäße nicht umgehen lassen, kann die Gantry gewinkelt werden (8).

Nach Lokalanästhesie und Einführen der Nadel in das subkutane Fettgewebe werden Position und Winkel mit Hilfe eines CT-Schnittes kontrolliert und die endgültige Richtung und Tiefe definiert. Insbesondere bei Lungenpunktionen wirkt sich eine »CT-Durchleuchtung« mit Einzelscanauslösung durch den Untersucher und manueller Tischbewegung beschleunigend und damit positiv auf die Patientenführung aus. Sehr flexibel kann mit dieser Technik auf Patientenbewegungen und Atmung reagiert werden. Hat die Nadel die Pleura durchstoßen, geht jede zusätzliche Manipulation mit einer Erhöhung des Pneumothoraxrisikos einher. Falls schon bei der ersten Pleurapassage ein Pneumothorax entstanden ist, muß in der Regel die Punktion abgebrochen werden, da die Stabilität der Lunge aufgehoben ist und der Rundherd vor der Nadelspitze wandert. Insgesamt 10 bis 12 scharfe, harpunierende Bewegungen bei aufgesetzter Spritze mit etwa 2–3 ml Sog resultieren in ausreichender Aspiration von Zellmaterial. Der Patient hält die Atmung während der Entnahme in Exspiration an. Vor dem Herausziehen der Biopsienadel muß der Sog aufgehoben werden, da sonst durch Luftaspiration Zellmaterial in den Spritzenkörper gelangt und nur noch schwer für einen Ausstrich gewonnen werden kann. Abbildung 1a zeigt eine 0,95-mm-Feinnadel in intrapulmonaler Position vor der Gewebeentnahme.

Komplikationen

Neben extrem selten auftretenden Komplikationen wie Infektion oder intramuskulärem Hämatom läßt sich eine intrapulmonale Blutung entlang des Stichkanals nahezu regelmäßig im CT-Kontrollschnitt nach Zurückziehen der Biopsienadel nachweisen (Abbildung 1b). 10–50% aller Biopsien folgt die Ausbildung eines Pneumothorax (9, 10), wobei nur in 2–10% dieser Fälle mit einem Spannungspneumothorax gerechnet werden muß, der allerdings auch noch nach vier Stunden post punctionem entstehen kann. Zeigt das Kontroll-CT im Lungenfenster einen pleuralen Luftspalt breiter als 1,5 cm, verspricht ein CT-gestütztes Absaugen der Luft Aussicht auf Erfolg und erspart dem Patienten die Anlage einer Bülau-Saugdrainage (11, 12). Zunächst erfolgen

3 bis 5 Schnitte in Low-dose-Technik durch die untere Hälfte des Thorax, um den höchsten Punkt der Thoraxhöhle zu definieren. Nach kurzer Lokalanästhesie wird die Haut in Richtung der Wirbelsäule um etwa 1–2 cm verschoben, anschließend erfolgt die Punktion mit einer Braunüle (Braun, Melsungen) mit 0,8 oder 1 mm Durchmesser, je nach erforderlicher Länge. Nach Durchstechen der Thoraxwand wird die Kunststoffkanüle vor-, die Nadel zurückgezogen und die Haut entlastet. Der Plastikschlauch zeigt nunmehr einen Z-förmigen transmuralen Verlauf (Abbildung 2). Über einen 2-Wege-Hahn kann mit 50-ml-Spritzen (vorzugsweise Luer Lock) die Luft abgesaugt werden, bis der Patient den Kontakt der Kunststoffkanüle mit der viszeralen Pleura durch ein »Autsch!« quittiert. In anschließender Exspirationsstellung können in der Regel weitere 50 ml abgesaugt werden. Durch den Z-förmigen Verlauf des Plastikschlauchs ist nach Entfernen der Braunüle sichergestellt, daß entlang des Stichkanals keine Luft in den Pleuraspalt nachströmen kann, da Muskelschichten den Kanal abdichten.

Nachsorge

Üblicherweise verbleiben Patienten nach Lungenbiopsie eine Nacht in stationärer Behandlung bzw. Kontrolle. Zeigt der CT-Kontrollschnitt am Ende der Biopsie keinen Anhalt für Pneumothorax, erscheint eine einzelne Röntgen-Thorax-Übersichtsaufnahme vier Stunden nach Punktion im Stehen und in Exspiration indiziert und ausreichend. Weitere Aufnahmen können je nach klinischem Verlauf angeschlossen werden. Falls schon während oder unmittelbar nach Punktion der Pneumothorax enstanden und ggf. abgesaugt ist, zeigen zwei Thorax-Übersichtsaufnahmen nach zwei und vier

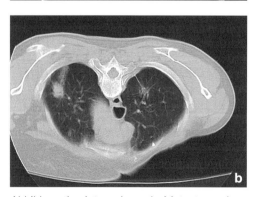

Abbildung 1a. Intrapulmonale Metastase eines invasiven duktalen Mammakarzinoms. Dorsaler Zugangsweg mit einer 0,95-mm-Chiba-Nadel.
b. Kontroll-CT nach Punktion: Blutung entlang des Stichkanals.

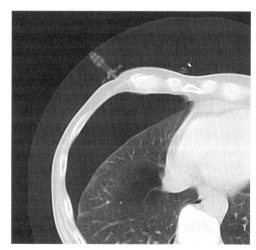

Abbildung 2. Z-förmiger Verlauf des Kunststoffschlauchs einer transthorakalen Braunüle vor Absaugen eines Pneumothorax.

Stunden den Verlauf des Pneumothorax. Nimmt die Luftmenge stetig zu und droht die Entwicklung eines Spannungspneumothorax, ist die Anlage einer Bülau-Saugdrainage unausweichlich.

Punktionen des Mediastinums

Mediastinale Raumforderungen (13) stellen trotz Verfügbarkeit hochauflösender Schnittbildverfahren ein diagnostisches Problem dar (14). Nur in seltenen Fällen kann aufgrund der computer- oder kernspintomographischen Morphologie eine sichere Artdiagnose getroffen werden (15, 16). Vor allem bei Vorliegen einer mediastinalen Lymphadenopathie versagen zur Zeit CT und MRT bei der Unterscheidung zwischen entzündlicher Genese oder malignem Befall.

Indikation zur mediastinalen Biopsie

Etwa 90% aller mediastinalen Biopsien erfolgen zur histologischen oder zytologischen Differenzierung einer unklaren Lymphadenopathie. An erster Stelle stehen pathologisch vergrößerte Lymphknoten präaortal und retrotracheal, die sich für einen perkutanen Zugang unter CT-Führung eignen. Auch infrakarinale Lymphknoten können CT-gestützt biopsiert werden, wenn die Entfernung zur Trachealbifurkation mehr als 1 cm beträgt und sich die Raumforderung einem bronchoskopischen Zugang entzieht.

Welche Nadeln?

Je nach Anforderung der Pathologen werden Feinnadelbiopsien oder Stanzzylinder bevorzugt. Insbesondere bei weichem lymphatischen Material gelingt in der Regel mit Hilfe einer Feinnadel die Aspiration von ausreichend Zellmaterial, die Entnahme eines Stanzzylinders dagegen fördert, analog zu Biospien in der Lunge, häufig nur zerfallene Zellverbände. Die Dicke der Feinnadel sollte bei 0,95 mm liegen; dünnere Nadeln neigen zum Verbiegen, größer-kalibrige Nadeln weisen keine Vorteile auf, erhöhen jedoch das Blutungsrisiko. Chiba-Punktionsnadeln (Angiomed®, Karlsruhe) sollten Schneidbiopsie-Kanülen vorgezogen werden, da sie weniger traumatisierend auf das Gewebe wirken und Zellverbände nicht herausreißen.

Zugangsweg und Technik

Für paravertebrale, paratracheale und infrakarinale Raumforderungen eignet sich ein dorsaler Zugangsweg, wobei der Patient flach auf dem Bauch liegt. Um möglichst einen transpleuralen Weg mit dem Risiko einer Pneumothoraxentwicklung zu vermeiden, empfiehlt sich die Technik der mediastinalen Aufweitung mit Xylonest®- (Astra, Wedel) und Kochsalzlösung (17). Nach ausreichend Lokalanästhesie wird unter CT-Kontrolle die Biopsienadel subkutan bis zum Erreichen des Paravertebralraumes eingeführt. Von großer Hilfe ist dabei die in der Charité entwickelte Technik der CT-Durchleuchtung (18), wobei der Patiententisch von der Steuerungsmechanik entkoppelt wird und mit einem steril abgedeckten Handgriff vom Untersucher frei bewegt werden kann. Über Fußschalter kann nach Aktivierung des Lichtvisiers ein Einzelbild in Low-dose-Technik (< 50 mA) akquiriert und auf einem Monitor im Untersuchungsraum kontrolliert werden.

Zu Beginn der Aufweitung eignet sich eine Vorinjektion von Lokalanästhetikum; das Gesamtvolumen inkl. der subkutan injizierten Substanz sollte jedoch wegen der kardialen Nebenwirkungen 25 ml nicht überschreiten. Jeweils im Anschluß an das schrittweise Vorführen der Nadel nach Injektion von 1–2 ml Kochsalzlösung demonstriert ein handausgelöstes Low-dose-CT-Bild die Lage der Nadelspitze. Die Abbildungen 3a und 3b zeigen die Position während der Aufweitung sowie die Nadellage vor Gewebeentnahme. Zehn bis zwölf scharfe, harpunierende Bewegungen mit einer Tiefe von etwa einem Zentimeter unter ständigem Sog von 2–3 ml in der aufgesetzten Spritze (5 ml, Luer Lock) und mit einer Frequenz von etwa zwei Exkursionen pro Sekunde führen zu optimaler Zellentnahme. Während des Herausziehens der Nadel darf kein Unterdruck mehr in der Spritze herrschen, da sonst die separierten Zellverbände in das Innere der Spritze gesaugt werden und sich einem Ausstrich auf Objektträgern entziehen.

Je nach Höhe und anatomischer Konfiguration des vorderen Mediastinums kann auch bei ventralem Zugang die Technik der Aufweitung zum Einsatz kommen. Insbesondere bei breiter Sternumkonfiguration verbleibt oft nur ein schmales retrosternales Fenster mit mediastinalem Fett (19). Zu beachten ist auch, daß der parasternale Knorpel, dessen Ausmaß und Größe im CT nur ungenau abgeschätzt werden können, so hart und fest sein kann, daß selbst 1,4-mm-kalibrige Nadeln stumpf werden oder verbiegen und bei allzu großer Kraftanwendung auch abbrechen können. In diesen Fällen ist mitunter ein transpulmonaler Zugang unausweichlich, wie in Abbildung 4 dargestellt.

Komplikationen

Infektionen stellen bei gründlicher Hautdesinfizierung und entsprechender Umgebungssterilität Raritäten dar. Empfehlenswert sind ein zusätzlicher Mundschutz sowie ggf. Schutzkleidung. Sehr selten entstehen Hämatome durch verletzte Gefäße entlang des Zugangsweges. Besonders erwähnenswert erscheinen die interkostalen Gefäße, welche entlang der Unterkante der jeweiligen Rippe verlaufen und bei Wahl des Zugangs an der Rippenoberkante sicher ge-

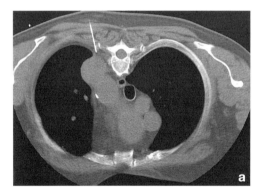

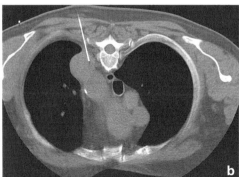

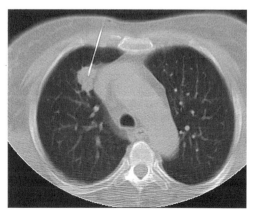

Abbildung 3a. Metastase eines Nierenzellkarzinoms. Nadelposition nach Applikation von 5 ml Kochsalzlösung zur Aufweitung des Punktionsfensters. *b.* Zustand vor Gewebeentnahme.

Abbildung 4. Metastase eines Ovarialkarzinoms. Transpulmonaler Zugang.

schützt werden können. Vorsicht ist ebenfalls mit der A. thoracica interna bei ventralem Zugang geboten, da diese Arterie auch unter Kontrastmittelgabe durch die enge Lagebeziehung zum Sternum im CT kaum detektiert werden kann.

Nachsorge

Mediastinale Biopsien können ambulant durchgeführt werden. Üblicherweise verbleiben die Patienten vier Stunden nach der Punktion unter Beobachtung in der radiologischen Abteilung. Eine Begleitperson sollte dem Patienten auf dem Weg nach Hause zur Seite stehen, in Kenntnis der Telefonnummern des nächsten Krankenhauses. Ein transpulmonaler Zugang jedoch erfordert analog zu Biopsien in der Lunge einen stationären Aufenthalt von einer Nacht.

Literatur

1. Scott EM, Marshall TJ, Flower CDR, Stewart S (1995) Diffuse pleural thickening: percutaneous CT-guided cutting needle biopsy. Radiology 194: 867
2. Khan J, Akhtar M, von-Sinner WN, Bouchama A, Bazarbashi M (1994) CT-guided fine needle aspiration biopsy in the diagnosis of mediastinal tuberculosis. Chest 106: 1329
3. Zalacain R, Llorente JL, Gaztelurrutia L, Pijoan JI, Sobradillo V (1995) Influence of three factors on the diagnostic effectiveness of transthoracic needle aspiration in pneumonia. Chest 107: 96
4. Wittich GR, Nowels KW, Korn RL, Walter RM, Lucas DE, Dake MD, Jeffrey RB (1992) Coaxial transthoracic fine-needle biopsy in patients with a history of malignant lymphoma. Radiology 183: 175
5. Lohela P, Tikkakoski T, Ämmälä K et al (1994) Diagnosis of diffuse lung disease by cutting needle biopsy. Acta Radiol 35: 251
6. Cheong W-Y, Thomas A, Chee S-G et al (1992) Percutaneous lung aspiration biopsy: a comparison between two fine needles. Australas Radiol 36: 112
7. Günther RW (1992) Percutaneous interventions in the thorax. JVIR 3: 379
8. Stern EJ, Webb WR, Gamsu G (1993) CT gantry tilt: utility in transthoracic fine-needle aspiration biopsy. Work in progress. Radiology 187: 873
9. van Sonnenberg E, Casola G, D'Agostino HB, Goodacre B, Sanchez R (1992) Interventional radiology in the chest. Chest 102: 608
10. Westcott JL (1980) Direct percutaneous needle aspiration of localized pulmonary lesions: results in 422 patients. Radiology 137: 31
11. Conces DJ, Tarver RD, Gray WC, Pearcy EA (1988) Treatment of pneumothoraces utilizing small caliber chest tubes. Chest 94: 55
12. Casola G, vanSonnenberg E, Keightley A, Ho M, Withers C, Lee AS (1988) Pneumothorax: radiologic treatment with small catheters. Radiology 166: 89
13. Tecce PM, Fishman EK, Kuhlman JE (1994) CT evaluation of the anterior mediastinum: spectrum of disease. RadioGraphics 14: 973
14. Grover FL (1992) The role of CT and MRI in staging of the mediastinum. Chest 106: 391
15. Friedman PJ (1992) Lung cancer staging: efficacy of CT. Radiology 182: 307
16. Seely JM, Mayo JR, Miller RR, Müller NL (1993) T1 lung cancer: prevalence of mediastinal nodal metastasis and diagnostic accuracy of CT. Radiology 186: 129
17. Lenglinger FX, Zisch RJ (1994) Technique to avoid iatrogenic pneumothorax during biopsy of mediastinal lesions. Radiology 193: 878
18. Rogalla P, Mutze S. Verfahren und Vorrichtung zur Computertomographie-Durchleuchtung für Interventionen. Patentanmeldung 195 20 017.9
19. D'Agostino HB, Sanchez RB, O'Laoide RM, Oglevie S, Donaldson JS, Russack V, Villaveiran RG, vanSonnenberg E (1993) Anterior mediastinal lesions: transsternal biopsy with CT guidance. Work in progress. Radiology 189: 703

Anschrift des Verfassers:
Dr. med. P. Rogalla
Institut für Röntgendiagnostik
Universitätsklinikum Charité
Medizinische Fakultät der
Humboldt-Universität
Schumannstraße 20/21
D-10098 Berlin

Perkutane Biopsien des Skelettsystems

K. H. Hauenstein
Abteilung Röntgendiagnostik, Radiolog. Klinik der Universität Freiburg

Während die Erkennung von Knochenläsionen durch die konventionelle Röntgenbildgebung, die Szintigraphie und die Kernspintomographie meist keine Schwierigkeiten bereitet, ist deren differentialdiagnostische Zuordnung zum Teil schwierig.
Trotz des Einsatzes der modernen bildgebenden Verfahren, insbesondere des MR, die aufgrund der geänderten Signalintensität gegenüber der normalen Knochenstruktur bereits kleinere Läsionen schon sehr früh erkennen läßt, ist eine Aussage zur Dignität, geschweige denn zum Gewebetyp, jedoch auch hierdurch oft nicht möglich. Dies gilt auch für den wichtigen Rückschluß auf einen Primärtumor, besonders in den Fällen ohne bisher bekanntes Malignom. Zur genauen Diagnosestellung und Einleitung einer optimalen Therapie ist daher eine histologische Sicherung oft nicht zu umgehen. Entzündliche Veränderungen bedürfen einer eindeutigen Abgrenzung gegenüber malignen Tumoren, auch kann die Keimbestimmung im Biopsiematerial ganz entscheidend für eine suffiziente Therapie sein. Nicht zuletzt läßt sich hierdurch die zeit- und kostenintensive und den Patienten belastende Primärtumorsuche deutlich verkürzen und vor dem Beginn von eingreifenden Therapieformen (z. B. Strahlentherapie oder Chemotherapie) erscheint aus forensischen Gründen zum Teil eine histologische Diagnosesicherung angezeigt.
Da jedoch bisher zur bioptischen Gewinnung von histologisch auswertbarem Material nur stark traumatisierende Verfahren, wie die offene chirurgische Biopsie oder die perkutane Biopsie mit großkalibrigen Nadeln, möglich waren, stand die Biopsie aufgrund der möglichen Komplikationen immer erst am Ende des diagnostischen Vorgehens. Viele Biopsienadeln mit unterschiedlichstem Kaliber wurden verwendet (z. B. Ackerman- (2,8 mm) (1), Jamshidi- (3–4 mm) (8), Craig-Nadel (3,5 mm) (5) (3, 4, 9, 10), wobei am häufigsten in den letzten Jahren die von Jamshidi (6, 7) entwickelte Biopsienadel mit einem Außendurchmesser von 3–4 mm zum Einsatz kam (12). Obwohl mit diesen Nadeln nach Literaturangaben (3, 4, 5, 8, 13) unklare Knochenveränderungen in im Durchschnitt 80% (68–91%) erfolgreich abgeklärt werden können, muß doch besonders bei Wirbelkörperpunktionen mit Komplikationen wie Nervenläsionen mit reversiblen und irreversiblen Paresen einschließlich Blasenlähmungen, Blutungen sowie Hämato- und Pneumothorax (2, 5, 7) gerechnet werden. Aufgrund des Kalibers der Nadeln sind viele Regionen, z. B. der knöcherne Thorax, die Hals- und Brustwirbelsäule, der Schädel und ein Großteil des Beckens perkutan nicht biopsierbar. Der Einsatz der gefahrloseren Feinnadel (20G) zur Gewinnung von zytologisch auswertbarem Material (1, 2) scheitert an der fehlenden Stabilität zum Überwinden der Kortikalis und gelingt nur bei ausgeprägt osteolytischen Herden. Auch ist bei sekundären Tumoren meist ein eindeutiger Rückschluß auf den Primärtumor nicht möglich.

Material

Eine von uns 1987 speziell für Knochenbiopsien entwickelte Biopsiekanüle (OSTY-CUT® nach Hauenstein, Fa. Angiomed, Karlsruhe) verbindet nun die Vorteile der Feinnadel mit der Gewinnung ausreichend histologisch auswertbaren Materials. Mit einem Außendurchmesser von 1,4 mm und 1,6 mm (sie steht auch mit einem Durchmesser von 1,8 und 2 mm zur Verfügung) ist sie nicht viel stärker als die gebräuchlichen Feinnadeln, erlaubt aber durch ihre Stabilität auch das Eindringen in dicke Kortikalis- oder osteoplastische Herde. Aufgrund des geringen Außendurchmessers sind so relativ gefahrlos perkutane Biopsien aus allen Regionen des Skelettsystems möglich, wobei weder Gesichtsschädel oder Schädelkalotte, noch die Hals-, Brustwirbelsäule oder das Becken ausgespart sind. Die Spitze der Nadel ist angeschliffen und durch ein kurzes abgeflachtes Gewinde gelingt es mühelos, mit der Nadel auch in härtere Areale der Läsion einzudringen (Abbildung 1a). Dieses Einführen wird durch die Anwendung einer motorgetriebenen Punktionshilfe (Fa. Angiomed, Karlsruhe) noch wesentlich erleichtert (Abbildung 1b); die kontinulierlichen Umdrehungen mit einer

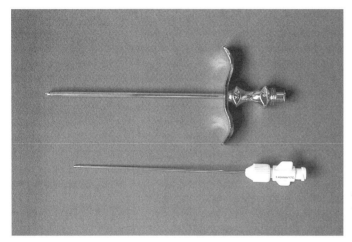

Abbildung 1a. Vergleich der Jamshidi-Nadel (Durchmesser 3 mm) mit der neu entwickelten 1,4-mm-Knochenbiopsiekanüle.

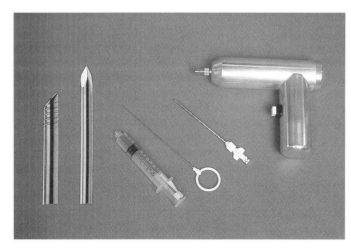

Abbildung 1b. Knochenbiopsieset mit motorgetriebener Punktionshilfe, Biopsiekanüle mit spitzem Innentrokar, arretierbarer Spritze und stumpfem Trokar zum Herausdrücken des Biopsiezylinders; Spitze der neuen 1,4-mm-Knochenbiopsiekanüle im Detail.

Geschwindigkeit von 20 pro Minute erlauben eine gute Steuerung der Nadel.

In Abhängigkeit von der Lage bzw. Tiefe der zu biopsierenden Läsion verwenden wir Biopsiekanülen von 5, 10 oder 15 cm Länge. Die Plazierung der Nadeln kann dabei sowohl unter Röntgen-Durchleuchtungskontrolle als auch CT-gesteuert erfolgen.

In den letzten sieben Jahren haben wir 437 Patienten im Alter zwischen 19 und 84 Jahren mit unklaren Knochenläsionen in allen Regionen des Skelettes biopsiert. In der Mehrzahl handelte es sich um osteolytische Prozesse (379 Patienten), lediglich bei 58 Patienten (13,3%) lagen osteoplastische Herde vor.

Indikationen

Aufgrund des dünnen Kalibers der Biopsiekanüle ist eine risikoarme Gewinnung von Gewebe aus fast allen Bereichen des Skelettsystems, insbesondere auch aus schwer zugänglichen Regionen, wie Hals- und Brustwirbelsäule, Schädelkalotte und Gesichtsschädel, Rippen oder Becken, technisch ohne großes Komplikationsrisiko möglich, so daß die Indikation zur perkutanen Knochenbiopsie prinzipiell bei allen unklaren osteolytischen oder osteoplastischen Läsionen im Gegensatz zu den anderen Biopsieverfahren sehr früh gestellt werden kann. Dies gilt auch für knochenszintigraphisch auffällige Befunde, bei denen die radiologische Diagnostik noch kein Korrelat erkennen läßt.

Die Indikationen zur perkutanen Knochenbiopsie sind in Tabelle I zusammengefaßt. Neben der Bestimmung der Dignität, der Keimdifferenzierung und möglichem Antibiogramm bei Entzündungen, der Differenzierung primärer von sekundären malignen Knochentumoren und deren histologische Zuordnung steht die Herstellung eines Zusammenhangs zu einem bekannten oder unbekannten Primärtumor (auch Zweittumor) durch die Histologie, ein wichtiger Punkt besonders vor geplanter Strahlentherapie (Strahlensensibilität), ganz im Vordergrund. Das in Kenntnis der Histologie mögliche gezielte organ- und methodenspezifische Vorgehen kann die z.T. sehr zeitaufwendige und den Patienten belastende Primärtumorsuche deutlich verkürzen und damit die Kosten (Krankenhausaufenthalt, kostenintensive diagnostische Verfahren) auf ein Mindestmaß reduzieren.

Weitere, jedoch seltene Indikationen bestehen in der Kontrolle und Nachsorge nach Chemotherapie und Strahlentherapie bei verdächtigem oder nicht eindeutigem szintigraphischen Befund. Auch kann die histologische Sicherung vor einer dieser Therapieformen aus forensischen Gründen (eingreifende Therapie mit der Möglichkeit von schwerwiegenden Nebenwirkungen) notwendig sein.

Methodik

Die richtige Wahl des Zugangswegs und des geeigneten Steuerungsverfahrens (DL, CT)

Tabelle I. Indikationen zur perkutanen Knochenbiopsie.

---

1. Unklare osteolytische oder osteoplastische Knochenläsionen
   – Bestimmung der Dignität
   – Differenzierung von Primär- oder Sekundärtumor
   – Metastasennachweis
     bei bekanntem Primärtumor
     Diagnose/Ausschluß eines Zweittumors
     (primär oder sekundär)
   – vor eingreifender Therapie
     (Strahlen-/Chemotherapie)

2. Auffälliger Befund im Knochenszintigramm oder MR auch ohne eindeutiges Korrelat im Röntgen-/CT-Bild
   – Therapiekontrolle nach Chemo-/Strahlentherapie
   – Tumornachsorge

3. Keimbestimmung bei Entzündung

---

ist ganz entscheidend für das Komplikationsrisiko (Blutung, Nervenverletzung etc.) der ansonsten risikoarmen dünnkalibrigen Knochenbiopsie. Dem Vorteil der direkten Kontrolle der Biopsie unter Sicht des Auges und auch der Wahl einer schrägen Punktionsrichtung unter Röntgendurchleuchtungskontrolle steht die bessere Punktionsplanung, Steuerung und Dokumentation der Biopsie unter CT-Kontrolle gegenüber. Bei kleinen Herden oder in schwer zugänglichen, komplikationsträchtigeren Regionen, wie z. B. an Hals- und Brustwirbelsäule, an Schädelkalotte, Gesichtsschädel, Rippen und Becken, besteht durch das CT-gesteuerte Vorgehen eine bessere Übersicht über die von der Biopsiekanüle tangierten Weichteilstrukturen, so daß schwerwiegende Komplikationen vermieden und die Repräsentanz des entnommenen Gewebes besonders bei histologischem Tumorausschluß ausgezeichnet dokumentiert werden können. Nicht zuletzt aus forensischen Gründen ist deshalb in diesen schwierigen Regionen das CT-gezielte Vorgehen zu empfehlen.

Als Nachteil muß allerdings die nur axiale oder leicht paraxiale Punktionsmöglichkeit (Röhrenkippung max. 25 Grad kranio-kaudal oder kaudo-kranial) entsprechend der Schnittebene angesehen werden.

Perkutane Punktionswege

Duch die räumliche Enge zu hirnversorgenden Gefäßen, Nerven und Myelon ist die Wahl eines geeigneten Zugangsweges zur *Halswirbelsäule* schwieriger und mit einem erhöhten Komplikationsrisiko als in anderen Regionen behaftet. Die Indikation zur Knochenbiopsie sollte hier sehr genau gestellt werden.

Relativ einfach erscheint dabei der dorsale oder dorsolaterale Zugang durch die nuchale Muskulatur zu Läsionen des hinteren Wirbelkörpers einschließlich des Wirbelbogens.

Der Halswirbelkörper selbst ist dagegen am besten von lateral oder ventral zu biopsieren, wobei sowohl der laterale Zugang hinter den Halsgefäßen ventral der Skalenusmuskulatur als auch der ventrale Zugang u. U. quer durch die gut durchblutete Schilddrüse mit den dünnkalibrigen Nadeln möglich ist. Bei der Wahl dieser Zugänge besteht jedoch ein erhöhtes Verletzungsrisiko von vielen, auch im CT nur schlecht erkennbaren Strukturen (A. carotis und vertebralis, V. jugularis, N. vagus, N. phrenicus, Sympathikus, Nervenwurzeln bzw. A. thyreoidea inferior, N. laryngeus recurrens) sowie von Trachea und Ösophagus, so daß in diesen Fällen die Indikation auch das erhöhte Komplikationsrisiko rechtfertigen muß.

Alle Abschnitte und Wirbelkörperanteile der *Brust- und Lendenwirbelsäule* sind in Bauch- oder Seitenlage von dorsal her einer perkutanen Knochenbiopsie zugänglich. Der in den oberen Abschnitten der BWS nur schmale Zugangsweg erfordert bei ventral gelegenen Herden entweder ein Vorgehen transpedikulär durch den Wirbelbogen, durch das Rippenköpfchen oder durch das Kostovertebralgelenk.

Im unteren Abschnitt der BWS sowie in der Lendenwirbelsäule empfiehlt sich der längere schrägere Weg, vergleichbar dem Vorgehen bei translumbaler Aortographie (Eintritt etwa handbreit neben den Dornfortsätzen quer durch die dorsale Stammmuskulatur).

Zu achten ist auf Interkostalarterien, V. azygos bzw. hemiazygos, Grenzstrang, Nervenwurzeln, Spinalkanal, das Myelon sowie die Pleurahöhle (Abbildung 2).

Über einen kurzen direkten Zugangsweg sind Läsionen des *knöchernen Beckens* (hinterer Beckenring in Bauchlage von dorsal; vorderer Beckenring von ventral; Beckenschaufel je nach Lage von ventral, dorsal oder lateral) und der oberen und unteren Extremitäten mit ihren soliden und spongiösen Anteilen einer Nadelbiopsie zugänglich. Keine Schwierigkeiten bereiten auch die spongiösen Anteile der *Röhren-*

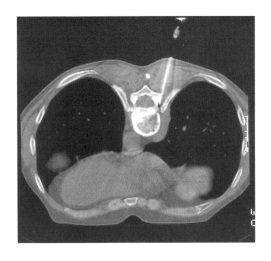

Abbildung 2. Transpedikuläre Biopsie einer osteolytischen Metastase in BWK 6.

knochen sowie das *Hand- und Fußskelett*, dagegen stellen die Schäfte aufgrund ihrer sehr dicken und harten Kortikalis ein z.T. nicht zu überwindendes Hindernis nicht nur für die dünnkalibrigen Nadelbiopsien, sondern auch für dickere Biopsiekanülen (z.B. Jamshidi-Nadeln) dar. In allen zuletzt genannten Regionen ist dabei lediglich auf mögliche Nervenläsionen (z.B. N. ischiadicus, N. fibularis etc.) zu achten.

Das geringe Kaliber der Nadel ermöglicht relativ leicht und komplikationsarm auch perkutane Biopsien am *knöchernen Schädel* und an den *Rippen*. Dabei ist meist aufgrund des gebogenen Verlaufs der Knochen ein schräger tangentialer Punktionsweg erforderlich, um eine Verletzung intrakranieller Strukturen (Hirn, Dura, Subarachnoidealraum) oder Pleura bei Rippenbiopsien zu vermeiden und genügend Gewebe zu gewinnen.

Punktionsvorgang (Abbildungen 3)

Nach Festlegung des geeigneten Zugangswegs unter Durchleuchtung oder anhand von CT-Schnittbildern erfolgt eine Infiltrationsanästhesie des Punktionsweges einschließlich des Periosts.
Die Anästhesienadel als Leitschiene benutzend wird hierzu parallel die Biopsiekanüle mit spitzem Innentrokar bis an die zu biopsierende Läsion (bei subkortikal liegenden Prozessen auch durch die Kortikalis) vorgeführt und erst direkt vor dem zu biopsierenden Herd der spitze Innentrokar entfernt.

Unter Drehen der Nadel im Uhrzeigersinn von Hand oder mit der motorgetriebenen Punktionshilfe (20 U/min) kann nun mit Hilfe des abgeflachten Gewindes und der scharfen Spitze die Nadel entweder unter Durchleuchtung direkt beobachtet oder mit Hilfe von CT-Kontrollschnitten in die Läsion vorgetrieben werden. Die Einbeziehung von Randbezirken der Läsion ist für den Pathologen für eine sichere Diagnosestellung genauso wichtig wie die radiologische Dokumentation der Repräsentanz des entnommenen Gewebes durch Kontrollbilder.

Durch Zurückziehen der Nadel unter bestehendem Vakuum mit Hilfe einer aufgesetzten arretierbaren Spritze oder einer Vakuumpumpe wird der Biopsiezylinder gewonnen, mit einem stumpfen Trokar aus der Nadel entfernt und fixiert (4% Formalin oder Alkohol). Zytologische Ausstriche des in der Nadel noch verbliebenen Materials oder durch Rollen des Biopsiezylinders auf einem Objektträger können die diagnostische Ausbeute noch verbessern.

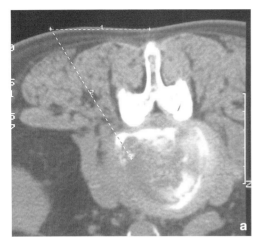

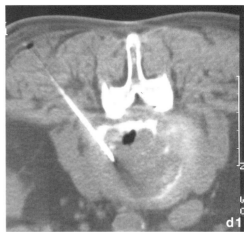

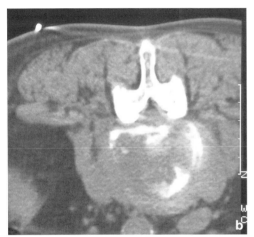

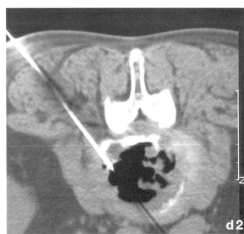

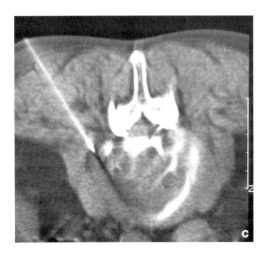

Abbildungen 3. Biopsieablauf unter CT-Kontrolle (Histologisch unspezifische Spondylodiszitis).
a) Bestimmung des geeigneten Zugangsweges anhand von diagnostischen Schnitten in Bauchlage;
b) Kontrollschnitt nach Markierung des geplanten Eintrittspunktes der Biopsiekanüle auf der Haut mit einer Bleikugel;
c) Kontrollschnitt der Lage der als Leitschiene für die Biopsiekanüle dienenden dünnen Anästhesienadel.
d) Kontrollschnitt der richtigen Lage der Biopsiekanüle vor Entfernung des Trokars (Abbildung d1) bzw. der Materialgewinnung (Abbildung d2 – vorwiegend Eiter).

Um die diagnostische Sicherheit noch zu erhöhen, biopsieren wir mindestens 2-, maximal 3mal aus verschiedenen Regionen der Läsion, wobei stets auch Randbezirke mit erfaßt sein sollten.

Ergebnisse

Bei den seit 1988 in der beschriebenen Weise mit den dünnlumigen Biopsiekanülen an der Radiologischen Universitätsklinik Freiburg durchgeführten 437 perkutanen Knochenbiopsien konnte bei 87 Patienten (19,9%) der biopsierte Prozeß als benigne eingestuft werden. Eine Entzündung der Knochen war hier die häufigste Indikation, wobei die Biopsie meist zur Keimbestimmung durchgeführt wurde, was jedoch nur in 46% der Fälle gelang und wohl auf die meist vorangegangene Antibiotikatherapie zurückzuführen ist. Bei den malignen Prozessen wurden histologisch in der Hälfte der Fälle (48,5%; 212 Pat.) Metastasen gesichert; in 8,9% (39 Pat.) war der Primärtumor nicht bekannt, konnte aber über die Biopsie zugeordnet oder näher eingegrenzt werden. 36mal (8,2%) ließ sich ein Lymphom- bzw. Plasmozytombefall des Knochens sichern.
In 7,3% (32 Fälle) aller biopsierten Patienten ließ sich über die Histologie eine primär als maligne, meist als Metastase eingestufte Knochenläsion als benigne klassifizieren (Lymphangiom, Hämangiom, Osteoporose etc.), in weiteren 14 Fällen (3,2%), vorwiegend bei Patienten nach Chemo- oder Strahlentherapie, meist mit szintigraphisch auffälligem bzw. nicht eindeutigem Befund, ließ sich ebenfalls ein Malignom ausschließen.
Trotz des geringen Kalibers der Nadel, in den meisten Fällen verwendeten wir die 1,4- bzw. 1,6-mm-Biopsienadeln, war nur in 2,1% (9 Patienten) das Material nicht ausreichend, bei 14 biopsierten Knochenläsionen (3,2%) war das gewonnene Material nicht repräsentativ. Hierbei handelte es sich vorwiegend um subkortikal in den Schäften der langen Röhrenknochen diaphysär gelegene Läsionen, wobei eine gezielte Perforation der dicken Kortikalis dann nur mit der dicken Jamshidi-Nadel, z. T. unter Zuhilfenahme eines kleinen Hämmerchens, oder durch offene Biopsie möglich war.

Schlußfolgerungen

Durch die hohe Treffsicherheit von über 90% und die bisher niedrige Komplikationsrate ohne die in der Literatur für die großkalibrigen Nadeln beschriebenen schwerwiegenden Komplikationen, wie Blutung oder Nervenverletzungen (19) auch in den schwer zugänglichen Regionen, steht eine zuverlässige und risikoarme Methode zur Verfügung, die das bislang strenge Indikationsspektrum für die Knochenbiopsie deutlich erweitert hat. Nicht nur die Bestimmung der Dignität eines Prozesses, sondern auch deren Klassifizierung (Lymphome etc.) und Zuordnung (z. B. zu einem Primärtumor, Tumorrezidiv) sowie die Kontrolle des Therapieerfolges nach Chemotherapie oder Strahlentherapie, meist bei noch suspektem szintigraphischem Befund, sind schnell und sicher möglich.
Die geringe Traumatisierung in Verbindung mit der Durchführung in Lokalanästhesie, was eine Knochenbiopsie auch unter ambulanten Bedingungen ermöglicht, hat zu einem Anstieg der Biopsien geführt. Der frühzeitige Einsatz hat dabei durch eine schnelle Sicherung der Diagnose mit nur geringem Aufwand auch erheblich zur Kostendämpfung beigetragen.

Literatur

1 Ackerman W (1956) Vertebral trephine biopsy. Ann Surg 143: 373–385
2 Akerman M, Berg NO, Persson BM (1976) Fine needle aspiration biopsy in the evaluation of tumor-like lesions of bone. Acta Orthop Scand 47: 129–136

3. Armstrong P, Chalmers AH (1978) Needle aspiration/biopsy of the spine in suspected disc space infection. Br J Radiol 51: 333–337
4. Collins JD, Bassett L, Maion GD, Kagan CH (1979) Percutaneous biopsy following positive bone scans. Radiology 132: 439–442
5. Craig FS (1956) Vertebral-body biopsy. J Bone Joint Surg 38: 93–102
6. Hauenstein KH, Wimmer B, Beck A, Adler CP (1988) Knochenbiopsie unklarer Knochenläsionen mit einer neuen 1,4 mm messenden Biopsiekanüle. Radiologe 28: 251–256
7. Hardy DC, Murphy A, Gilula LA (1980) Computed tomography in planning percutaneous bone biopsy. Radiology 134: 447–450
8. Jamshidi K, Swaim WR (1971) Bone marrow biopsy with unaltered architecture: A new biopsy device. J Lab Clin Med 77: 335–342
9. Kattapuram SV, Rosenthal DI (1987) Percutaneous biopsy of the cervical spine using CT guidance. AJR 149: 539–541
10. Mink JH, Weitz I, Kagan AR, Steckel RJ (1987) Bone scan-positive and radiograph- and CT-negative vertebral lesion in a woman with locally advanced breast cancer. AJR 148: 341–343
11. Mink J (1986) Percutaneous bone biopsy in the patient with unknown or suspected osseous metastases. Radiology 161: 191–194
12. Murphy WA, Destouet JM, Gilula LA (1981) Percutaneous skeletal biopsy 1981: A procedure for radiologists – results, review, and recommendations. Radiology 139: 545–449
13. Pais MJ, Lightfoote JB, Burnett K, Edwards KC, Cremer M, Ortiz GW (1984) Trephine bone biopsy system: A refined needle for radiologists. Radiology 153: 253–254
14. Pope TL (1987) Vertebral body biopsies. AJR 149: 1078
15. Rau WS (1985) Die röntgenologisch gezielte Stanzbiopsie aus der Wirbelsäule. Radiologe 25: 329–338
16. Schratter M (1990) CT-gezielte, perkutane Biopsie in der Orthopädie. Radiologe 30: 201–213

Anschrift des Verfassers:
Prof. Dr. med. K. H. Hauenstein
Abteilung Radiodiagnostik
Radiologische Klinik der Universität
Hugstetterstraße 55
D-79106 Freiburg

Präoperative Lokalisation klinisch okkulter Mammabefunde

S. H. Heywang-Köbrunner, P. Viehweg, L. Götz, D. Lampe, J. Buchmann
Klinik für Radiologie, MLU Halle

Ziel der modernen Mammadiagnostik ist es, Karzinome in einem prognostisch günstigen Stadium zu entdecken, d. h. bereits bevor sie tastbar sind.

Werden derartige Läsionen gefunden, so müssen sie präoperativ markiert werden, damit sie sicher aufgefunden werden können. Zwar werden die meisten Läsionen mammographisch entdeckt. Einige Läsionen werden aber auch sonographisch oder MR-tomographisch entdeckt.

Die bildgebungsgesteuerte Markierung erfolgt dann mit dem Verfahren, mit dem die Läsion am sichersten und schnellsten zu erreichen ist, d. h. mammographisch, sonographisch oder – falls notwendig – MR-tomographisch gesteuert.

Mammographisch gesteuerte Markierung

Für die mammographisch gesteuerte Markierung gibt es im wesentlichen drei verschiedene Verfahren:

Die sog. »Freihand«-Markierung bedarf ausreichender Erfahrung und benötigt einiges Geschick, kann aber ohne spezielle Ausrüstung durchgeführt werden.

Auf einer kranio-kaudalen und streng seitlichen Aufnahme werden die Koordination der Läsion (x, y) in bezug auf die Mamille sowie die Einstichtiefe (t) ermittelt (Abbildung 1). Die Koordinaten werden dann auf die Haut übertragen, so daß der Einstichort direkt ventral der Läsion liegen sollte. Der Einstich erfolgt in Richtung auf die Thoraxwand, wobei das Drüsengewebe mit der anderen Hand von der Thoraxwand abgehoben wird. Vorteil der Methode ist, daß keine spezielle Ausrüstung notwendig ist.

Nachteilig ist
– die starke Untersuchungsabhängigkeit
– die im allgemeinen limitierte Genauigkeit
– sowie die (wenn auch geringe) Gefahr einer Verletzung der Thoraxwand aufgrund der dazu senkrechten Einstichrichtung.

Weitaus genauer ist *die Markierung mittels eines Gitters,* bzw. Koordinatensystems oder einer Lochplatte.

Für die Markierung einer im oberen äußeren Quadranten gelegenen Läsion wird z. B. die Brust in latero-medialer Richtung komprimiert, so daß das Loch bzw. die Löcher lateral über der Läsion liegen.

Der Einstichort ermittelt sich aus den mitabgebildeten Koordinaten. Es wird versucht, durch die Läsion durchzustechen. Danach wird die Brust bei liegender Nadel ausgespannt und erneut in kranio-kaudaler Richtung komprimiert. Entsprechend der so angefertigten cc-Aufnahme wird die Nadel bis zum Befund zurückgezogen.

Der Vorteil der Methode ist, daß sie im Prinzip die genaueste Lokalisationsmethode ist. Nachteilig ist, daß sie nicht gleichermaßen für Punktionen einsetzbar und damit weniger verbreitet ist.

Auch ein zu weites Durchstechen maligner Befunde könnte aus onkologischer Sicht nachteilig sein. Das kann aber vom erfahrenen Punkteur (der den Widerstand beim

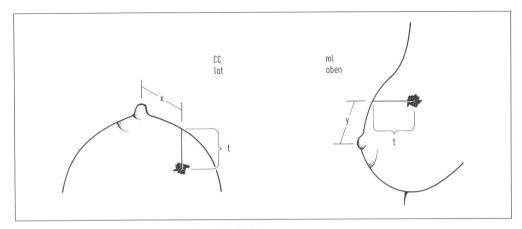

Abbildung 1. Vorgehen bei der »Freihand«-Markierung.

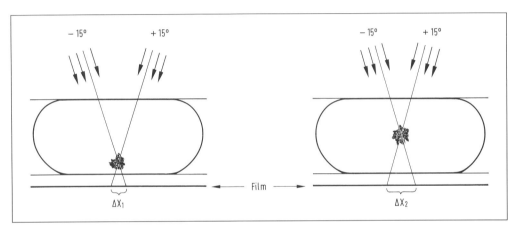

Abbildung 2. Tiefenberechnung der Läsion anhand der Parallaxenverschiebung ΔX, dargestellt bei zwei Läsionen in unterschiedlicher Tiefe.

Durchstechen von Malignomen oft spürt) meist vermieden werden.

Die inzwischen am weitesten verbreitete Methode ist die *stereotaktische Markierung*. Dabei wird die Brust z. B. in lateromedialer Richtung komprimiert und es wird je eine Aufnahme mit einer Röhrenkippung ±15° aus dem horizontalen Strahlengang durchgeführt.
Die Koordinaten der Läsion in der x- und y-Richtung (in der Filmebene) ergeben sich aus der Mittelposition zwischen beiden Aufnahmen. Die Tiefe der Läsion errechnet sich aus der Parallaxenverschiebung dieser Läsion gegenüber einem vom Gerät vorgegebenen Bezugspunkt (Abbildung 2).
Theoretisch erreicht diese Methode ebenfalls eine sehr hohe Genauigkeit und kann v.a. auch für transkutane Punktionen verwendet werden.
Bei der praktischen Anwendung können aber auch Probleme auftreten:

– Dadurch, daß in Kompressionsrichtung eingestochen wird, kann eine geringe

Fehlplazierung der Nadeltiefe während Kompression nach Ausspannen der Brust durchaus einer Fehlplazierung im Gewebe von über 1 cm entsprechen.

Um eine Fehlplazierung, die durch Vorschieben des Gewebes vor der Nadel entsteht, zu vermeiden, drehen wir die Nadel routinemäßig 5 mm tiefer als den berechneten Zielpunkt ins Gewebe.

Hierdurch wird erreicht, daß der durch die Nadel vorgeschobene Draht dann i.d.R. auch nach Ausspannen der Brust direkt im Zielpunkt liegt.

– Wird bei den Lokalisationsaufnahmen, die um ± 15° gekippt sind, nicht die exakt gleiche Referenzstruktur angepeilt, so wird der Zielpunkt falsch berechnet. Kann eine Referenzstruktur nicht sicher genug gewählt werden, empfiehlt es sich, die Lokalisation wie bei der Gitter- oder Lochplattenmarkierung beschrieben (s. o.) durchzuführen.

– Da Patientenbewegung jegliche exakte Lokalisation stört, das Ruhighalten während der gesamten Lokalisation bei der etwas unbequemen Stellung im Sitzen für die Patientin oft schwierig ist, führen wir alle Lokalisationen in Seitenlage durch. Dies hat zudem den Vorteil, daß bei uns seither keine orthostatische Reaktionen mehr auftreten.

Unabhängig von der Lokalisationsmethode
– sollte unbedingt versucht werden, den kürzestmöglichen Weg zur Läsion zu finden, der im optimalen Fall möglichst gut dem operativen Zugang entspricht.
– muß die Nadellage oder die korrekte Lokalisation von Farbstoff durch Aufnahmen in zwei zueinander senkrechten Ebenen überprüft und dokumentiert werden.

Sonographisch gesteuerte Markierung

Für die sonographische Markierung eignen sich alle Befunde, die sicher sonographisch identifiziert werden können. Nicht geeignet ist die Sonographie i.d.R. für die Markierung von Mikroverkalkungen. Auch die Markierung kleiner Befunde <1 cm kann besonders für den Ungeübten problematisch sein. Ist ein Befund aber sicher sonographisch zu erkennen, so ist die Markierung oft rascher als mit mammographischer Stereotaxie durchführbar.

Die sonographisch gesteuerte Markierung kann mit einer sterilen Gelplatte durchgeführt werden. Dabei wird dann mit dem unsterilen Schallkopf auf der Gelplatte geschallt und steril unter der angehobenen Gelplatte die Nadel eingeführt.

Wir selbst ziehen es vor, Haut und Schallkopf zu desinfizieren und mit reichlich Alkohol als Ankoppelungsmaterial zu arbeiten. Der Verzicht auf die Gelplatte erlaubt es besser, das fragliche Gewebeareal zwischen den Fingern zu fixieren, während mit der anderen Hand gestochen wird.

Der Schallkopf muß in jedem Fall von einer zweiten Person geführt werden. Bei der Markierung wird wie folgt vorgegangen:

– Zunächst wird die Läsion mit dem Schallkopf so eingestellt, daß sie (beim Rechtshänder) im linken Bilddrittel erscheint.
– Der Schallkopf wird so gedreht, daß er dem gewünschten Nadelverlauf folgt.
– Dann wird rechts vom Schallkopf eingestochen. Bei flachem Einstichwinkel ist die Nadel i. d. Regel der Länge nach gut zu sehen, da (nur!) bei flachem Nadelverlauf der Schall von der Nadel zum Schallkopf zurückreflektiert wird. Bei zu steilem Einstichwinkel wird hingegen der Schall vom Schallkopf weg reflektiert und die Nadel ist nicht sichtbar.
– Zur besseren Fixierung von Drahtmaterial sollte die Läsion durchstochen werden, wobei die Stichrichtung parallel zur Thoraxwand sein soll.

Markierung von MR-tomographisch entdeckten Herden

Die Markierung von allein MR-tomographischen Herden kann mit MRT mit einer speziellen Lokalisationsspule erfolgen oder computertomographisch-gesteuert.

Die CT-gesteuerte Lokalisation wird wie jede CT-gesteuerte Lokalisation oder Punktion in Rückenlage durchgeführt, nachdem die Läsion vor und nach hochdosierter Applikation nicht-ionischen Kontrastmittels abgebildet wurde. Nachteilig ist die etwas geringere Genauigkeit im Vergleich zur MRT-gesteuerten Lokalisation, die hohe KM-Dosis und die Strahlenbelastung der Brust. Vorteilhaft ist, daß diese Lokalisation ohne spezielle Ausrüstung überall durchgeführt werden kann.

Für die MRT-gesteuerte Lokalisation stehen derzeit an einigen Instituten Prototyplokalisationsspulen zur Verfügung.

Hierbei wird die Brust während der Kontrastmittel-Untersuchung in Bauchlage mäßig stark komprimiert. Nachdem die Läsion nach intravenöser Gabe von paramagnetischem Kontrastmittel dargestellt wurde, kann sie mit einer Nadel lokalisiert werden, indem durch die Kompressionsplatte in die komprimierte Brust eingestochen wird.

Markierungsmaterial

Um die Läsion für den Chirurgen zu markieren, können Drähte oder Markierungslösungen über die eingestochene Nadel eingebracht werden.

Bei den Drähten ziehen wir gebogene Drähte den Widerhakendrähten vor, da sie reponierbar sind, i.a. einen besseren Halt in der Brust haben und bei längerer Liegezeit keine Vorzugsrichtung haben, in der sie sich weiterbewegen könnten. Einen besonderen Vorteil hat der sog. Fixmarker, da sein doppelter Draht kaum versehentlich abgeschnitten werden kann und da er bei längerer Liegezeit mit einem Faden exzellent an die Haut genäht werden kann.

Methylenblau als Markierungslösung hat den Nachteil, daß es sich rasch in einem größeren Areal verteilt und deshalb nur direkt präoperativ injiziert werden darf. Es darf nur in sehr geringer Menge (0,1–0,2 ml) gespritzt werden, damit das angefärbte Areal nicht zu groß wird. Sehr selten können (auch schwerwiegende) allergoide Reaktionen auftreten.

Aktivkohle, wovon 1,5 ml einer Suspension mit 4 g/100 ml injiziert werden, hat den Vorteil, daß sie inert ist und am Injektionsort bis zu ihrer Entfernung verbleibt. Nachteilig ist, daß sie nur über dicke Nadeln (18G) injiziert werden kann.

Nebenwirkungen

Wesentliche Nebenwirkungen sind sehr selten. Folgende Nebenwirkungen sind beschrieben:

– Orthostatische Reaktion (häufig bei Patienten unter präoperativer Prämedikation, fast vollständig vermeidbar bei Lokalisation im Liegen);
– Allergische Reaktion auf Methylenblau (falls verwendet). Sie sind sehr selten, können aber schwerwiegend sein;
– Pneumothorax (nur, wenn auf die Thoraxwand zu gestochen wird!);
– Drahtwanderung (sehr selten bei Belassung von unzureichend fixierten Drähten mit Vorzugsrichtung über Nacht);
– Blutung, Hämatom, Infektion (i.a. bei präoperativer Markierung irrelevant).

Beendigung

– Nach Beendigung der Lokalisation ist die Lage des Markierungsmaterials immer mit der entsprechenden Methode zu überprüfen. Nach mammographisch-gesteuerten Markierungen bedarf es immer der Kontrolle in zwei Ebenen.

- Nach Exzision ist durch Präparateradiographie oder -sonographie zu überprüfen, ob der Befund im Präparat enthalten ist.
- Bei Unsicherheit ist eine Nachuntersuchung indiziert, die mit allen Methoden bereits eine Woche postoperativ möglich ist.

Für die Verfasser:
Priv.-Doz. Dr. med. Sylvia Heywang-Köbrunner
Klinik für Radiologie
Martin-Luther-Universität
Ernst-Grube-Straße 40
D-06097 Halle

Mamma: Perkutane Biopsien

M. Friedrich
Abteilung Radiologie/Nuklearmedizin, Urban Krankenhaus, Berlin

Einleitung

Die Feinnadelbiopsie als ergänzende Diagnosemethode zur klinischen Untersuchung der Brust ist seit den 30er Jahren bekannt (Martin und Ellis 1930). Anfang der 70er Jahre erschienen die ersten großen Erfahrungsberichte über Untersuchungsserien mit palpatorisch geführter Feinnadelbiopsie der Brust (Franzen und Zajicek 1969; Zajicek 1970). Aus heutiger Sicht hatte das Verfahren jedoch noch zwei wesentliche Nachteile. Erstens konnten nur palpable Veränderungen erfaßt werden, und zweitens war die Treffsicherheit eingeschränkt durch das Fehlen jeglicher Kontrolle der Zielgenauigkeit durch ein bildgebendes Verfahren. Erst die modernen Abbildungsmethoden der Mamma (Mammographie, Sonographie, Kernspintomographie) ermöglichen die Aufdeckung und die zielgenaue Lokalisation vieler nicht-palpabler, in der Dignität nicht sicher beurteilbarer Befunde zur nicht-invasiven perkutanen bioptischen Abklärung. Die erste große Untersuchungsserie mit mammographisch-stereotaktischer Lokalisationskontrolle wurde 1976 im Karolinska Krankenhaus in Stockholm mit dem eigens hierfür entwickelten Stereotaxiegerät Mammotest der Firma TRC, Tälby, Schweden, begonnen. *Azavedo* et al. (1989) haben über Erfahrungen bei 2594 stereotaktischen Punktionen berichtet.
Auch die Entnahme von Gewebszylindern aus der Brust zur histologischen Abklärung unklarer Tastbefunde ist bereits in den 70er Jahren praktiziert worden (Stanz- oder Drillbiopsie; z.B. Barth et al. 1971). Man muß allerdings feststellen, daß wegen der unzureichenden Entwicklung sowohl der bildgebenden Verfahren als auch der Entnahmetechnik die Ergebnisse eher bescheiden waren, ja sogar von der Feinnadelzytologie übertroffen wurden. Hauptgrund hierfür war das Weggleiten des harten Tumors vor der dickkalibrigen Stanzkanüle, da in dem weichen Mammagewebe das Widerlager fehlte. Dieses Problem ist heute durch die Hochgeschwindigkeits-Stanzen weitgehend gelöst.

Lokalisationsmethoden und Punktionsnadeln

Die exakte Lokalisation des zu biopsierenden Herdes ist die erste entscheidende Voraussetzung für das Gelingen einer perkutanen Mammabiopsie. Grundsätzlich sind die Methoden der Lokalisation für die Feinnadel- und Stanzbiopsie identisch. Man kann davon ausgehen, daß bei den palpatorisch geführten perkutanen Biopsien mindestens 30% der falsch-negativen Ergebnisse zu Lasten des Nicht-Treffens der Läsion gehen (Adam et al. 1989).
Bei der palpatorisch geführten Mammabiopsie wird der Herd zwischen Zeigefinger und Mittelfinger der einen Hand fixiert und mit der anderen Hand die Nadel mit dem Aspirationsgriff bzw. Stanzgerät an den Herd herangeführt. Der Herd wird dann durch schnelle Vor- und Zurückbewegungen

der Nadel fächerförmig punktiert. Hierdurch wird die relativ gute Repräsentativität für das punktierte Gewebe erreicht. Bei der Hochgeschwindigkeitsstanze sollten Punktionsrichtungen auf die Thoraxwand vermieden werden, weil die Gefahr besteht, daß bei nicht abzuschätzender Gewebetiefe der Vorschuß zu lang gewählt wurde und die Thoraxwand oder Pleura punktiert wird (Abbildung 1).

Läßt sich ein palpabler oder nicht-palpabler Befund sonographisch eindeutig darstellen, so wird er am schnellsten, sichersten und preiswertesten sonographisch gesteuert biopsiert. Hierbei wird die Nadel von der Schmalseite des Schallkopfes in flachem Winkel und parallel zum Schallfeld von der Seite ins Gewebe vorgeführt. Sie ist bei bewußt flach gewähltem Winkel zur Schallrichtung fast immer gut zu sehen. Unübertroffener Vorteil dieser Lokalisationstechnik ist die unmittelbare Kontrolle des Punktionsvorgangs und die sofortige Dokumentation der korrekten Nadellage nach der Schußauslösung im Real-Time-Bild. Demgegenüber sind alle anderen bildgebenden Lokalisationshilfen (Stereotaxie, Kernspintomographie) derzeit noch relativ umständliche, zeitraubende, sowie für die Patientin belastende Verfahren. Sie kommen allerdings immer dann zum Einsatz, wenn der Befund nicht anders lokalisiert werden kann, z. B. im Falle von Mikrokalk oder bei nur mammographisch erfaßbaren Herdschatten in lipomatösem Gewebe oder bei den vielen, fokal anreichernden, unklaren Herdbefunden im Kernspintomogramm.

Für die mammographisch gesteuerte Biopsie sind sowohl eigenständige Spezialgeräte, die die Punktion in Bauchlage der Patientin ermöglichen (z. B. Mammotest der Fa. Fisher Imaging; eine Neuauflage des TRC-Gerätes aus Schweden), als auch von den meisten Herstellern Stereotaxiezusätze entwickelt worden, mit denen die Patientin sitzend oder besser in Seitenlage punktiert werden kann. Aus verschiedenen Gründen ist die liegende Position der Patientin zu bevorzugen (Rohde 1993). Die stereotaktische Lokalisation beruht auf der Anfertigung von zwei, meist in einem Winkel von jeweils 15° aus der Zentralachse gekippten Stereoaufnahmen der Zielregion. Diese soll möglichst in der Mitte des kleinen Zielfeldes zu liegen kommen, da nur so eine exakte Kontrolle der Tiefenlage der Nadelspitze vor und nach Abschuß möglich ist (siehe Abbildung 2). An Hand der Koordinaten des Zielpunktes relativ zu einem geräteinternen Referenzpunkt berechnet das Gerät die einzustellende Position der Nadelhalterung und die Einstichtiefe. Während

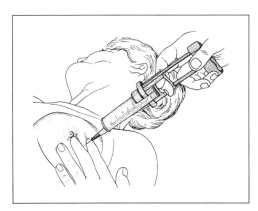

Abbildung 1. Feinnadelaspiration unter Palpationskontrolle; mod. nach Barth (1979).

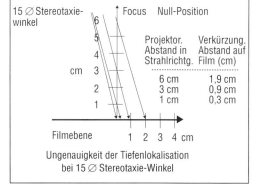

Abbildung 2. Projektorische Verkürzung längs der Tiefenachse bei $2 \times 15°$ Stereowinkel.

die Einstellung der Koordinaten parallel zur Filmebene (x- und y-Achsen) sehr genau erfolgt und kontrollierbar ist, sind aufgrund des geringen Stereowinkels von nur 30° die Einstellung und Kontrolle der Nadellage in Einstichrichtung weniger genau. Von einigen Autoren wurde über Tiefenabweichungen bis zu 1 cm berichtet (Bauer et al. 1992).

In Abbildung 2 ist die starke projektorische Verkürzung der Tiefenachse schematisch erläutert.

Es ergibt sich, daß die Nadelspitze tatsächlich noch 10 mm oberhalb des Herdes liegt, wenn sich dieser auf der Kontrollaufnahme nur jeweils 3 mm rechts oder links vor der Nadelspitze gelegen abbildet. Dies trifft exakt nur zu, wenn der Herd in der zentralen Projektionsachse liegt. Aus den Ausführungen läßt sich auch erkennen, daß die stereotaktische Lokalisation um so zielgerichteter möglich ist, je kleiner der Herd ist. Flächig ausgedehnte Verdichtungen können stereotaktisch nicht sicher biopsiert werden, da die exakte Tiefenlokalisation nicht mehr möglich ist.

Um den Zeitaufwand für die wiederholten Kontrollaufnahmen zu verkürzen, sind digitale Bildaufzeichnungssysteme in Entwicklung, deren praktischer Einsatz derzeit allerdings noch durch das mangelhafte örtliche Auflösungsvermögen und die hohen Kosten dieser Technologie behindert wird.

Die dynamische Kernspintomographie der Mamma fördert eine Vielzahl von unklaren, fokal anreichernden Herdbefunden zu Tage, die in 30% falsch-positiven Befunden entsprechen. Dadurch entsteht ein großer Bedarf, diese Herdbefunde nicht-operativ, sondern perkutan kernspintomographisch gesteuert zu biopsieren. Über kernspintomographische Lokalisationshilfen ist zwar bereits berichtet worden (z. B. Heywang-Köbrunner et al. 1993; Fischer et al. 1995), mehrheitlich ist damit aber nicht biopsiert, sondern präoperativ markiert worden. Die Anforderungen an die Zielgenauigkeit sind natürlich für eine kernspintomographisch gesteuerte Biopsie um ein Vielfaches höher als für eine präoperative Markierung. Die meisten Vorrichtungen benutzen Lochplatten, zwischen denen die Brust komprimiert wird und zusammen mit Referenzmarkern durch eine integrierte oder in die Nähe gebrachte Oberflächenspule abgebildet wird. Das Verfahren ist sehr zeitaufwendig und störanfällig und aufgrund noch mangelhafter Punktionsnadeln, die sich nur relativ verschwommen und breit im Kernspintomogramm abbilden, auch relativ ungenau.

Thoraxwandrezidive, die nicht inspektorisch oder palpatorisch erfaßt werden können, lassen sich gut mittels kontrastverstärkter Computertomographie lokalisieren und biopsieren.

Die Feinnadelbiopsie wird nach Hautdesinfektion ohne Lokalanästhesie mit einer 20- bis 18-Gauge-Nadel, befestigt auf einer 10-ml-Einmalspritze, durchgeführt. Zur Vereinfachung des Ziel- und Punktionsvorgangs ist die Spritze in einem Saughandgriff (z. B. Cameco-Griff) eingespannt, der gleichzeitig Nadelbewegungen und Aspiration ermöglicht (siehe Abbildung 1).

Die Hochgeschwindigkeits-Stanzbiopsie wird nach Hautdesinfektion, Lokalanästhesie und Stichinzision mit Gauge-18- bis -14-Kanülen durchgeführt, die nach dem Tru-Cut-Prinzip eine seitliche Kerbe besitzen, in die der Gewebszylinder durch sehr schnelles Vorschießen einer äußeren Schneidhülse hineingeschnitten wird. Dieser manuell kaum mit der nötigen Geschwindigkeit durchführbare Vorgang wird durch eine mechanisch spannbare Schußpistole, in die die Nadel eingelegt wird, bewerkstelligt (z. B. Fa. BIP). Durch die hohe Geschwindigkeit der Vorwärtsbewegung der Nadel ist ein Ausweichen des Tumors nicht mehr möglich. Nach der Gewebeentnahme wird die Punktionsstelle mindestens 5 min komprimiert und die Wunde steril abgedeckt. Manche Untersucher legen Kompressionsverbände an; wir halten dies für nicht nötig.

Ergebnisse der Feinnadelbiopsie

Erfahrene Zytodiagnostiker haben die Rate der nicht brauchbaren Punktionspräparate auf ca. 5% senken können. Die palpatorisch geführte Biopsie erfordert einige Übung und der Anfänger wird diese Ergebnisse zunächst nicht erreichen. Fast alle Autoren weisen auch darauf hin, daß der Punktionsvorgang, ganz gleich, ob er palpatorisch oder sonographisch bzw. stereotaktisch gesteuert durchgeführt wird, mehrmals wiederholt werden muß, um die Auswertbarkeit des Punktionsmaterials in einen vertretbaren Rahmen zu bekommen. So konnten *Ciatto* et al. die Rate von 26% unzureichender Proben bei einmaliger Punktion durch eine zweite Punktion bereits auf ca. 10% senken und durch eine dritte Punktion schließlich auf 7% (Abbildung 3).
Bei 1068 (Zajicek 1974) bzw. 1745 (Zaidela et al. 1975) tastbaren Tumoren berichten die beiden zitierten Arbeiten über 90% eindeutige oder hochgradig verdächtige richtig-positive Diagnosen. Die falschnegative Rate lag bei 7,3% (Zajicek 1974) bzw. 3,6% (Zainela et al. 1975). Andere Autoren kommen bei der palpatorisch geführten Feinnadelbiopsie der Brust auf ähnliche Raten für richtig-positive (~90%) bzw. zwischen 8% und 14% falsch-negative Ergebnisse (Bothmann et al. 1974; Boquoi und Kreutzer 1974).

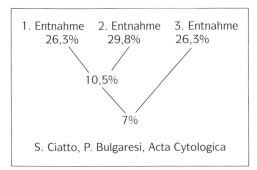

Abbildung 3. Inadäquatheit des Aspirates in Abhängigkeit von der Zahl der Entnahmen.

Die größte Serie zur Feinnadelbiopsie unter stereotaktischer Führung stammt aus dem Karolinska Hospital in Stockholm (Azavedo et al. 1989). Generell wurden drei bis vier Aspirate gewonnen. Bei 567 histologisch verifizierten Fällen wurden 429 (75,7%) Karzinome bestätigt und in weiteren 10,6% gutartige pathologische Prozesse festgestellt. Die Autoren interpretieren die Ergebnisse so, daß in 86,3% der operierten Patientinnen die Operation gerechtfertigt gewesen sei. Dieser hohe prädiktive Wert für nicht-palpable Mammaläsionen liegt höher als in allen früheren Studien. Durch die kombinierte Bewertung von Mammographie und stereotaktischer Feinnadelbiopsie konnte 2004, d. h. 77,3% der untersuchten Patientinnen eine Operation erspart bleiben. Unter sämtlichen 2594 stereotaktisch punktierten Fällen erwies sich nur einer als echt falsch-negativ; bei zwei Patientinnen entstand später ein Karzinom in einem anderen Brustquadranten und fünf weitere Patientinnen entwickelten in der nicht-untersuchten Brust später Karzinome.
Auch für die Ultraschall-gesteuerte Feinnadelbiopsie sind hervorragende Trefferquoten berichtet worden. *Fornage* et al. (1987) geben eine Sensitivität von 92% und eine Spezifität von 93% für den zytologischen Malignitätsnachweis bzw. -ausschluß an. *Gordon* et al. (1993) hatten bei 805 sonographisch gesteuerten Biopsien nur 3% nicht aussagekräftiges Punktionsmaterial. Bei 225 histologisch verifizierten Karzinomen und 580 gutartigen Fällen (von denen 176 histologisch und 404 durch klinischen Verlauf gesichert wurden) hatten sie 5,3% falsch-negative und 7,7% falsch-positive Resultate.
Ciatto et al. (1993) setzten bei 270 mammographisch suspekten Befunden in 120 Fällen (44,4%) den Ultraschall und in den übrigen Fällen die Stereotaxie als Lokalisationshilfe ein. Sie fanden keinen signifikanten Unterschied in diagnostischer Genauigkeit und Auswertbarkeit des gewonnenen

Punktionsmaterials zwischen mammographisch-stereotaktischer und sonographisch gesteuerte Feinnadelbiopsie.

Ergebnisse der Stanzbiopsie

Die Stanzbiopsie hat, abgesehen von dem Nachteil eines etwas größeren Aufwands und Gewebetraumas gegenüber der Feinnadelbiopsie, wesentliche Vorteile:

1) Das gewonnene Biopsiematerial ist deutlich ergiebiger als bei der Feinnadelbiopsie. *Bauer* et al. (1995) fanden unter 1493 sonographisch geführten Stanzbiopsien nur 3,2% nicht auswertbare Gewebszylinder.
2) Nach übereinstimmenden Angaben der meisten Autoren liegt die Rate der richtig-positiven Ergebnisse (Sensitivität) höher und die Rate der falsch-negativen Ergebnisse niedriger als bei der Feinnadelbiopsie.
3) Die biopsierte Läsion kann histologisch, auch immunhistochemisch beurteilt werden, was wesentliche Vorteile in der präoperativen Diagnostik bietet.

Nimmt man die Übereinstimmung des histologischen Ergebnisses zwischen stereotaktischer Stanzbiopsie und operativer Biopsie als Gradmesser der diagnostischen Effizienz des Verfahrens, so ergeben sich nach verschiedenen Autoren folgende Werte (Tabelle I).

Parker et al. (1994) faßten die Ergebnisse von 6152 Stanzbiopsien einer Multi-Center-Studie zusammen: hiervon wurden 1363 Fälle offen operiert, wobei 910 Karzinome und 173 intraepitheliale Neoplasien gefunden wurden. Unter 280 stanzbioptisch als benigne eingestuften Läsionen fanden sich bei der offenen Biopsie 15 falsch-negative Karzinome. Die Autoren ziehen die Schlußfolgerung, daß die perkutane Stanzbiopsie eine reproduzierbare und zuverlässige Alternative zur chirurgischen Biopsie ist.

Nach *Liberman* et al. (1994) ist die Trefferquote bei der stereotaktischen Stanzbiopsie ebenso wie bei der Feinnadelbiopsie abhängig von der Zahl der Entnahmen und der Art der Veränderung, die biopsiert wird (Abbildungen 4a und b). Während für die 98%ig richtige Diagnose von mammographischen Herdschatten drei Stanzzylinder ausreichten, waren für die 92%ig richtig diagnostische Einordnung von Mikroverkalkungen sechs Stanzzylinder erforderlich.

Die histologische Aussagefähigkeit der Stanzzylinder hinsichtlich Invasivität oder In-situ-Stadium des Karzinoms ist beträchtlich: *Liberman* et al. (1995) konnten unter insgesamt 63 Karzinomen in 46 von 47 Fällen (98%) die Invasivität des Karzinoms stanzbioptisch richtig bestimmen, während umgekehrt der richtige Ausschluß von Invasivität in 12 von 15 Fällen (~80%) gelang.

Tabelle I.

Autor	Nadelkaliber, Gauge	Patienten, n	Übereinstimmung mit offener Biopsie
Parker et al. (1991)	14	102	96%
Dowlatshahi et al. (1991)	20	250	88%
Dronkers (1992)	18	53	91%
Elvecrog et al. (1993)	14	100	94%
Sullivan (1994)	20	50	98%
Gisvold et al. (1994)	14	104	90%
Liberman et al. (1995)	14	63	92%

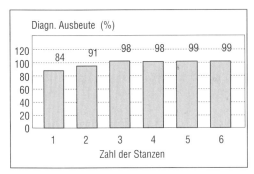

Abbildung 4a. Diagnostische Ausbeute bei stereotaktischer Stanzbiopsie; mammographische Herdschatten (n = 92).

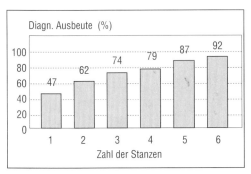

Abbildung 4b. Diagnostische Ausbeute bei stereotaktischer Stanzbiopsie; Mikroverkalkungen (n = 53).

Die richtige Bewertung des vom Pathologen gelieferten Ergebnisses der Stanzbiopsie hinsichtlich der Notwendigkeit einer offenen Biopsie ist für den biopsierenden Radiologen wichtig: ergibt die Stanzbiopsie die Diagnose einer atypischen duktalen Hyperplasie, so ist nach *Liberman* et al. (1995) in etwa 50% (11/21 Fällen) mit dem Vorliegen eines Karzinoms in der operativen Biopsie zu rechnen, während in 19% eine einfache Mastopathie ohne Atypien erwartet werden kann. Auch *Jackman* et al. (1994) fanden in 16 von 19 stanzbioptischen Fällen von atypischer duktaler Hyperplasie in der offenen Biopsie diskordante Ergebnisse. Die sich daraus ableitende Empfehlung lautet, bei Vorliegen einer atypischen duktalen Hyperplasie im stanzbioptischen Präparat eine offene Biopsie durchführen zu lassen.

Komplikationen

Ganz selten treten bei Feinnadelpunktionen Komplikationen (Hämatome, Infektionen) auf. Aber auch bei Stanzbiopsien mit größerkalibrigen Nadeln (16 Gauge) wurden nur vereinzelt Komplikationen beobachtet, die einer Therapie bedurften (0,2%, Bauer et al.; persönliche Mitteilung). In jedem Falle muß vor der Punktion eine pathologische Blutungsneigung ausgeschlossen sein und die Entnahme unter den »klinischen Regeln des sterilen Arbeitens« gewonnen werden. Außerdem wird nach der Punktion die Biopsiestelle nochmals desinfiziert und sorgfältig komprimiert. Beeinträchtigungen des intraoperativen Situs als Folge einer Stanzbiopsie sind ebenso wenig bekannt geworden wie Störungen im Mammogramm oder Sonogramm im Verlauf der späteren Diagnostik.

Wiederholt ist die Frage diskutiert worden, ob präoperative Nadelmarkierungen oder Biopsien an der Mamma ein erhöhtes Risiko für ein Lokalrezidiv bei brusterhaltender Therapie nach sich ziehen. *Kopans* et al. (1986) empfehlen einen Zugangsweg parallel zur Thoraxwand. Bei der Operation sollte der Stichkanal möglichst im resezierten Brustsegment enthalten sein, obwohl *Kopans* et al. (1986) keine erhöhte Rezidivhäufigkeit fanden, wenn dies nicht regelhaft beachtet wurde. *Smith* (1984) ermittelte an einem großen Untersuchungsmaterial an den unterschiedlichsten Biopsieorten das Risiko für Impfmetastasen im Stichkanal zu 0,005%, d.h. 1:20000. Es dürfte bei Humantumoren wesentlich geringer sein als im Tier-Tumormodell, da beim Menschen offensichtlich immunologische Abwehrmechanismen eine größere Rolle spielen.

Für die Stanzbiopsie liegen unseres Wissens keine Zahlen vor. *Harter* et al. (1992) berichteten über einen Fall von Impfmetastasen im Stichkanal nach stereotaktischer Stanzbiopsie eines muzinösen Mammakarzinoms. Dieses Risiko ist praktisch vermeidbar, wenn Koaxialsysteme benutzt werden, wie es für stereotaktische Biopsien mit größerkalibrigen Nadeln üblich ist, einerseits um das Gewebetrauma so gering wie möglich zu halten, andererseits um bequem 5 bis 6 Stanzzylinder entnehmen zu können. *Kaplan* et al. (1995) beschrieben ein solches Vorgehen auch für die sonographisch gesteuerte Stanzbiopsie. Die potentiell tumorzellkontaminierte Biopsienadel kommt dabei mit dem Stichkanal gar nicht mehr in Kontakt.

Als seltene Komplikation wurde von *Schackmuth* et al. (1993) über eine Milchfistel nach Mammastanzbiopsie berichtet.

Ökonomische Aspekte

Verschiedene Autoren haben sich mit den ökonomischen Fragen der gegenüber einer offenen Biopsie kostengünstigeren perkutanen Mammabiopsie befaßt. *Liberman* et al. (1995) errechneten für das amerikanische Gesundheitswesen eine 50%ige Reduktion der Biopsiekosten bei Ersatz der offenen Mammabiopsie durch die perkutane Stanzbiopsie. *Lindfors* und *Rosenquist* (1994) fanden eine 23%ige Senkung der Kosten pro gerettetem Lebensjahr in einem Brustkrebsvorsorgeprogramm, wenn die offene Biopsie durch die perkutane Mikrobiopsie ersetzt wurde. Für die Verhältnisse in Deutschland errechneten *Mathias* et al. (1995) für 220 offene Mammabiopsien mit einer durchschnittlichen stationären Verweildauer von 3,8 Tagen Gesamtkosten von 297 160,– DM. Dem standen bei 75 perkutanen Biopsien Gesamtkosten von 58 990,–, d.h. 347,– DM pro Biopsie gegenüber. Das operative Vorgehen war also um den Faktor 5 teurer.

Indikationen

Grundsätzliches Ziel jeglicher Biopsie an der Mamma ist es, die mangelhafte artdiagnostische Spezifität der klinischen und bildgebenden Diagnoseverfahren zu verbessern. Voraussetzung ist also immer ein abklärungsbedürftiger klinischer und/oder unklarer Befund der bildgebenden Verfahren, also immer die Bestätigung eines wie auch immer entstandenen Verdachtes oder dessen sicherer Ausschluß. Insofern kann die Biopsie nie wesentlich zur Verbesserung der Sensitivität bei der Karzinomauffindung beitragen.

Sinn der perkutanen Mammabiopsie ist, das Ziel der offenen operativen Biopsie nicht-invasiv, somit für den Patienten weniger belastend und sicherer und für das Gesundheitssystem kostengünstiger zu erreichen. Die durch bildgebende Verfahren geleitete und kontrollierte Stanzbiopsie mit dem neu entwickelten Hochgeschwindigkeits-Stanzverfahren kommt diesem Ziel sehr nahe.

Keine Indikation zur Stanzbiopsie sind Befunde bildgebender Verfahren, die für den erfahrenen Diagnostiker bekanntermaßen mit einer Erwartungswahrscheinlichkeit für Karzinom $<1–2\%$ einhergehen, wie z.B. der bis 5 mm große, allseits glatt abgrenzbare mammographische Rundherd, die sicher als gutartig abgrenzbaren Mikroverkalkungen der »Blunt duct«-Adenose und mikrozystischen Mastopathie oder die einseitige Verdichtung ohne Tastbefund. Diese sog. »Low probability lesions« werden in sechs Monaten kontrolliert.

Alle Befunde, die nach den morphologischen Kriterien der Bildgebung und/oder den dynamischen Kriterien der kontrastmittelverstärkten Kernspintomographie für den erfahrenen Mammadiagnostiker eine Erwartungswahrscheinlichkeit für Karzinom zwischen 5 und 85% haben, sowie alle diskrepanten Befunde der bildgebenden Verfahren sollen stanzbioptisch abgeklärt werden. Hieraus geht klar hervor, daß der

Mammadiagnostiker und nicht der Kliniker die Indikation zur Stanzbiopsie der Mamma stellen muß. Bei den weitgehend sicheren Karzinomfällen sollen der Operateur oder Strahlen- oder Chemotherapeut entscheiden, ob präoperativ/prätherapeutisch die histologische Sicherung der Verdachtsdiagnose benötigt wird oder nicht.

Aus dem Gesagten ergibt sich auch ein geändertes Schema der Mammabiopsie (Tabellen IIa und b). Während sich nach dem klassischen Schema die Rolle des Radiologen auf die Entdeckung der Läsion, gegebenenfalls die präoperative Markierung und die Kontrolle der Entnahme durch die Präparatradiographie beschränkte, kommen nach dem aktualisierten Mammabiopsieschema völlig neue Aufgaben auf den Radiologen bzw. Diagnostiker zu: er hat nicht die von irgendjemandem indizierte Stanzbiopsie durchzuführen, sondern selber die Indikation dazu zu stellen und nach erfolgter Stanzbiopsie deren Ergebnis fachgemäß zu bewerten, die Patienten darüber aufzuklären und gegebenenfalls die Indikation zur Brustkrebsoperation zu stellen. Endziel muß es sein, daß der Mammadiagnostiker dem Mammaoperateur nur noch Patientinnen mit gesicherter Karzinomdiagnose bzw. histologisch gesicherten Vorstufen dazu (atypischer duktaler Hyperplasie) zur Operation überweist. Dies erscheint mit der perkutanen Stanzbiopsie der Mamma in Zukunft möglich.

Tabelle IIa. Klassisches Schema Mammabiopsie.

Rolle des Operateurs		Rolle des Radiologen
		1. Läsion identifizieren
1. Läsion untersuchen	←	2. Ergebnis Patient mitteilen
2. OP-Indikation stellen		
3. Patient zur Lokalisation überweisen	⇌	3. Läsion lokalisieren
4. Biopsie durchführen		
	⇌	4. Präparatradiographie durchführen
5. Histologie beurteilen		
6. OP-Situs beurteilen		
7. Brustkrebs operieren		
8. Histo-Ergebnis Patient mitteilen		
9. Patient kontrollieren	→	5. Patient kontrollieren

Tabelle IIb. Aktuelles Schema Mammabiopsie.

Rolle des Operateurs		Rolle des Radiologen
		1. Läsion identifizieren
		2. Biopsiemöglichkeiten Patient darlegen
	←	3. Patient und überweisenden Arzt informieren
1. Patient zur Stanzbiopsie schicken		
	→	4. Stanzbiopsie durchführen
		5. Biopsiesitus kontrollieren
		6. Histologie bewerten
		7. Ergebnis Patient erklären
		8. OP-Indikation stellen
2. Brustkrebs operieren	←	
		9. Patient kontrollieren

Literatur

Asam R, Falter E, Düll W, Reitzenstein M, Tulusan H (1989) Geburtsh Frauenheilkd 49: 442

Azavedo E, Svane G, Auer G (1989) Stereotactic fine-needle biopsy in 2594 mammographically detected non-palpable lesions. Lancet May: 1033–1035

Barth V, Kraus B, Deininger HK (1971) Zur Diagnostik von Mammatumoren mit Hilfe von Gewebszylindern. Dt Med Wschr 52: 2005–2009

Barth V (1979) Brustdrüse. Thieme, Stuttgart

Bauer M, Schulz-Wendtland R (1992) Stereotaktische Lokalisation kleinster Mammaläsionen für Diagnostik und präoperative Markierung – Methodik, experimentelle Untersuchungen und klinische Ergebnisse bei 227 Patientinnen. Fortschr Röntgenstr 156: 286–290

Boquoi E, Kreutzer G (1974) Punktionszytologie der Mamma. Dt Ärztebl 45: 3229

Bothmann G, Rommel H, Kubli F (1974) Zur Stellung der Aspirationszytologie bei der Frühdiagnostik des Mammakarzinoms. Geburtsh Frauenheilkd 34: 287

Ciatto St, Catarzi S, Morrone D, Roselli Del Turco M (1993) Fine-needle aspiration cytology of nonpalpable breast lesions: US versus stereotaxic guidance. Radiology 188: 185–198

Ciatto St, Bulgaresi P. Multiple sampling to reduce inadequacy rates in stereotaxic aspiration cytology of the breast. Acta Cytologica 482

Ciatto St, Roselli Del Turco M, Bravetti P (1989) Nonpalpable breast lesions: Stereotaxic fine-needle aspiration cytology. Radiology: 57–59

Dowlatshahi K, Yaremko ML, Kluskens LF, Jokich PM (1991) Nonpalpable breast lesions: Findings of stereotaxic needle-core biopsy and fine-needle aspiration cytology. Radiology 181: 745–750

Dronkers DJ (1992) Stereotaxic core biopsy of breast lesions. Radiology 183: 631–634

Elvecrog E, Lechner M, Nelson M, Gamble W, Migliori R (1994) Computer-aided stereotaxic large-core needle biopsy of the breast. ERC Congress, Wien

Fajardo LL (1988) Breast tumor seeding along localisation guide wire tracks. Radiology 169: 580–581

Fischer U, Vosshenrich R, Döler W, Hamadeh A, Oestmann JW, Grabbe E (1995) MR imaging-guided breast intervention: Experience with two systems. Radiology 195: 533–538

Fornage BD, Faroux MJ, Simatos A (1987) Breast Masses: US-guided fine-needle aspiration biopsy. Radiology 162: 409–414

Franzen S, Zajicek J (1968) Aspiration biopsy in diagnosis of palpable lesions of the breast – Critical review of 3479 consecutive biopsies. Acta Radiol: 241–262

Gisvold JJ, Goellner JR, Grant CS, Donohue JH, Sykes MW, Karsel PR, Coffey SL, Jung S (1994) Breast biopsy: A comparative study of stereotaxically guided core and excisional techniques. AJR 162: 815–820

Gordon PB, Goldenberg SL, Chan NHL (1993) Solid breast lesions: Diagnosis with US-guided fine-needle aspiration biopsy. Radiology 189: 573

Harter LP, Curtis JS, Ponto G, Craig PH (1992) Malignant seeding of the needle track during stereotaxic needle breast biopsy. Radiology 185: 713–714

Heywang-Köbrunner S, Schmidt F, Requardt H, Huynh A, Kloeppel R, Thiele J (1993) Prototype breast coil for MR imaging-guided needle localisation: first experiences. Radiology 189: 138

Jackmann RJ, Nowels KW, Shepard MJ, Finkelstein SI, Marzoni FA (1994) Stereotaxic large-core needle biopsy of 450 nonpalpable breast lesions with surgical correlation in lesions with cancer or atypical hyperplasia. Radiology 193: 91–95

Kaplan SS, Racenstein MJ, Wong WS, Hansen GC, McCombs MM, Basset LW (1995) US-guided core biopsy of the breast with a coaxial system. Radiology 194: 573–575

Kopans DB, Gallagher WJ, Swann CA, McCarthy KA, White G, Hall DA, Wood WC (1988) Does preoperative needle localisation lead to an increase in local breast cancer recurrence? Radiology 167: 667–668

Liberman L, Dershwa DD, Rosen PP, Abramson AF, Deutch BM, Hann LE (1994) Stereotaxic 14-gauge breast biopsy: How many core biopsy specimens are needed? Radiology 192: 793–795

Liberman L, Cohen MA, Dershaw DD, Abramson AF, Hann LE, Rosen PP (1995) Atypical ductal hyperplasia diagnosed at stereotaxic core biopsy of breast lesions: An indication for surgical biopsy. AJR 194: 1111–1113

Liberman L, Evans WP, Dershaw DD, Hann LE, Deutch BM, Abramson AF, Rosen PP (1994) Radiography of microcalcifications in stereotaxic mammary core biopsy specimens. Radiology 190: 223–225

Libermann L, Fahs MC, Dershaw DD, Bonaccio E, Abramson AF, Cohen MA, Hann LE (1995) Impact of stereotaxic core breast biopsy on cost of diagnosis. Radiology 195: 633–637

Lindfors KK, Rosenquist CJ (1994) Needle core biopsy guided with mammography: A study of cost-effectiveness. Radiology 190: 217–222

Löfgren M, Andersson I, Lindholm K (1990) Stereotactic fine-needle aspiration for cytologic diagnosis of nonpalpable breast lesions. AJR 154: 1191–1195

Logan-Young W, Janus JA, Destounis, StV, Hoffman NYS (1994) Appropriate role of core breast biopsy in the management of probably benign lesions. Radiology 313–314

Martin HE, Ellis EB (1930) Biopsy by needle puncture and aspiration. Ann Surg 92: 169

Mathias K, Schrick F, Schwieren K, Kubasch M (1995) Die sozio-ökonomische Bedeutung der stereotaktischen Mammabiopsie. Radiologe (Suppl) 35, 4: 79

Parker StH, Lovin, JD, Jobe WE, Burke BJ, Hopper KD, Yakes WF (1991) Nonpalpable breast lesions: Stereotactic automated large-core biopsies. Radiology 180: 403–407

Parker StH, Burbank F, Jackman RJ et al (1994) Percutaneous large-core breast biopsy: A multi-institutional study. Radiology 193: 359–354

Rohde L (1993) Stereotaktische Mammapunktion bei liegender Patientin. Kontraste 4: 14–17

Rubin E, Dempsey PJ, Pile NS, Bernreuter WK, Urist MM, Shumate CR, Maddox WA (1995) Needle-localization biopsy of the breast: Impact of a selective core needle biopsy program on yield. Radiology 195: 627–631

Stomper PC, Cholewinski SP, Penetrante RB, Harlos JP, Tsangaris TN (1993) Atypical hyperplasia: Frequency and mammographic and pathologic relationships in excisional biopsies guided with mammography and clinical examination. Radiology 189: 667–671

Schackmuth EM, Harlow CL, Norton LW (1993) Milk fistula: A complication after core breast biopsy. AJR 161: 961–962

Smith EH (1984) The hazards of fine-needle aspiration biopsy. Ultrasound Med Biol 10: 629–634

Sullivan DC (1994) Needle core biopsy of mammographic lesions. AJR 162: 601–608

Zaidela A, Ghosein NA, Pilleron JP, Ennuyer A (1975) The value of aspiration cytology in the diagnosis of breast cancer. Cancer 35: 499

Zajicek J (1974) Monographs in clinical cytology, aspiration biopsy cytology, pt I. Karger, Basel

Anschrift des Verfassers:
Prof. Dr. med. M. Friedrich
Abteilung Radiologie/Nuklearmedizin
Urban Krankenhaus
Dieffenbachstraße 1
D-10967 Berlin

Die Tumorblutung aus chirurgischer Sicht

J. M. Müller
Klinik und Poliklinik für Chirurgie, Universitätsklinikum Charité, Berlin

Vorkommen

Die chronische Blutung ist eines der Leitsymptome bei Karzinomen des Gastrointestinaltraktes. Ihre Behandlung erfolgt im Rahmen der allgemeinen chirurgischen Tumortherapie. Nur in Ausnahmefällen ist die präoperative Gabe von Blutkonserven zur Operationsvorbereitung angezeigt.

Tumorbedingte akute, kreislaufwirksame Blutungen sind eine Rarität. Zuverlässige epidemiologische Daten zur Inzidenz der akuten Tumorblutung liegen nicht vor. Eine behandlungsbedürftige Blutung aus einem Speiseröhrenkarzinom haben wir im prospektiv erfaßten Krankengut der Kölner Klinik, das über einen Zeitraum von 15 Jahren 934 Fälle umfaßt, nur zweimal beobachtet. In beiden Fällen lag die bei Speiseröhrenkarzinomen nicht seltene Kombination mit einer alkoholbedingten Leberzirrhose und Ösophagusvarizen vor. In einer Studie (1) zur akuten Blutung aus Magen und Duodenum, die über 8 Jahre 4010 Patienten erfaßte, waren lediglich in 2,6% der Fälle Magenkarzinome die Blutungsursache. Nur etwa 1% aller gastrointestinalen Blutungen haben ihren Ursprung im Dünndarm. Hier sind jedoch benigne und maligne Tumoren mit 50% die häufigste Ursache (2). Bei massiven Dickdarmblutungen sind Karzinome in 1–6% die Blutungsquelle (3). Über intraabdominelle Blutungen, hervorgerufen durch Spontanrupturen von vaskulären Lebertumoren oder Milztumoren bzw. unter Chemotherapie zerfallender Tumoren in der Leber, der Milz oder des Darms, berichten nur vereinzelt Kasuistiken.

Spontanverlauf

Daten über den natürlichen Verlauf karzinombedingter Blutungen konnten wir in einer Literaturanalyse, die den Zeitraum von 1984–1994 umfaßte, nicht finden. Ob der Vergleich des Blutungsverlaufs beim Magenkarzinom mit dem eines Magenulkus gerechtfertigt ist, muß deshalb dahingestellt bleiben. Eine Ulcus-ventriculi-Blutung persistiert ohne jegliche Therapie nur bei etwa 7% der Patienten. Etwa 30% der Patienten erleiden nach vorübergehendem Blutungsstillstand eine Rezidivblutung und bei 60% der Patienten ist die Blutung ein einmaliges Ereignis (4).

Symptomatik

Eine Hämatemesis tritt bei einer raschen Blutfüllung des Magens durch eine proximal des Pylorus gelegene Quelle auf. Erbrechen von durch Magensaft präzipitiertem Blut (»Kaffeesatz«) deutet dagegen auf eine mäßiggradige Blutung proximal des Pylorus oder auf den Überlauf einer kräftigen Blutung distal des Pylorus hin.

Bei massiven Darmblutungen wird perianal hellrotes Blut abgesetzt, das je nach Lokalisation der Blutungsquelle von Tenesmen begleitet wird. Eine Schwarzfärbung des Blutes kommt durch bakterielle Umwandlung im Kolon zustande und weist in der Regel auf eine protrahierte Blutung hin.

Blutungen in die freie Bauchhöhle gehen, bedingt durch eine Reizung des Peritoneums, mit dem Bild eines akuten Abdomens einher.

Blutungsintensität

Eine möglichst realistische Einschätzung des Ausmaßes einer Blutung ist für das weitere diagnostische und therapeutische Vorgehen entscheidend, da der Vorteil einer ausführlichen Diagnostik mit dem damit verbundenen Informationsgewinn gegen den Nachteil des Zeitverlustes bis zur endgültigen Blutstillung abgewogen werden muß. Die Eckwerte zur Beurteilung der Blutungssituation sind bei der Aufnahme des Patienten der Puls, der Blutdruck und die Hämoglobinkonzentration, im weiteren Verlauf der Konservenverbrauch, der benötigt wird, um über einen definierten Zeitraum den Kreislauf stabil zu halten. Sinkt bei einem normalerweise normotonen Patienten der systolische Blutdruck unter 100 mmHg ab und steigt die Herzfrequenz auf über 100/min an, deutet dies auf einen Volumenverlust von etwa 30% hin. Der kritische Hb-Wert wird mit 6–7 g% angegeben. Ist dieser Wert bei Kliniksaufnahme unterschritten, steigt die Letalität sprunghaft an. Das beste klinische Kriterium zur Beurteilung der Blutungsintensität ist die Anzahl der benötigten Konserven, um stabile Kreislaufverhältnisse initial herzustellen und dann im weiteren Verlauf zu erhalten. Als Grenzwert gilt die Gabe von 6 Blutkonserven in 24 Stunden. Wird zur Aufrechterhaltung stabiler Kreislaufverhältnisse ein größeres Blutvolumen benötigt, sollte unverzüglich die Blutung chirurgisch gestoppt werden, da sich bei weiterer Therapieverzögerung die Letalität verdoppelt (5).

Diagnose und Therapie

Im Idealfall kann bei einer tumorbedingten Blutung nach Herstellung stabiler Kreislaufverhältnisse die Blutungsquelle durch geeignete diagnostische Maßnahmen exakt lokalisiert und differenziert und dann in gleicher Sitzung mit endoskopischen oder interventionell-radiologischen Methoden zum Stillstand gebracht werden. Im blutungsfreien Intervall erfolgt dann die ausführliche Diagnostik des Karzinomleidens sowie die Beurteilung des Allgemeinzustands des Patienten. Zuletzt wird die Blutungsursache, das Karzinom, entsprechend den Regeln der Tumorchirurgie reseziert. Dieser Ablauf muß, sowohl was Diagnose als auch Therapie betrifft, den jeweiligen Gegebenheiten angepaßt werden. Dabei ist die Kenntnis der Leistungsfähigkeit der einzelnen diagnostischen und therapeutischen Maßnahmen die Voraussetzung für ihren erfolgreichen Einsatz.

Bei einer Blutung aus dem oberen Gastrointestinaltrakt ist die Notfallendoskopie unmittelbar nach Kliniksaufnahme der Standard. Auch wenn der Magen von Koageln ausgefüllt ist, läßt sich nach ausgiebiger Magenspülung mit hoher Sicherheit die Blutungsquelle einsehen. Problematisch kann lediglich die Unterscheidung zwischen einem Karzinom und einem kallösen Ulkus allein auf Grund des makroskopischen Aspekts sein. Sie ist jedoch für die Akuttherapie ohne Bedeutung. Ist die Blutungsquelle identifiziert, erfolgt in gleicher Sitzung die endoskopische Blutstillung durch Injektionstherapie, Laser- oder Hitzekoagulation. Eine primäre Blutstillung ist, wie mehrere kontrollierte Studien gezeigt haben, unabhängig von der verwandten Technik, in etwa 80% der Fälle möglich. Wegen des geringen technischen Aufwands und der einfachen Handhabung bevorzugen wir die Injektionstherapie. Die Erfolgsquote der endoskopischen Blutstillung kann wahrscheinlich noch erhöht werden, wenn innerhalb von 12–24 Stunden reendoskopiert, der Therapieeffekt überprüft und gegebenenfalls eine Nachbehandlung durchgeführt wird. Wenn es die Situation zuläßt, wird im Anschluß an die erfolgreiche Blutstillung die Dignität der Blutungsursache durch mehrere Biopsien überprüft. Ist das Karzinom histologisch bestätigt, entspricht die weiterführende Diagnostik und Therapie der beim nichtblutenden Magenkarzinom.

Läßt sich die Blutungsquelle im Magen nicht eindeutig lokalisieren bzw. kann die Blutung nicht endoskopisch gestillt werden, ist die Indikation zur Laparotomie gegeben. Das chirurgische Vorgehen richtet sich dann nach dem Zustand des Patienten. Generell ist eine definitive Versorgung in Form der Gastrektomie bzw. der subtotalen Gastrektomie bei Antrumkarzinomen in Verbindung mit einer Lymphadenektomie des Kompartments II anzustreben. Erlaubt der Zustand des Patienten dieses Vorgehen nicht, wird die Blutungsquelle über eine Gastrostomie lokalisiert und entweder exzidiert oder umstochen. Die definitive Versorgung des Patienten erfolgt dann zum raschestmöglichen Zeitpunkt in einer 2. Operation. Eine radiologische Diagnostik in Form einer Kontrastmitteldarstellung des Magens bzw. einer Angiographie ist in der Akutsituation nicht indiziert.

Blutungen aus dem Dünndarm entziehen sich der endoskopischen Diagnostik. In der Regel sind das Ergebnisse einer Ausschlußdiagnose nach endoskopischer Untersuchung des Magens und des Kolons. Die Angiographie ist das entscheidende Verfahren zum Nachweis der Blutung sowie auch zur Lokalisation des Blutungsherdes. Sie setzt jedoch eine Blutungsintensität von etwa 1 ml/min voraus. Der Versuch, in gleicher Sitzung die Blutung durch Gefäßokklusion zum Stillstand zu bringen, wird wegen der Gefahr der Darmnekrose zwiespältig beurteilt. Das Konzept erscheint jedoch sinnvoll, wenn innerhalb der nächsten 24–48 Stunden eine operative Sanierung geplant ist. Auch bei kompletter Ischämie ist während dieser Zeit eine Darmwandnekrose mit Perforation nicht zu befürchten. Das Intervall zwischen Gefäßokklusion und Operation kann sinnvoll zur weiteren Diagnostik und ggf. Vorbereitung des Patienten genutzt werden.

Szintigraphische Methoden, wie zum Beispiel das ^{99m}Tc-Kolloid-Szintigramm oder das ^{99m}Tc-Erythrozyten-Szintigramm, haben den Vorteil der Nichtinvasivität und sind auch in der Lage, eine Blutung mit hoher Sensitivität nachzuweisen. Problematisch ist jedoch die Lokalisation der Blutung.

Gelingt es nicht, die Blutungsquelle im Dünndarm zu lokalisieren, ist die Indikation zur explorativen Laparotomie gegeben. Ein Tumor als Blutungsquelle kann auch bei blutgefüllten Darmschlingen mit hoher Sicherheit getastet werden. Als Alternative bietet sich die intraoperative Endoskopie an. Die chirurgische Therapie besteht in der Segmentresektion des befallenen Dünndarmabschnitts inklusive der entlang der Versorgungsgefäße gelegenen Lymphabflußbahnen. Dieser kurze und relativ wenig belastende Eingriff kann auch Patienten bei instabiler Kreislaufsituation zugemutet werden.

Bei kolo-rektalen Blutungen ist ebenfalls die Endoskopie in Form der Rektoskopie bzw. Koloskopie die Diagnostik der ersten Wahl. Eine starke Blutung kann die Aussagefähigkeit der Koloskopie wegen der eingeschränkten Sichtverhältnisse erheblich beeinträchtigen. Erlaubt es die Blutungsintensität, können die Sichtverhältnisse im Kolon durch lokale Spülmaßnahmen oder orthograde Darmspülungen wesentlich verbessert werden. Ein Tumor als Blutungsursache ist endoskopisch mit hoher Sicherheit zu verifizieren. Das weitere Vorgehen entspricht dann dem bei Karzinomen des oberen Gastrointestinaltraktes. Die endoskopische Blutstillung, gefolgt von der definitiven chirurgischen Sanierung nach entsprechender Diagnostik, ist das angestrebte Ziel.

Ist die Lokalisation der Blutungsquelle endoskopisch nicht zu sichern, sollte, wenn es der Zustand des Patienten erlaubt, wie bei einer Dünndarmblutung vorgegangen werden. Eine explorative Laparotomie ist erst nach Ausschöpfen aller konservativen Diagnoseverfahren angezeigt. Der Versuch, mit ihrer Hilfe die Diagnostik zu beschleunigen, ist nicht unproblematisch. Dorsal gelegene Tumoren können insbesondere bei blutgefüllten Dickdarmschlingen schwer zu tasten sein. Die intraoperative Darmspülung zur endoskopischen Lokalisation der Blutungsquelle ist selbst bei subtiler Technik mit dem Risiko der intraabdominalen Keimverschleppung behaftet.

Das operative Vorgehen selbst unterscheidet sich im Blutungsstadium nicht von dem bei elektiven Eingriffen. Nach zentraler Ligatur der Stammgefäße erfolgt die Monoblock-Resektion des betroffenen Darmabschnittes unter weitestgehender Vermeidung jeder Manipulation am Tumor. Die Darmpassage wird sofort wieder durch eine End-zu-End-Anastomose hergestellt. Die zusätzliche Anlage eines protektiven Stomas ist in der Regel nicht erforderlich.

Bei einer Blutung in die freie Bauchhöhle wird die klinische Verdachtsdiagnose sonographisch durch den Nachweis von freier intraabdomineller Flüssigkeit gesichert. Damit ist die Indikation zur Laparotomie gegeben. Weitere diagnostische Maßnahmen sind nicht sinnvoll. Im eigenen Krankengut der letzten 5 Jahre beobachteten wir lediglich einen Fall einer tumorbedingten intraabdominellen Blutung. Ein Patient entwickelte wenige Tage nach Embolisation eines großen Leberhämangioms ein akutes Abdomen. Die ohne weitere Diagnostik durchgeführte Laparotomie ergab eine Blutung aus dem teilnekrotischen Tumor. Es wurde eine Hemihepatektomie rechts durchgeführt. Der postoperative Verlauf war komplikationslos.

Schlußfolgerungen

Das Vorgehen bei einer Tumorblutung unterscheidet sich, soweit es die Diagnostik und primäre Blutungskontrolle betrifft, nicht von dem bei benigner Grunderkrankung. Erst die definitive Versorgung berücksichtigt die Dignität des Leidens.

Das Ausmaß der Blutung entscheidet über den Umfang der Diagnostik. Man muß sich vor jeder Untersuchung erneut die Frage stellen, ob der zu erwartende Informationsgewinn den therapeutischen Zeitverlust aufwiegt. Dies darf jedoch nicht zu einem diagnostischen Minimalismus führen, denn nur möglichst exakte Kenntnisse über Art und Lokalisation der Blutungsquelle erlauben dem Chirurgen ein zielgerichtetes und damit für den Patienten schonendes Operieren.

Literatur

1 Morgan AG, Clamp SE (1988) OMGE International upper gastrointestinal bleeding surgery, 1978–1986. Scand J Gastroenterol (suppl) 23: 51
2 Ungeheuer E, Böttger Th (1986) Akute gastrointestinale Blutung. Richtlinien der chirurgischen Therapie. Swiss Med 8 (7): 27
3 Berry AR, Campbell WB, Kettlewell MGW (1988) Management of major colonic haemorrhage. Br J Surg 75: 637
4 Blum AL, Stöltzing H, Bauerfeind P (1988) Decisions in a case of upper G. I. haemorrhage. In: Chalmers TC (ed) Data analysis for clinical medicine. The quality approach to patient care in gastroenterology. International University Press, Rom, p 75
5 Clason AE, MacLeod DAD, Elton RA (1986) Clinical factors in the prediction of further haemorrhage or mortality in acute upper gastrointestinal haemorrhages. Br J Surg 73: 985

Für die Verfasser
Prof. Dr. med. J. M. Müller
Universitätsklinikum Charité
Schumannstraße 20/21
D-10117 Berlin

Die Embolisation der Tumorblutung

G. M. Richter, Th. Roeren, M. Brado, G. W. Kauffmann
Abteilung Radiodiagnostik, Universitätsklinik Heidelberg

Die Blutung eines Tumors ist ein typisches Symptom, das bei benignen und sicherlich noch häufiger bei malignen Tumoren auftritt. Das klinische Problem für die Radiologie ist zunächst der angiographische Blutungsnachweis. Dieser ist nur bei einer bestimmten Gruppe von Tumoren und besonderer klinischer Dringlichkeit erforderlich. Eine Embolisationsbehandlung ist generell sehr selten indiziert und wird entweder zur präoperativen Vorbereitung im Sinne einer passageren Blutflußreduktion oder zur palliativen Behandlung in inoperabler Situation erforderlich.

In der folgenden Arbeit werden getrennt nach Organen die zugrundeliegenden Tumorbefunde, die Blutungslokalisation, Häufigkeiten, Techniken und erforderliche Materialien dargestellt. Berücksichtigt werden dabei die wichtigsten Tumorarten, für die sowohl Blutungsnachweis als auch interventionelle Therapie üblicherweise angewendet werden.

Leber

Ursachen

Tumorassoziierte spontane Blutungen werden hauptsächlich verursacht durch rupturierte hepatozelluläre Karzinome (HCC), Leberzelladenome und Hämangiome.

Blutungslokalisation

Die blutungsursächliche Ruptur kann nach intraabdominell frei oder nach intrakanalikulär in den Gallengang erfolgen. Die Symptomatologie ist dabei grundverschieden. Bei intraabdomineller Blutung entwickelt sich üblicherweise ein hämorrhagischer Schock mit akuter abdomineller Umfangszunahme, bei intrakanalikulärer Blutung die Symptomatik einer oberen Gastrointestinalblutung. Neben der direkten und durch Tumorruptur verursachten Blutung können beim HCC auch indirekt verursachte Blutungen entstehen, wenn durch den Tumor eine arterio-portale Fistel mit nachfolgender portaler Hypertension und Varizenblutung induziert wurde.

Häufigkeiten

Absolut betrachtet ist die tumorassoziierte Blutung aus der Leber ein sehr seltenes Ereignis. Beim Adenom ist sie jedoch oft das Erstsymptom mit einer Gesamtinzidenz von etwa 30%. Von den letzten 250 in unserer Abteilung durchgeführten Embolisationen entfielen nur 4,5% auf tumorassoziierte Leberblutungen.

Technik und Materialien (1)

Die Vorgehensweise hängt von der Ausgangssituation ab. Bei benignen Tumoren wird nur der lebensbedrohlich blutende Patient embolisiert, mit dem Ziel der Stabilisierung vor kurativer Resektion. Angiographisch werden zunächst die Segmentzugehörigkeit des Tumors geklärt und dann die tumortragende(n) Arterie(n) superselektiv sondiert. Dies geschieht in koaxialer Technik unter Verwendung geeigneter Selektivkatheter für die A. hepatica und eines Mikrokatheters mit steuerbaren Führungsdrähten (z. B. Tracker-System). Die Embolisation erfolgt dann als superselektive Makropartikelembolisation mittels Spiralen in einer auf die Tumorarterien angepaßten Größe. Bei malignen Tumoren hängt die Embolisationstechnik ebenfalls von der ursächlichen Morphologie ab. Besteht eine Ruptur, wird primär versucht, das gesamte arterielle Tumorkompartiment superselektiv auszuschalten. Diese Vorgehensweise unterscheidet sich ganz wesentlich von der zur Chemoembolisation von HCCs üblichen Technik. In Analogie zu den benignen Tumoren muß versucht werden, die tumortragende(n) Arterie(n) zu identifizieren. Zur Embolisation wird dann ebenfalls ein Koaxialsystem mit Selektiv- und Mikrokatheter verwandt. Die Verschlußebene der Embolisation soll so gewählt werden, daß parallel zur Blutungsbehandlung auch eine Tumorpalliation erzielt wird. Dies kann mit Mikropartikeln wie Ivalon, aber auch mit flüssigen Embolisaten wie Gewebeklebern zu gleichen Teilen vermischt mit Lipiodol erfolgen. Die Embolisatmenge ist so zu wählen, daß kein Reflux entsteht. Wenn eine arterio-portale Fistel durch den Tumor induziert wurde, muß diese superselektiv sondiert und direkt verschlossen werden. Dazu ist ebenfalls ein Koaxialsystem erforderlich. Als Embolisat kommt praktisch nur Gewebekleber in Frage.

Niere

Ursachen

Tumorassoziierte spontane Blutungen werden hauptsächlich verursacht durch Nierenzellkarzinome (RCC) und Angiomyolipome.

Blutungslokalisation

Die Nierentumorblutung erfolgt meistens nach intrakanalikulär in die ableitenden Harnwege. Die Symptomatologie der Makrohämaturie ist dabei richtungsweisend. In seltenen Fällen kann eine Ruptur auch nach retroperitoneal erfolgen. Dies ist bei der Ruptur des Angiomyolipoms relativ häufiger als beim RCC.

Häufigkeiten

Die Nierentumorblutung ist mit 5–10% Inzidenz als erste Tumormanifestation ein relativ häufiges Ereignis. Allerdings ist die Blutungsintensität selten so, daß eine notfallmäßige Embolisation vor einer kurativen Resektion erfolgen muß. Beim metastasierten und blutenden RCC ist dagegen eine palliative Behandlungsindikation gegeben. Dies war bei etwa 6% unseres Krankengutes der letzten zwei Jahre der Fall (17 von 250 Embolisationen).

Technik und Materialien (1)

Die Vorgehensweise hängt wie bei der Leber von der Ausgangssituation ab. Beim Angiomyolipom wird nur der lebensbedrohlich blutende Patient embolisiert, mit dem Ziel der Stabilisierung vor kurativer Resektion. Dies muß dann so superselektiv wie möglich erfolgen, um möglichst viel Nierenparenchym zu erhalten. Bei malignen Nierentumoren wenden wir grundsätzlich unser Konzept der kapillären Tumorembolisation an. Dazu wird die befallene Niere mit einem Ballonokklusionskatheter sondiert, dann geblockt und 4–6 ml Glukose 40% instilliert. Zur Embolisation wird dann Ethibloc mittels 1-ml-Spritzen solange injiziert, bis eine maximale Auffüllung des arteriellen Gefäßkompartimentes erreicht ist. Die erforderlichen Volumina schwanken zwischen 15 und 50 ml. Während der Ethibloc-Injektion muß die Lage des geblockten Okklusionsballons permanent kontrolliert werden, da die zur kapillären Embolisation notwendigen Drücke nur durch den Ballon gegen gehalten werden. Bei Vorliegen von großen AV-Shunts muß die Nierenvene mit einem weiteren Ballonkatheter geblockt werden.

Lunge

Ursachen

Tumorassoziierte spontane Blutungen werden praktisch ausschließlich verursacht durch Bronchialkarzinome.

Blutungslokalisation

Die Bronchialkarzinomblutung erfolgt fast immer nach intrakanalikulär ins Bronchialsystem, mit der Symptomatologie schwerer Hämoptysen. Als blutendes Gefäß kommen in erster Linie die Bronchialarterien in Betracht.

Häufigkeiten

Die Bronchialkarzinomblutung ist mit etwa 5% Inzidenz einer schweren Hämoptyse als erste Tumormanifestation ein relativ häufiges Ereignis. Dies war bei etwa 5% unseres Krankengutes der letzten zwei Jahre der Fall (13 von 250 Embolisationen).

Technik und Materialien (1)

Zunächst muß mittels Bronchoskopie die Blutungsquelle segmental zugeordnet und lokalisiert werden. Dann kann die Bronchialarterie sondiert werden, die den Tumor versorgt und die Blutung unterhält. Dies erfolgt mit Selektivkathetern, deren Konfiguration entsprechend den variablen Abgangsverhältnissen der Bronchialarterien gewählt ist (z. B. Cobra-, Sidewinder- oder Hirtenstabkonfiguration). Bei der angiographischen Darstellung muß eine eventuelle spinale Mitversorgung aus den Bronchialarterien abgeklärt werden. Zur Embolisation wird wieder ein Koaxialsystem verwendet, wobei der Innenkatheter so peripher wie möglich zu plazieren ist. Zur Embolisation wird auf mindestens 37° C vorgewärmtes Ethibloc verwendet, das zur besseren Sichtbarkeit im Verhältnis 3:1 mit Lipiodol vermischt wird. Wenn die tumortragende Arterie isoliert aus der Aorta abgeht, kann ein bis proximal reichender Verschluß angestrebt werden. Ethibloc wird dafür mittels 1-ml-Spritzen mit äußerster Vorsicht injiziert. Wenn ein Truncus intercostobronchialis vorliegt, muß eventuell der interkostale Astanteil im Sinne einer Umverteilung mit einer Mikrospirale proximal verschlossen werden. In einer solchen anatomischen Situation ist die Wahrscheinlichkeit noch größer, daß eine proximale spinale Mitversorgung besteht. Nach Embolisation der tumortragenden Arterie müssen potentiell an der Tumorversorgung mitbeteiligte Arterien nochmals dargestellt werden. Gegebenenfalls sind dann weitere Embolisationen erforderlich.

Becken

Ursachen

Tumorassoziierte spontane Blutungen werden hauptsächlich verursacht durch maligne Tumoren des weiblichen inneren Genitale, wie Uterussarkome, Zervix- und Portiokarzinome. In seltenen Fällen wird Angiographie und Embolisation bei blutenden Blasentumoren notwendig.

Blutungslokalisation

Die oben genannten Tumoren induzieren nach intrakanalikulärem Einbruch eine Vaginalblutung mit entsprechender Symptomatologie. Meistens entwickelt sich die Blutung nicht nur aus einem isoliertem Gefäß, sondern bilateral aus Ästen der A. uterina. In seltenen Fällen kann ein solcher Tumor nach Sigma- oder Rektuminfiltration auch transanale Blutungen oder nach Blaseninfiltration Makrohämaturien verursachen.

Häufigkeiten

Die schwere Tumorblutung im Becken ist ein sehr seltenes Ereignis. Nur bei etwa 3% unseres Krankengutes der letzten zwei Jahre wurden notfallmäßig blutende Tumoren des Beckens embolisiert (7 von 250 Embolisationen).

Technik und Materialien (1)

Zur Blutungslokalisation muß zunächst bilateral die A. iliaca interna mit einem entsprechenden Selektivkatheter dargestellt werden. Wenn eine Blutungsquelle lokalisiert werden kann (freier Blutaustritt, falsches Aneurysma) wird das relevante Gefäß entweder allein mit einem geeigneten Selektivkatheter oder mit steuerbaren Mikrokathetern in Koaxialtechnik sondiert. Als Embolisate kommen dann sowohl flüssige Materialien, wie Ethibloc oder Gewebekleber, als auch partikuläre Substanzen, wie Ivalon, in Größen zwischen 100–300 µm in Betracht. Dabei muß jedoch ein eventuell auftretender Reflux streng beachtet werden. Gelingt der direkte Blutungsnachweis nicht und findet sich stattdessen nur ein malignes Gefäßareal, sind zentrale Gefäßokklusionen mit Spiralen sinnvoller. Hier wird zunächst nur der Hauptstamm einer A. iliaca interna distal des Abgangs der A. glutea superior verschlossen. Oft ist erforderlich, gesunde Segmentarterien wie die A. obturatoria proximal mit kleinen Spiralen zu unterbrechen, um eine retrograde Reperfusion zu verhindern. Im Anschluß sollte eine Spanne von 24 Stunden abgewartet werden. Falls kein Blutungsstillstand eintritt, wird die Gegenseite in analoger Technik verschlossen.

Literatur

1 Kauffmann GW, Richter GM (1994) Die Gefäßintervention. Springer, Berlin Heidelberg

Für die Verfasser:
Priv.-Doz. Dr. med. G.M. Richter
Abteilung Radiodiagnostik
Universitätsklinik Heidelberg
Im Neuenheimer Feld 110
D-69120 Heidelberg

Maligne Lebertumoren

Intraarterielle Chemoembolisation

V. Nicolas, R. Kuhlencordt[a], G. Krupski, P. Buggisch[b], E. Bücheler

Radiologische Klinik, [a]Chirurgische Klinik, [b]II. Medizinische Klinik, UKE Hamburg

Die mittlere Überlebenszeit für Patienten mit malignen Tumoren der Leber hängt von der Lokalisation, Ausdehnung, Größe, Leberfunktion und dem körperlichen Zustand, gemessen nach dem Karnofsky-Index, ab. Unter kurativer Zielsetzung steht für die Behandlung primärer und sekundärer maligner Lebertumoren die Leberteilresektion, beim kleinen hepatozellulären Karzinom ggf. die Lebertransplantation an erster Stelle. Zum Zeitpunkt der Diagnosestellung liegen jedoch in den meisten Fällen bereits große Tumoren, ein multifokales Wachstum, eine Infiltration der Pfortader oder eine extrahepatische Tumormanifestation vor, so daß für diese Patienten ein kurativer operativer Ansatz nicht mehr gegeben ist.

Durch palliative Therapieverfahren, wie die systemische Chemotherapie, konnte bisher keine signfikante Verlängerung der Überlebenszeiten erreicht werden, welches auf die geringen lokalen Wirkspiegel des Chemotherapeutikums zurückgeführt wird. Die Ansprechrate liegt dabei zwischen 4–24%. Das Einbringen des Chemotherapeutikums bei reduziertem arteriellem Fluß erfolgte erstmals Anfang der 70er Jahre durch die Kombination einer Ligatur der Arteria hepatica bei gleichzeitiger Infusion des Chemotherapeutikums allerdings mit enttäuschenden Ergebnissen (3, 4). Eine temporäre Reduktion des arteriellen Flusses durch die Injektion von Mikrosphären und anschließende Chemoinfusion als Alternative zur chirurgischen Ligatur wurde von *Aronson* und *Dakhil* durchgeführt (2). Die Verkapselung des Chemotherapeutikums in Äthylzellulose als Mikrokapseln mit der sukzessiven Freisetzung des Chemotherapeutikums im Tumorgewebe wurde von *Kato* vorgeschlagen (9). Alle diese genannten Verfahren haben sich jedoch in der klinischen Routine bisher nicht etablieren können.

Die selektive Chemoembolisation, perkutane Äthanolablation oder die Kombination beider Verfahren haben sich als effektive Behandlungsmethoden des im ostasiatischen Raum häufiger anzutreffenden hepatozellulären Karzinoms vom nodulären Typ bewährt (5, 6, 19). Ziel der Chemoembolisation ist es, eine möglichst superselektive Desarterialisation durch Einbringen eines mit dem Embolisat vermischten Chemotherapeutikums vorzunehmen, um möglichst hohe und langandauernde Wirkspiegel im Tumorgewebe mit konsekutiver Nekrose zu erzielen. Dabei ist die Chemoembolisation als rein palliative Therapie, ggf. in Kombination mit einer geplanten Operation im Sinne einer Tumorverkleinerung zu sehen.

Patientenselektion beim hepatozellulären Karzinom

Nicht alle Patienten mit malignen Lebertumoren können von einer Chemoembolisation profitieren. So müssen bei der Patientenselektion die Vorteile gegen die möglichen Risiken abgewogen werden. Nach einer retrospektiven Auswertung von

Charnsangavej an 400 Patienten verstarben alle Patienten mit einem Tumorvolumen >50% des Lebervolumens, einer LDH >425 mU/ml, SGOT >100 mU/ml und einem Bilirubin >2 mg/dl nach Embolisation an einem Leberversagen innerhalb eines Monats (1). Allerdings handelte es sich um ein Patientenkollektiv, bei dem keine superselektive Sondierung vorgenommen wurde. Als absolute Kontraindikation gelten Hirnmetastasen; ebenso ist ein Verschluß des Pfortaderhauptstammes zu werten. Partielle Pfortaderverschlüsse als auch ein ausgedehnter Leberbefall ≥70% sind nach unseren Erfahrungen als relative Kontraindikation anzusehen, wenn eine ausreichende Funktion des Restparenchyms vorhanden ist und eine superselektive Embolisation in mehreren Sitzungen durchgeführt werden kann.

Technisches Vorgehen

Eine Computertomographie bzw. MR-Tomographie vor Chemoembolisation erfolgt zur Beurteilung der Tumorlokalisation und -ausdehnung. Dies betrifft sowohl die Anzahl der Läsionen als auch den Nachweis einer Tumorinfiltration in die Pfortader und den Nachweis einer Gallengangsobstruktion. Die diagnostische Angiographie unter Einschluß der indirekten Pfortaderdarstellung dient der Darstellung sämtlicher tumorversorgender Arterien sowie möglicher Kollateralen und zur Abschätzung, ob eine sichere Embolisation in einer Sitzung erfolgen kann, oder ob mehrere Behandlungen zur Minimierung von Komplikationen notwendig sind. Zusätzlich müssen bei der Embolisation eine Beteiligung der Pfortader und das Vorliegen arterioportaler Shunts berücksichtigt werden, da es durch die veränderten hämodynamischen Verhältnisse zu einer akzidentellen Embolisation gesunden Parenchyms mit ausgedehnten Nekrosen als auch einer extrahepatischen Verschleppung des Embolisats kommen kann.

Die Sondierung der A. hepatica erfolgt über einen transfemoralen Zugang zunächst mit einem 5F-Katheter, entsprechend der anatomischen Konfiguration. Eine superselektive Sondierung der tumorversorgenden, arteriellen Gefäße wird dann durch einen 3F-Innenkatheter (Trackerkatheter) in Koaxialtechnik vorgenommen.

Für die Embolisation stehen verschiedene Materialien zur Verfügung. Dabei ist zunächst zu klären, ob ein permanenter bzw. temporärer Verschluß angestrebt wird. Die meisten bisher publizierten Untersuchungen zur Chemoembolisation des hepatozellulären Karzinoms verwenden ein Gemisch aus Lipiodol und einem Chemotherapeutikum gefolgt von Gelfoam-Partikeln in Sandwichtechnik zur temporären Okklusion. Nach unseren Erfahrungen sollte auf eine permanente Desarterialisation verzichtet werden, um den arteriellen Zugang zum Tumor bei wiederholt notwendiger Embolisation weiterhin nutzen zu können.

Das zu applizierende Lipiodolvolumen richtet sich dabei nach der Größe des Tumors und der Leberfunktion. Bei Tumoren <5 cm liegt das Volumen etwas über dem gemessenen Tumordurchmesser, entsprechend 5–6 ccm, während bei Tumoren mit einem Durchmesser >5 cm das Volumen kleiner zu wählen ist (11, 19). Die Injektion der Lipiodolemulsion erfolgt bei der superselektiven Embolisation in 1- bis 2-ml-Portionen bis zur vollständigen arteriellen Stase. Die Injektionsgeschwindigkeit richtet sich dabei nach der visuellen Flußverlangsamung im Tumorbett, wobei ein Reflux in nichtbetroffene Leberabschnitte vermieden werden sollte. Das so applizierte Chemoembolisatgemisch läßt sich in arteriellen Tumorgefäßen, den angrenzenden Sinusoiden und benachbarten Satellitenherden nachweisen (13, 15, 17). Als maximal zu injizierende Lipiodoldosis gelten 20 ml, da ein Überspritzen des Tumorbettes zu einem Übertritt des Lipiodols in das portale System, die Sinusoide und die systemische Zirkulation führen kann (1, 8, 14).

Adriamycin (Doxorubicin) oder Epirubicin sind die am häufigsten verwendeten Chemotherapeutika. Die Standarddosierung beträgt 20–60 mg (im Mittel 40 mg), angepaßt an die Größe und Anzahl der Tumoren und die Leberfunktion (15, 19). Andere Autoren berichten über die Effizienz wasserlöslicher Chemotherapeutika, wie z. B. Mitomycin C, Cisplatin und die Kombination mehrerer dieser Substanzen. Die Emulsion aus Lipiodol und Chemotherapeutikum wird dabei direkt vor der Embolisation durch mehrfaches Mischen in zwei konnektierten Spritzen hergestellt. Die zusätzliche Injektion solider Embolisate (z. B. Gelfoam 1–3 ccm) verlängert dabei die Okklusionszeit, die Ischämie und konsekutiv die Kontaktzeit zwischen der zytotoxischen Substanz und den Tumorzellen.

Komplikationen

Die Nebenwirkungen der Chemoembolisation, wie intermittierendes Fieber ≤39°C, Oberbauchbeschwerden, Völlegefühl, Übelkeit und Appetitlosigkeit, werden unter dem Begriff Postembolisationssyndrom zusammengefaßt. Das Auftreten und die Dauer der Symptome sind dabei abhängig von der verwandten Technik, das heißt selektive Injektion in die Arteria hepatica oder superselektiv in die Segment- oder Subsegmentarterien, der Ausdehnung und Lokalisation des Tumors. Bei superselektiver Embolisation ist dieser Symptomkomplex in ca. 30% der Patienten zu beobachten und hält oft nur 1 bis 3 Tage an. Die Therapie erfolgt rein symptomatisch durch Analgetika und Antipyretika. Die Dauer der Temperaturerhöhung weist dabei eine Abhängigkeit von der Tumorgröße und dem Ausmaß der Nekrose auf. Starke abdominelle Schmerzen können ihre Ursache in einer akzidentellen Embolisation z. B. der Arteria cystica mit Infarzierung der Gallenblase oder Embolisation von Pankreasarterien mit konsekutiver Pankreatitis haben. Diese Komplikationen sind jedoch eher selten und können durch superselektive Sondierung und Injektionskontrollen während der Embolisation vermieden werden.

Follow-up

Neben dem angiographisch dargestellten Gefäßverschluß der tumorversorgenden Arterien kann die Vollständigkeit der Embolisation in der CT anhand der Lipiodolverteilung innerhalb des Tumors im Vergleich zur prätherapeutischen Untersuchung beurteilt werden. Für die Persistenz des Lipiodols im Tumorgewebe werden verschiedene Ursachen angegeben. So erfolgt der Abtransport der Lipidtröpfchen im gesundem Gewebe über die hepatischen Lymphgefäße und durch Kupffersche Zellen, die im Gegensatz zu gesundem Lebergewebe im Tumorgewebe nicht vorhanden sind. Ein Ansprechen des Tumors ist zum einen an einem Dichteabfall und fehlender Kontrastmittelaufnahme nach intravenöser KM-Gabe entsprechend einer Nekrose oder aber an einer Größenabnahme des Lipiodoldepots im Vergleich zu den Voruntersuchungen zu erkennen. Die in einigen Fällen nach der Embolisation nachzuweisende Gasbildung innerhalb des Tumors ist dabei nicht als Beweis für eine Abszedierung anzusehen. Bei Patienten mit positivem Serum-AFP ist nach der Embolisation ein Abfall um 85–90% nachweisbar (1). Der AFP-Verlauf und begleitende Kontrolluntersuchungen mit der CT bzw. MRT bestimmen dabei den Zeitpunkt einer erneuten angiographischen Intervention.

Ergebnisse hepatozelluläres Karzinom

Der Beweis für die Effektivität der Chemoembolisation in der Behandlung des hepatozellulären Karzinoms ist durch zahlreiche histopathologische Untersuchungen am Resektat belegt (17, 20). Dabei zeigt sich, daß die Ausdehnung der Nekrose abhängig vom Ort der Embolisation und den verwendeten Embolisaten ist. So ließ sich nach Chemoembolisation mit Lipiodol und Gelfoam-Partikeln eine Tumornekrose in 83% der Haupttumorknoten, 53% der Satellitenherde und in 17% der Tumorthromben in den angrenzenden Portalvenenästen erzielen. Demgegenüber stehen die Ergebnisse nach Gelfoam-Injektion als Okklusionsmaterial mit einer 50%igen Tumornekrose. Die Embolisationstechnik, das heißt selektiv (konventionell) in die Arteria hepatica oder superselektiv in die Segment- oder Subsegmentarterien, die Ebene der Embolisation, kapillär oder präkapillär, die Tumorgröße, -konfiguration, -anzahl und eine Infiltration der Pfortader, bestimmt maßgebend die Überlebensraten. Vergleicht man die kumulativen Überlebensraten nach konventioneller und segmentaler Chemoembolisation mit Lipiodol, so ergeben sich 1-, 2- und 3-Jahres-Überlebensraten für die konventionelle Technik von 55–70%, 23–38% und 11–24% gegenüber der segmentalen Embolisation von 68–94%, 58–77% und 23–61%. Schlüsselt man die Ergebnisse nach der Tumorgröße auf, so liegen die Ergebnisse bei Tumoren ≤5 cm verständlicherweise deutlich über denen (bis zu 95%) bei Patienten mit ausgedehnten, diffus infiltrierenden Tumoren. Ebenso sind die Ergebnisse abhängig vom Vorliegen einer Pfortaderinfiltration. Ein möglicher, sehr invasiver und somit auch nur für eine kleine Patientenanzahl anwendbarer Therapieansatz ist die zusätzliche transhepatische Embolisation der angrenzenden Portalvenen, mit dem Ziel, die vorwiegend den Tumorrandsaum perfundierenden Pfortaderabschnitte zu embolisieren. Vergleicht man die Ergebnisse der ostasiatischen Arbeitsgruppen mit denen im europäischen Raum, so liegen die kumulativen Überlebensraten teilweise bis zu 15% niedriger. Als mögliche Ursachen sind die in Japan durchgeführten Vorsorgeuntersuchungen von Risikogruppen und dem damit früh erfaßten, kleinen hepatozellulären Karzinom zu nennen. Zusätzlich sind Kombinationstherapien, z. B. im Sinne einer begleitenden Pfortaderembolisation oder einer zusätzlichen Äthanolablation, bereits in der klinischen Routine etabliert (Abbildungen 1–4).

Chemoembolisation sekundärer Lebermalignome

Im Gegensatz zu den ermutigenden Ergebnissen der Chemoembolisation beim hepatozellulären Karzinom ist die Effektivität dieser Methode bei der Behandlung von Lebermetastasen umstritten. So liegt die mittlere Überlebenszeit bei ca. 8 bis 11 Monaten und einer Ansprechrate des Tumors auf die Embolisationstherapie bei lediglich 15–22% (7,21). Es sollte jedoch betont werden, daß es sich im klinischen Alltag in der Mehrzahl der Fälle um Metastasen kolorektaler Tumoren oder Mammakarzinom-Metastasen handelt, welche primär systemisch zu behandeln sind. Die Ergebnisse der Chemoembolisation hormonaktiver Tumoren am Beispiel hepatischer Karzinoidmetastasen weisen einen vollständigen Rückgang der Symptomatik bei 70% und partiell bei 30% mit einer mittleren Überlebenszeit von 57 Monaten nach der ersten Flushsymptomatik und 24 Monate nach der ersten Embolisationsbehandlung auf (18). Die Ansprechrate beim hepatisch metastasierten okulären Melanom wird mit bis zu 46% bei einer mittleren Überlebenszeit von bis zu zwölf Monaten angegeben (12).

Die Indikation zur Metastasenembolisation in unserer Abteilung wird nur selten, und dann nur bei symptomatischen Patienten mit expansiv wachsenden, die Leberkapsel irritierenden Metastasen gestellt. Auch hier muß letztendlich die Effektivität gegenüber möglichen Nebenwirkungen und der Hospitalisation abgewogen werden.

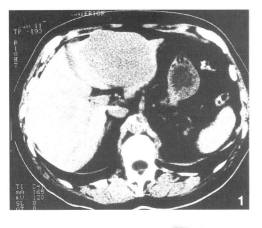
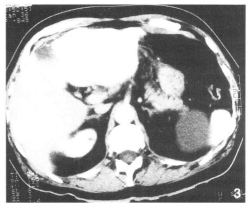
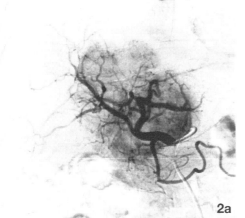
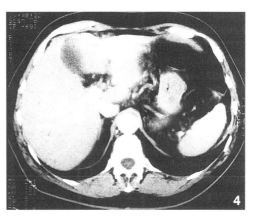
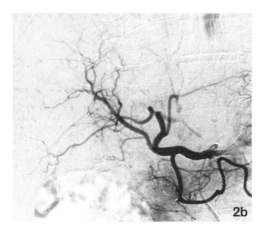

Abbildungen 1–4. Hepatozelluläres Karzinom vor und nach Chemoembolisation. Serum-AFP-Abfall von 38 700 kU/l auf 45 kU/l.
1) 8 cm großes HCC des linken Leberlappens vor Chemoembolisation . 2 a) i.a. DSA vor Chemoembolisation. b) i.a. DSA nach Chemoembolisation. 3) Homogene Lipiodolverteilung im Tumorgewebe und angrenzenden gesunden Lebergewebe nach 1. Chemoembolisation. 4) Neun Monate nach Chemoembolisation. Deutliche Tumorverkleinerung, verbliebenes Lipiodoldepot drei Monate nach der 3. Chemoembolisation.

Literatur

1. Charnsangavej C (1993) Chemoembolization of liver tumors. Semin Intervent Radiol 10: 150–160
2. Dakhil S, Ensminger W, Cho KJ et al (1982) Improved regional selectivity of hepatic arterial BCNU with degradable microspheres. Cancer 50: 631–635
3. Fortner JG, Mulcare RJ, Solis A et al (1973) Treatment of primary and secondary liver cancer by hepatic artery ligation and infusion chemotherapy. Ann Surg 178: 162
4. Guelessarian HP, Lawton LL (1972) Hepatic artery ligation and cytotoxic infusion in treatment of liver metastases. Arch Surg 105: 280
5. Han MC, Park JH, Han JK, Chung JW (1994) Chemoembolization of hepatocellular carcinoma: experiences with 1067 patients in Korea. 18th International Congress of Radiology 1994; Proc p 365–366
6. Hiramatsu K, Nakatsuka S (1994) Embolization in hepatoma – various factors affecting survival rates. 18th International Congress of Radiology 1994; Proc p 357–358
7. Inoue H, Kobayashi H, Itoh Y, Shinohara S (1989) Treatment of liver metastases by arterial injection of adriamycin/mitomycin C-lipiodol suspension. Acta Radiol 30: 603–608
8. Kan Z, Ivancev K, Hagerstrand I et al (1989) In vivo microscopy of the liver after injection of lipiodol into the hepatic artery and portal vein in the rat. Acta Radiol 30: 419–424
9. Kato L, Nemoto R, Mori H et al (1981) Arterial chemoembolization with microencapsulated anticancer drug. JAMA 245: 1123–1127
10. Khan KN, Nakata K, Kusumoto Y et al (1991) Evaluation of nontumorous tissue damage by transcatheter arterial embolization for hepatocellular carcinoma. Cancer Res 51: 5667–5671
11. Matsuo N, Uchida H, Nishimine K, Soda S, Oshima M, Nakano H, Nagano N (1993) Segmental transcatheter hepatic artery chemoembolization with iodized oil for hepatocellular carcinoma: antitumor effect and influence on normal tissue. JVIR 4: 543–549
12. Mavligit GM, Charnsangavej C, Carrasco CH et al (1988) Regression of ocular melanoma metastatic to the liver after hepatic arterial chemoembolization with cisplatin and polyvinyl sponge. JAMA 260: 974–976
13. Miller DL, O'Leary TJ, Girton M (1987) Distribution of iodized oil within the liver after hepatic artery injection. Radiology 162: 849–852
14. Nakamura H, Hashimoto T, Oi H, Sawada S (1988) Iodized oil in the portal vein after arterial embolization. Radiology 167: 415–417
15. Nakamura H, Hashimoto T, Oi H, Sawada S (1989) Transcatheter oil chemoembolization of hepatocellular carcinoma. Radiology 170: 783–786
16. Stuart K, Stokes K, Jenkins R, Trey C, Clouse M (1993) Treatment of hepatocellular carcinoma using doxorubicin/ethiodized oil/gelatin powder chemoembolization. Cancer 72: 3202–3209
17. Takayasu K, Shima Y, Maramatsu Y et al (1987) Hepatocellular carcinoma: treatment with intraarterial iodized oil with and without chemotherapeutic agents. Radiology 162: 345–351
18. Therasse E, Breittmeyer F, Roche A, De Baere T, Indushekar S, Ducreux M, Lasser P, Elias D, Rougier P (1993) Transcatheter chemoembolization of progressive carcinoid liver metastasis. Radiology 189: 541–547
19. Uchida H, Matsuo N, Ni Nishimme K, Sakaguchi H, Ohishi H (1994) Chemoembolization for hepatoma with lipiodol. Selection & results. 18th International Congress of Radiology 1994; Proc p 361–364
20. Yamada R, Salu M, Tanaka S, Kohi K (1994) Efficacy pharmacokinetics of anticancer drug in chemoembolization. 18th International Congress of Radiology 1994; Proc p 359–360
21. Yamashita Y, Takahashi M, Koga Y et al (1990) Prognostic factors in liver metastases after transcatheter arterial embolization or arterial infusion. Acta Radiol 31: 269–274

Für die Verfasser:
Priv.-Doz. Dr. med. V. Nicolas
Abteilung Röntgendiagnostik
Radiologische Klinik
Universitätsklinik Eppendorf
Martinistraße 52
D-20246 Hamburg

Maligne Lebertumoren

Alkoholablation und perkutane Implantation von Portsystemen zur regionalen Chemotherapie

F. Fobbe, F. Wacker, J. Boese-Landgraf[a]

Klinik für Radiologische Diagnostik und Nuklearmedizin,
Universitätsklinikum Benjamin Franklin, Freie Universität Berlin
[a] Chirurgische Klinik, St. Joseph-Krankenhaus Berlin

Einleitung

Die Methode der Wahl zur Behandlung von malignen Lebertumoren ist die chirurgische Resektion des Tumors oder die Lebertransplantation. Im Vergleich zu den anderen Therapieformen ist die Chirurgie die einzige Methode, die eine primär kurative Zielsetzung hat. Allerdings ist die Mehrzahl der Patienten bei der Erstdiagnose des Malignoms nicht operabel (z.B. bei Metastasen kolorektaler Karzinome sind etwa 75% nicht operabel [8]). Alle anderen Methoden zur Behandlung von malignen Lebertumoren sind palliativ. Hierzu gehören die systemische (intravenöse) Chemotherapie, die regionale (arterielle) Chemotherapie, die Chemoembolisation, die laserinduzierte Thermotherapie und die lokale Alkoholablation (Injektion). In diesem Artikel sollen Technik, Nebenwirkungen und Indikation der Alkoholablation sowie ein neues Verfahren zur Implantation des Katheters zur regionalen Chemotherapie der Leber beschrieben werden.

Alkoholablation

Technik

Nach Lokalanästhesie wird der entsprechende Herd unter Ultraschall- oder CT-Kontrolle punktiert. Der Zugang sollte immer so erfolgen, daß auf dem Punktionsweg zwischen dem Herd und der Leberoberfläche normales Lebergewebe vorhanden ist (behindert den Austritt des Alkohols aus dem Tumor und seine Ausbreitung an der Leberoberfläche). Eine Nadel mit einem größten Außendurchmesser von 0,8 mm ist ausreichend. Die Spitze der Nadel wird zuerst im punktionsfernen Abschnitt des Tumors plaziert. Danach erfolgt die langsame Applikation des Alkohols. In der Regel läßt sich der Alkohol relativ schwer injizieren (derbes Tumorgewebe). Zeigt sich bei der Injektion nur ein geringer Widerstand, so sind drei mögliche Ursachen zu prüfen:

1) Die Spitze der Nadel liegt in einer größeren Vene (in diesem Fall gibt der Patient sofort eine für Alkohol typische Geschmackssensation an).
2) Die Spitze der Nadel liegt in einem noch vorhandenen größeren Gallenweg. Eine diffuse Verteilung des Alkohols in den Gallenwegen kann zu einer schweren Cholangitis führen.
3) Im Bereich der Nadelspitze ist der Tumor nekrotisch.

In allen drei Fällen muß die Spitze der Nadel neu plaziert werden. Meist reicht es aus, die Nadel etwas weiter vorzuschieben oder etwas zurückzuziehen. Der Alkohol muß insgesamt langsam injiziert werden. Bei zu schneller Applikation kommt es zu einem Austritt des Alkohols längs des Punktionskanals und zu einer Ausbreitung im Peritoneum. Am besten ist die wiederholte bolusförmige Gabe (0,5–1 ml Alkohol langsam applizieren und danach 1 min warten). Nach Verteilung des Alkohols in den punktionsfernen Abschnitten des Tumors wird die Nadel schrittweise zurückgezogen, um eine möglichst homogene Verteilung des Alkohols im gesamten Tumor zu erreichen. Bei größeren Raumforderungen sind eventuell mehrere Punktionen aus verschiedenen Richtungen notwendig. In der Folge der durch die Alkoholinjektion verursachten Schallabschwächung im Tumor wird die Darstellung der Nadel zunehmend schwieriger. Größere Tumoren müssen deshalb eventuell in mehreren Sitzungen behandelt werden. Vor der Entfernung der Nadel aus dem Tumor sollte etwa eine Minute gewartet werden, um einen retrograden Austritt des Alkohols längs des Punktionskanals zu verhindern. Bei Zurückziehen der Nadel kann der Punktionskanal zusätzlich mit einem Lokalanästhetikum gefüllt werden.

Die Punktion unter Ultraschallkontrolle ist die einfachste und schnellste Methode. Die Verteilung des Alkohols im Tumor und die Lage der Nadelspitze kann im Echtzeitbild verfolgt werden (die im Alkohol vorhandenen Luftbläschen führen zu einer vermehrten Echogenität, Abbildungen 1). Nur bei Tumoren, die im Ultraschall nicht zu erfassen sind, sollte die Punktion unter CT-Kontrolle erfolgen. Da die Position der Nadel sich infolge der Atemexkursion – insbesondere bei oberflächlich liegenden Strukturen – leicht verändern kann, sind wiederholte Aufnahmen zur Sicherung der Nadellage notwendig. Die Kontrolle der Verteilung des Alkohols im Tumor kann auf zwei Wegen erfolgen: Alkohol in hohen Konzentrationen hat im CT eine niedrige Dichte (<0 HE) und entsprechend findet sich ein hypodenses Areal. Bei größeren Tumoren und Verdünnung des Alkohols ist dies aber nicht immer mit ausreichender Sicherheit nachzuweisen. Die Zugabe einer geringen Menge Kontrastmittel zum Alkohol (z. B. 0,5 ml Solu-

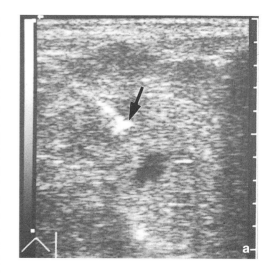

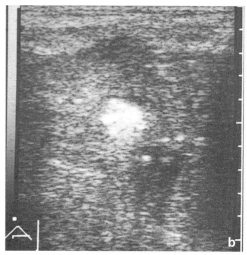

Abbildungen 1. Ultraschallgesteuerte Alkoholinjektion.

a) Querschnitt durch den linken Leberlappen (Patient mit Leberzirrhose und Metastase eines hepatozellulären Karzinoms): Hyporeflexive glatt begrenzte Raumforderung von etwa 2 cm Durchmesser, die Spitze der Punktionsnadel liegt im Zentrum der Läsion (Pfeil).

b) Nach Injektion von 5 ml des 95%igen Alkohols Änderung der Echogenität der Läsion, entsprechend der Verteilung des Alkohols in der Raumforderung jetzt umschriebene echoreiche Darstellung der Metastase.

trast 300® zu 10 ml 95%igen Alkohol) erlaubt dagegen in jedem Fall die Kontrolle der Verteilung der Substanz.

Die Menge des applizierten Alkohols richtet sich nach der Größe des Tumors und sollte nicht mehr als das Volumen der Raumforderung betragen (vereinfachte Formel zur Berechnung der Menge: Multiplikation der größten Durchmesser des Tumors in drei Ebenen multipliziert mit 0,5). Jeder Tumor sollte mehrfach behandelt werden. Über den zeitlichen Ablauf und die Häufigkeit der Behandlung gibt es keine gesicherten Daten (5, 9, 12). Als Anhalt kann eine dreimalige Behandlung in Abständen von zwei Wochen gegeben werden.

Nebenwirkungen

Bei adäquater Punktionstechnik und sofern keine schwere Gerinnungsstörung vorliegt, ist mit einer relevanten Blutung nicht zu rechnen. Die Injektion des Alkohols in eine größere Vene wird vom Patienten sofort bemerkt (Geschmacksveränderung). Vor der Alkoholapplikation muß der Patient aber auf diese Möglichkeit hingewiesen werden. Wird die Nadellage sofort geändert, hat dies keine nachteiligen Folgen. Die Injektion einer größeren Menge Alkohol in das Gallenwegssystem kann zu einer schweren Cholangitis führen. Bei Beachtung der oben beschriebenen Regeln sollte dies aber nicht vorkommen. Der Austritt des Alkohols längs des Punktionsweges führt zu einer für den Patienten sehr schmerzhaften Reizung des Peritoneums. Bei entsprechend langsamer Applikation des Alkohols und Auffüllen des Punktionskanals mit Lokalanästhetikum beim Entfernen der Nadel kann dies aber verhindert werden. Insgesamt wird bei Beachtung der oben beschriebenen Technik und mit angepaßter psychologischer Führung des Patienten der Eingriff sehr gut toleriert.

Indikation

Bisher gibt es keine allgemein akzeptierte Indikation für die perkutane Alkoholablation. Die meiste Erfahrung haben japanische Arbeitsgruppen mit der Behandlung des hepatozellulären Karzinoms (9, 10). Allerdings wurden meist Tumoren bis 5 cm Durchmesser behandelt. Tumoren dieser Größe sind aber (nach unseren Kriterien) operabel und werden in Europa chirurgisch entfernt. Die Erfahrungen aus Japan sind deshalb nur bedingt zu übernehmen. Zu Patienten mit Metastasen gibt es nur wenige Publikationen mit geringen Patientenzahlen und unterschiedlichen Ergebnissen (1, 7). Nach unseren Erfahrungen sollte die Alkoholablation dann eingesetzt werden, wenn die anderen Verfahren (chirurgische Resektion, regionale Chemotherapie, Chemoembolisation) nicht möglich sind oder keinen Effekt zeigen. Wegen der niedrigen Kosten und der guten Verträglichkeit der Alkoholablation ist ein therapeutischer Versuch vor allem dann angezeigt, wenn der Patient (bei Versagen der anderen Methoden) einen starken Wunsch nach Fortsetzung einer Therapie hat. Neben der Alkoholablation als Monotherapie gibt es auch Ansätze, die Methode in Kombination mit der Chemoembolisation einzusetzen (6, 11). Erste Ergebnisse zeigen einen größeren Effekt der Kombinationstherapie im Vergleich zur alleinigen Chemoembolisation. Kontrollierte und randomisierte Studien zu diesem Thema liegen aber nicht vor.

Regionale Chemotherapie

Bei Patienten mit Lebermetastasen kolorektaler Karzinome scheint nach den letzten Ergebnissen die sequentielle regionale Chemotherapie die Methode mit der höchsten Ansprechrate zu sein (4). Allerdings muß für die Durchführung dieser Therapie ein Katheter in die A. gastroduodenalis implantiert werden. Die Spitze dieses Katheters muß genau am Abgang der A. gastroduodenalis aus der A. hepatica communis liegen. Das zweite Ende des Katheters wird mit einem Portsystem verbunden (Abbildungen 2). Der subkutan liegende Port kann dann punktiert werden und das Chemotherapeutikum wird zusammen mit dem Blutstrom aus der A. hepatica communis in die Leber transportiert. Allerdings ist die Implantation des Katheters in die A. gastroduodenalis technisch schwierig, aufwendig und störanfällig. Auch in Zentren mit großer Erfahrung im Umgang mit der Technik kommt es im Verlauf der ersten 18 Monate in etwa der Hälfte der Fälle zu einer Dysfunktion des Portkathetersystems (in den meisten Fällen bedingt durch die Dislokation des Katheters in der A. gastroduodenalis [3], Abbildungen 2). Wir haben deshalb ein alternatives Verfahren zur Implantation des Therapiekatheters entwickelt. Grundlage des neuen Verfahrens waren Ergebnisse der Arbeitsgruppe um *Arai* (2) und *Yoshikawa* (13). Beide Publikationen beschreiben die transkutane Katheterimplantation zur regionalen Chemotherapie der Leber.

Technik und erste Ergebnisse

Vor dem Eingriff muß die freie Durchgängigkeit der A. hepatica communis und der A. hepatica propria gesichert werden. Diese Gefäße sind mit der farbkodierten Duplexsonographie meist ausreichend zu beurteilen. Danach wird nach milder intravenöser Sedierung und Lokalanästhesie die A. subclavia im lateralen Drittel ultraschallgesteuert punktiert. Bei Rechtshändern sollte der Zugang über die linke A. subclavia gewählt werden. Die Punktion erfolgt in Seldingertechnik mit einer Trokarnadel von 18 gauge. Um sicher zwischen der Arterie und Vene unterscheiden zu können, ist die Punktion mit Hilfe eines farbkodierten Duplexsonographiegerätes am besten. Nach der Punktion wird die A. hepatica communis mit einem Headhunterkatheter (Führungskatheter) von 5 Charrière sondiert und die Anatomie der Lebergefäße dargestellt. Danach wird koaxial der Therapiekatheter so eingelegt, daß seine Spitze soweit wie möglich distal in der A. hepatica propria

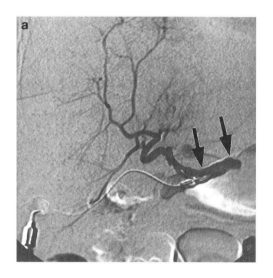

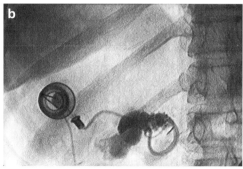

Abbildungen 2. Portangiographien.
a) Normale Portangiographie: Die Spitze des chirurgisch implantierten Therapiekatheters liegt regelrecht unmittelbar am ehemaligen Abgang der A. gastroduodenalis, die gesamte Leber wird über das Portsystem erreicht, durch den hohen Applikationsdruck kommt es zu einer partiellen retrograden Kontrastierung der A. hepatica communis (Pfeile).
b) Portangiogramm nach Dislokation des chirurgisch implantierten Therapiekatheters: Das Kontrastmittel verteilt sich diffus im Gewebe am Leberhilus.

liegt, aber die gesamte Leber über den Katheter perfundiert werden kann. Der Therapiekatheter hat einen größten Außendurchmesser von 0,038 inch und einen größten Innendurchmesser von 0,018 inch. Die Wand des Therapiekatheters ist mit einem spiralförmig verlaufenden Stahldraht stabilisiert (sog. »SOS-open ended guide wire«, [Bard]). Liegt eine atypische Versorgung der Leber vor (z.B. zusätzliche Versorgung aus einem Seitenast der A. gastrica sinistra) oder ist die A. gastroduodenalis nicht durch die vorherige chirurgische Katheterimplantation verschlossen, werden diese Gefäße sondiert und mit einer Spirale proximal verschlossen. Nach der Plazierung des Therapiekatheters wird der Führungskatheter entfernt und die Punktionsstelle manuell komprimiert. In Vollnarkose erfolgt dann die Verbindung des freien Endes des Therapiekatheters mit der subkutan liegenden Infusionspumpe. Hierzu wird die Haut der Thoraxwand stumpf untertunnelt und der Katheter über eine kleine Inzision an der Punktionsstelle in diesen Tunnel eingelegt und mit der Infusionspumpe verbunden (Abbildungen 3).

Bisher wurde bei 32 Patienten ein Therapiekatheter in der beschriebenen Technik implantiert. Alle hatten nicht-resektable Metastasen eines kolorektalen Karzinoms. Die längste Beobachtungszeit beträgt 48 Wochen (im Mittel = 21 Wochen). Bei einem Patienten kam es nach der Punktion zu einem Pneumothorax, der mit einer Drainage versorgt werden mußte. In acht Fällen trat nach dem Eingriff ein Hämatom an der Punktionsstelle auf, das aber keine spezifische Therapie erforderte. Bei zwei Patienten kam es zu einer Dislokation des Kathe-

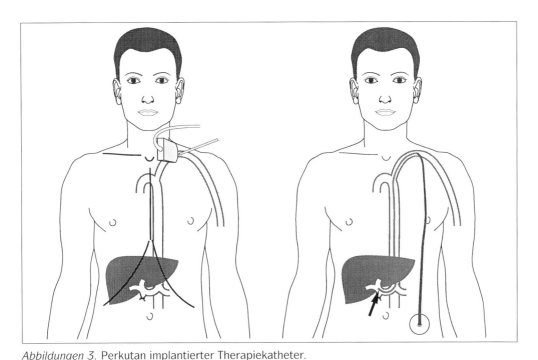

Abbildungen 3. Perkutan implantierter Therapiekatheter.
a) Schemazeichnung der perkutanen Therapiekatheterimplantation: Im linken Bild unter Ultraschallkontrolle Punktion der linken A. subclavia, im rechten Bild nach der Katheterimplantation mit Spitze des Therapiekatheters in der A. hepatica propria (Pfeil) und Verbindung des Katheters mit dem subkutan liegenden Portsystem.

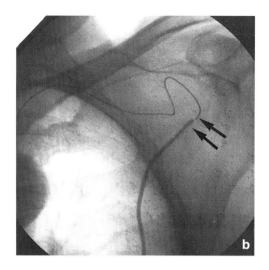

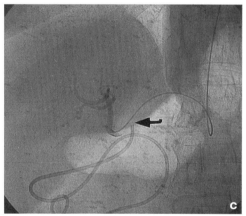

Abbildungen 3. b) Perkutan implantierter Therapiekatheter mit regelrechter Lage: Konnektionsstelle zwischen dem Therapiekatheter und dem Schlauch zur Infusionspumpe an der linken Schulter (Pfeile).
c) Die Spitze des Katheters liegt im mittleren Drittel der A. hepatica propria, keine Kontrastierung der A. hepatica sinistra (Zustand nach Resektion des linken Leberlappens), der chirurgisch implantierte Katheter ist aus der A. gastroduodenalis nach kaudal disloziert (Pfeil).

ters aus der A. hepatica propria (nach Sport). Nach Freilegen der Punktionsstelle konnte bei beiden Patienten der Katheter neu plaziert werden. Eine Thrombosierung der A. hepatica propria zeigte sich bei drei Patienten. Alle drei Patienten hatten durch die vorangegangene Chemotherapie eine Rarefizierung der intrahepatischen Arterien mit reduziertem Fluß. Die häufigste Komplikation war die Diskonnektion der Verbindung zwischen dem Therapiekatheter und dem Schlauch der Infusionspumpe (bei 15 Patienten). Unter Lokalanästhesie konnte in allen Fällen die Diskonnektion behoben werden.

Die perkutane Implantation eines Therapiekatheters zur regionalen Chemotherapie der Leber ist nach den bisherigen Ergebnissen eine relativ einfach durchzuführende Methode mit niedriger Komplikationsrate und hoher Akzeptanz bei den Patienten. Nach der Implantation müssen die Patienten aber bestimmte sportliche Aktivitäten meiden. Die Konnektion zwischen dem Therapiekatheter und dem Infusionspumpenschlauch muß noch verbessert werden. Das Problem hierbei ist, daß der an die Infusionspumpe angeschlossene Schlauch aus einem Silikon besteht, während der Therapiekatheter aus Polyäthylen ist. Diese beiden Materialien werden bisher mit Histoacryl® verklebt und durch eine zusätzliche Kompression von außen (zirkulärer Faden) gesichert. Diese Verbindung gilt es noch zu verbessern. Sollten sich die bisherigen Ergebnisse bestätigen und die technischen Probleme an der Verbindungsstelle der beiden Schläuche gelöst werden, ist die perkutane Implantation des Therapiekatheters eine gute Alternative zur chirurgischen Methode.

Literatur

1 Amin Z, Brown SG, Lees WR (1993) Local treatment of colorectal liver metastases: a comparison of interstitial laser photocoagulation (ILP) and percutaneous alkohol injection (PAI). Clin Radiol 48: 166–171
2 Arai Y, Eno T, Sone Y, Tohymama N, Inaba Y, Kohno S, Ariyosho Y, Kido C (1992) Management of patients with unresectable me-

tastases from colorectal and gastric cancer employing an importable port system. Cancer Chemother Pharmacol 31 (suppl 1): 99–102
3. Boese-Landgraf J (1992) Die regionale Chemotherapie in Kombination mit perkutaner Radiatio der Leber als Palliativkonzept der inoperablen Lebermetastasierung kolorektaler Karzinome – eine klinische und experimentelle Untersuchung. Habilitationsschrift, Freie Universität Berlin
4. Boese-Landgraf J, Albrecht D, Diermann J, Weber B (1994) 10 years experience with regional chemotherapy for liver metastases. J Cancer Res Clin Oncol 120 (suppl): 99
5. Lee MJ, Mueller PR, Dawson SL, Gazelle SG, Hahn PF, Goldberg MA, Boland GW (1995) Percutaneous ethanol injection for the treatment of hepatic tumors: indications, mechanism of action, technique, and efficacy. AJR 164: 215–220
6. Lencioni R, Vignali C, Caramella D, Cioni R, Mazzeo S, Bartolozzi C (1994) Transcatheter arterial embolisation followed by percutaneous ethanol injection in the treatment of hepatocellular carcinoma. Cardiovasc Intervent Radiol 17: 70–75
7. Livraghi T, Vettori C, Lazzaroni S (1991) Liver metastases: results of percutaneous ethanol injection in 14 patients. Radiology 179: 709–712
8. Sabiston DC (1991) Textbook of surgery. Saunders, Phildelphia
9. Shiina S, Tagawa K, Niwa Y, Komatsu Y, Hamada E, Takashi M, Shiratori Y, Terano A, Omata M, Kawauchi N, Inoue H (1993) Percutaneous ethanol injection therapy for hepatocellular carcinoma: results in 146 patients. AJR 160: 1023–1028
10. Shuichiro S, Tagawa K, Unuma T, Terano A (1990) Percutaneous ethanol injection therapy for the treatment of hepatocellular carcinoma. AJR 154: 947–951
11. Tanaka K, Nakamura S, Numata K, Okazaki H, Endo O, Inoue S, Takamura Y, Sugiyama M, Ohaki Y (1992) Hepatocellular carcinoma: treatment with percutaneous ethanol injection and transcatheter arterial embolisation. Radiology 185: 457–460
12. Venook A (1994) Treatment of hepatocellular carcinoma: too many options? J Clin Oncol 12: 1323–1334
13. Yoshikawa M, Ebera M, Nakanano T, Minoyama A, Sugiura N, Ohto M (1992) Percutaneous transaxillary catheter insertion for hepatic artery infusion chemotherapy. AJR 158: 885–886

Für die Verfasser:
Priv.-Doz. Dr. med. F. Fobbe
Klinik für Radiologische Diagnostik
und Nuklearmedizin
Universitätsklinikum Benjamin Franklin
Freie Universität Berlin
Hindenburgdamm 30
D-12200 Berlin

Intraarterielle Tumortherapie von Knochen- und Weichteiltumoren

J. Görich, N. Rilinger, M. Schulte[a], H. J. Hartlapp[b], R. Sokiranski, H.-J. Brambs
Radiologische und [a]Chirurgische Universitätsklinik Ulm,
[b]Städtische Kliniken Osnabrück

Knochen und Weichteiltumoren machen knapp 1% aller primären Tumorerkrankungen aus. Sie werden in ihrer Mehrheit an Wirbelsäule und den Extremitäten manifest. Die intraarterielle Therapie dieser Tumoren als Teil eines multimodalen Behandlungskonzeptes ist umstritten.
Als Indikation können gelten:
- Präoperative Devaskularisation durch transarterielle Embolisation bei hypervaskulären Tumoren;
- Embolisation zur Blutstillung (präoperativ oder bei blutenden exulzerierenden Tumoren);
- Intraarterielle Chemoinfusion zur lokalen Tumordevitalisierung;
- Intraarterielle Tumortherapie bei inoperablen Tumoren bzw. Lokalrezidiven zur Palliation (z. B. Schmerzstillung, Verbesserung der Beweglichkeit etc.).

Technik

Nach Punktion einer Femoralarterie in Lokalanästhesie wird eine Schleuse eingewechselt und ein 5-French-Kathetersystem in die hauptsächlich den Tumor versorgende Arterie eingelegt. Bei superselektivem Vorgehen muß der entsprechende Gefäßast mittels eines Koaxialkatheters aufgesucht werden. Der Katheter wird belassen und während einer CT-Untersuchung 5–20 ml unverdünntes, nicht-ionisches Kontrastmittel injiziert, um zu überprüfen, in wie weit der Tumor von dem aufgesuchten Gefäß erreicht wird und ob gesundes Gewebe von der Therapie mitbetroffen wird.
Danach wird die intraarterielle Tumortherapie durchgeführt.
Es stehen zwei unterschiedliche Behandlungskonzepte zur Verfügung:

Die *Embolisation* folgt zur ausschließlichen Tumordevaskularisation, wobei möglichst alle pathologischen Gefäße mit peripher okkludierten Substanzen (Histoacryl, Ethibloc, PVA etc.) verschlossen werden.

Bei der *intraarteriellen Chemoinfusion* wird der Effekt durch die hohe lokale Zytostatikakonzentration im Tumorbett erzielt, wobei der Konzentrationsgewinn um etwa den Faktor 5 bis 10 im Vergleich zur systemischen Therapie liegt. In Abhängigkeit von der Größe des Tumorgefäßes und der Histologie verwendeten wir überwiegend Epirubicin (50–90 mg/m^2/24 Stunden) oder Cisplatin (30–50 mg/m^2/24 Stunden). Die Infusion erfolgte in der Regel über 24 Stunden, wobei eine begleitende systemische Heparinisierung (PTT 60–80 sec) zur Verhinderung einer arteriellen Thrombose durchgeführt wurde. Je nach Verträglichkeit und Lokalbefund wurde die Therapie im Abstand von 3 bis 6 Wochen z. T. mehrfach wiederholt.

Die Indikation zur Therapie und die Auswahl des Zytostatikums sollten immer in Absprache mit den onkologisch tätigen Kollegen (Internist, Chirurg, Pathologe) erfolgen. Der Wahl des Zytostatikums kommt eine besondere Bedeutung zu. Es soll nicht nur wirksam, sondern für das meist zwangsläufig mitbehandelte gesunde Gewebe verträglich sein. Cisplatin, Novantron etc. machen beispielsweise kaum bzw. gar keine lokalen Nekrosen, während Epirubicin und Mitomycin hochtoxisch sind und neben einer Angiitis schwere Nekrosen an Haut, Nerven und Muskulatur verursachen können. Dies ist insbesondere der Fall, wenn sehr kleine Arterien zur Therapie herangezogen werden.

Einige Autoren empfehlen deshalb eine intraarterielle Nachbehandlung mit Kortison. Die gesunde Muskulatur kann zusätzlich durch externe Kühlung geschont werden. Es ist zu beachten, daß die Komplikationen meist nicht innerhalb der ersten 24 Stunden auftreten, sondern häufig erst am 3. oder 4. Tag, wenn der Patient längst nach Hause entlassen wurde. Deshalb ist es wichtig, darauf hinzuweisen, an welchen Kollegen sich der Patient im Falle von Komplikationen wenden kann.

Eine begleitende Therapie während der intraarteriellen Chemoinfusion ist in aller Regel nicht nötig. Bei Bedarf können Schmerzmittel (z. B. Dipidolor) oder Beruhigungsmittel (z. B. Valium) verabreicht werden.

Ergebnisse

Embolisation

Operativer Blutverlust
Obwohl keine vergleichenden Studien vorliegen, kann man davon ausgehen, daß der Blutverlust im Falle einer präoperativen Embolisation bei hypervaskulären Metastasen im Schnitt um 60–70% reduziert wird. In unserem eigenen Kollektiv mit in der Regel sehr großen Metastasen lag der operative Blutverlust bei etwa 600–2000 ml, während in der Literatur ohne Embolisation Blutverluste von bis zu 15 l angegeben werden.

Schmerzkontrolle
Bei mindestens 70% der Patienten mit therapierefraktären Beschwerden durch Knochenmetastasen ist durch die Embolisation innerhalb von 24 bis 48 Stunden eine merkliche Schmerzlinderung zu erreichen. Dieser Effekt hält in der Regel 6 bis 9 Monate an und führt zu einer deutlichen Besserung der Lebensqualität.

Mit Ausnahme des sich zwangsläufig bei einer effektiven Embolisation einstellenden Postembolisationssyndroms (Fieber, Schmerzen ect.) waren keine Nebenwirkungen zu beklagen.

Nebenwirkungen der Embolisation sind selten, wenn Verbindungen zur A. spinalis anterior geschont und Muskeläste ausgespart werden. Nekrosen von Muskulatur werden in der Literatur im Bereich von 3% angegeben. Lähmungen als Folge einer spinalen Minderperfusion werden in etwa 1% beschrieben und sind naturgemäß bei der Embolisation von Lumbalarterien wegen möglicher Verbindungen zur A. spinalis anterior häufiger. Die häufigsten Komplikationen sind Haut- und Muskelulzerationen.

Intraarterielle Chemotherapie

Während z. B. beim malignen Extremitätenmelanom die isolierte lokoregionäre Therapie z. T. in Kombination mit Hyperthermie ein etabliertes Verfahren darstellt, ist die lokoregionäre Chemotherapie bei primären Weichteil- und Knochentumoren umstritten. Kontrollierte Studien haben keinen eindeutigen Benefit bezüglich der Überlebenszeit für die intraarterielle Therapie ergeben, da in der Regel die systemische Generalisation, insbesondere Lungenmetastasen, und nicht der Lokalbefund den prognostisch limitierenden Faktor darstellen.

Es lassen sich durch die intraarterielle Behandlung Remissionsraten von deutlich über 80% erreichen. Kontrollierte Studien haben allerdings kein eindeutig höheres Ansprechverhalten im Vergleich zur systemi-

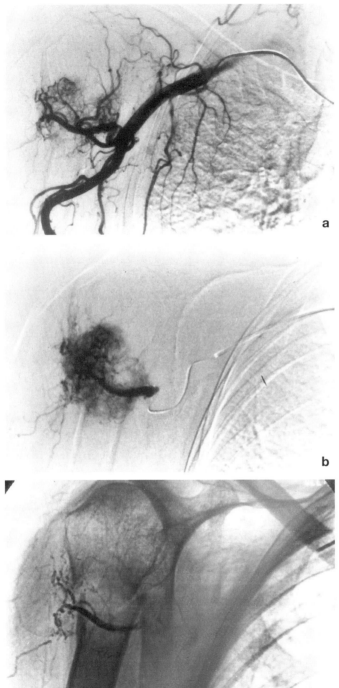

Abbildung 1a. Große Hypernephrommetastase mit pathologischer Fraktur des Humerus bei einer 85jährigen Patientin mit metastasierendem Hypernephrom.
b. Superselektive Darstellung der Metastase mit einem Koaxialkatheter über die A. circumflexa humeroscapularis.
c. Leerbild: Ausgießen aller Tumorgefäße mit Etibloc.

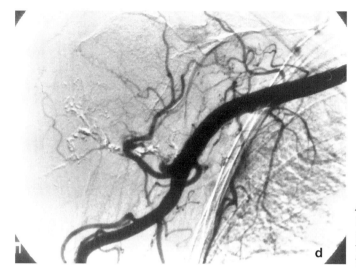

Abbildung 1d. Die Abschlußkontrolle zeigt eine vollständige periphere Tumordevaskularisation bei Erhalt des normalen Gefäßsystems.

schen Therapie ergeben. Vorteile bietet die lokoregionäre Therapie allerdings bei Patienten, bei denen durch die Tumorgröße die Extremität bedroht ist. *Malawer* et al. führten bei ausgedehnten Tumoren eine neoadjuvante intraarterielle Chemotherapie durch. Dabei zeigte sich, daß bei 80% der Patienten durch die ausgeprägte Reduktion der Tumorgröße von der vorgesehenen Amputation Abstand genommen und die Extremität erhalten werden konnte.

Im Vergleich zu Osteosarkomen sind die Ansprechraten bei Weichteiltumoren etwas geringer und liegen je nach Histologie und Technik zwischen 50 und 80%.

Einen Sonderfall stellen die therapierefraktären Lokalrezidive dar, bei denen wegen der oft vorhandenen systemischen Generalisation von einer Amputation Abstand genommen wurde, um die Lebensqualität nicht zusätzlich zu beeinträchtigen. Bei vorbehandelten Patienten hatten wir im Eigenkollektiv Remissionsraten zwischen 40 und 50%. Die alleinige Reduktion der Tumorgröße kann dabei nicht als vorrangiges Ziel der Behandlung angesehen werden. Die Therapie wurde unter palliativen Gesichtspunkten (Schmerzreduktion und verbesserte Beweglichkeit der Extremität) durchgeführt, was sich bei knapp der Hälfte der Patienten erreichen läßt. In Einzelfällen war eine subjektive Verbesserung eingetreten, auch wenn der Tumor sich unter der Therapie nicht zurückentwickelt hat. Die Dauer der Remission liegt im Schnitt bei etwa drei Monaten.

Diskussion

Die präoperative Embolisation von hypervaskulären Metastasen stellt ein sehr effektives Verfahren dar. Einige Autoren geben einen durchschnittlichen intraoperativen Blutverlust von 200–500 ml an. Wichtig ist, daß Verbindungen zur A. spinalis anterior vermieden werden, um keine Querschnittslähmung zu provozieren. Es muß nachdrücklich darauf hingewiesen werden, daß sich unter der Embolisation die Perfusionsverhältnisse durch den Verschluß einzelner Arterien erheblich verändern können. Durch eine Art Steel-Phänomen können dann Verbindungen zur A. spinalis anterior nachweisbar werden, selbst wenn sie in der prätherapeutischen diagnostischen Angiographie nicht sichtbar waren. Kurzfristige Kontrollen während der Embolisation sind

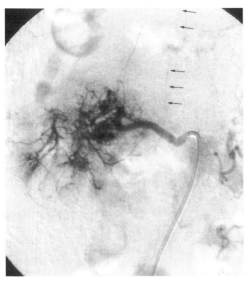

Abbildung 2. Hypervaskuläre Hypernephrommetastase in Höhe von L2, die von einem rechtsseitigen Lumbalast versorgt wird. Wegen Verbindung zur A. spinalis anterior (Pfeile) und der Gefahr einer Querschnittslähmung wurde von einer Embolisation Abstand genommen.

deshalb von elementarer Wichtigkeit. Angiographische Kontrollen während des Eingriffs sind gerade bei der Verwendung von Polyvinylalkoholpartikeln einfach durchzuführen.

Sehr effektiv ist auch die Behandlung therapierefraktärer hypervaskulärer Knochenmetastasen. Die Bestrahlung versagt hier in etwa 5–10% und bei diesen Patienten kann noch zu etwa 70% eine sehr zufriedenstellendes palliatives Ergebnis erreicht werden, das bis zu neun Monate anhält. In der Regel kann also für die dem Patienten zur Verfügung stehende Lebenszeit eine gute Schmerzbehandlung erreicht werden. Die Schmerzlinderung läßt sich dabei im Vergleich zur Strahlentherapie wesentlich schneller erreichen. Auf die relativ günstige Prognose von Patienten mit solitären Metastasen eines Hypernephroms, die naturgemäß den Hauptteil der hypervaskulären Knochenmetastasen ausmachen, sollte hingewiesen werden: 30–49% der Patienten überleben fünf Jahre.

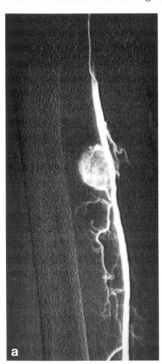

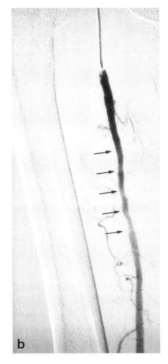

Abbildung 3a. Lokoregionäres Rezidiv eines Histiosarkoms in Höhe des Oberschenkels, das aus multiplen Seitästen aus der A. femoralis superficialis versorgt wird. Zusätzlich fanden sich multiple Tumorknoten im Unterschenkelbereich (nicht dargestellt).

b. Zustand nach multiplen intraarteriellen Therapiezyklen mit einer Gesamtdosis von mehr als 1 g Epirubicin. Der hypervaskuläre Tumorknoten kommt nicht mehr zur Darstellung. Auffallend ist die etwa 5 cm lange Engstellung des an die Katheterspitze angrenzenden Gefäßbezirks (Pfeile). Ursache hierfür ist die hohe lokale Zytostatikakonzentration, die zu einem toxischen Endothelschaden mit Gefäßstenose geführt hat.

Etwas im Dunkeln liegt der Stellenwert der intraarteriellen Chemotherapie bei primären Weichteil- und Knochentumoren. Zwar lassen sich lokal hohe Remissionsraten erzielen, ob der Patient tatsächlich langfristig von dieser Behandlungsform profitiert, gilt als nicht erwiesen. Einige Autoren sahen keine höheren Remissionsraten der intraarteriellen Chemotherapie verglichen mit einer konventionellen systemischen Therapie. Allerdings tritt die Tumorverkleinerung bei lokoregionärer Applikation der Zytostatika deutlich früher ein. Eindeutig scheint jedoch zu sein, daß in einem höheren Prozentsatz extremitäterhaltende Chirurgie nach neoadjuvanter lokoregionärer Therapie durchgeführt werden kann.

Bei therapierefraktären Lokalrezidiven läßt sich im Einzelfall mit der lokoregionären Behandlung ein sehr guter Effekt erreichen. Die Nebenwirkungen sind selten, wenn die applizierte Dosis dem Gefäßdurchmesser angepaßt ist. Wir selbst beobachteten nur in einem Fall oberflächliche Hautulzerationen bei einem Patienten, bei dem zusätzlich eine venöse Abflußbehinderung infolge einer tumorbedingten tiefen Beinvenenthrombose vorlag. In der Literatur werden Muskel- und Hautnekrosen in einer Häufigkeit von 5–10% angegeben.

Literatur

Allen KL, Johnson TW, Hibbs GG (1976) Effective bone palliation as related to various treatment regimens. Cancer 37: 337–342

Cadman E, Bertino JR (1976) Chemotherapy of skeletal metastases. Int J Radiat Oncol Biol Phys 1: 121–128

Chuang VP, Wallace S, Swanson D, Zomoza J, Handel SF, Schwarten DA, Murray J (1979) Arterial occlusion in the management of pain from metastatic renal carcinoma. Radiology 133: 611–614

DeVita VT, Hellmann S, Rosenberg SA (1989) Cancer, 3rd ed. Lippincott, Philadelphia

Elias AD (1992) The clinical management of soft tissue sarcomas. Semin Oncol 19: 19–25

Gellad FE, Sadato N, Numaguchi Y, Levine AM (1990) Vascular metastatic lesions of the spine: preoperative embolization. Radiology 176: 683–868

Gilbert HA, Kagan AR, Nussbaum H, Rao AR, Statzman J, Chan P, Allen B, Forsythe A (1977) Evaluation of radiation therapy for bone metastases: pain and quality of life. AJR 129: 1095–1099

Görich J, Solymosi L, Hasan I, Sittek H, Majdali R, Reiser M (1995) Embolisation von Knochenmetastasen. Radiologe 35: 55–59

Hoekstra HJ, Schraffordt Koops H, de Vries LGE, van Weerden TW, Oldhoff J (1993) Toxicity of hyperthermic isolated limb perfusion with Cisplatin for recurrent melanoma of the lower extremity after previous perfusion treatment. Cancer 72: 1224–1229

Issels RD, Bosse D, Starck M, Abdel-Rahman S, Jauch KW, Schildberg FW, Wilmanns W (1993) Weichteiltumoren: Indikation und Ergebnisse der Hyperthermie. Chirurg 64: 461–467

Jaffe N, Knapp J, Chuang VP (1983) Osteosarcoma: Intra-arterial treatment of the primary tumor with cis-diammine-dichloroplatinum II (CDP): Angiographic, pathologic and pharmacologic studies. Cancer 51: 402–407

Jaffe N, Prudich J, Knapp J (1983) Treatment of primary ostosarcoma with intraarterial and intravenous high-dose methotrexate. J Clin Oncol 1: 428–431

Jaffe N, Robertson R, Ayala A (1985) Comparison of intra-arterial cis-diammine-dichloroplatinum II with high dose methotrexate and citrovorum factor rescue in the treatment of primary osteosarcoma. J Clin Oncol 3: 1101–1104

Jaschke W, van Kaick G, Peter S (1982) Accuracy of computed tomography in staging of kidney tumors. Acta Radiol (Stockh) 23: 593–598

Konya A, Vigvary Z (1992) Neoadjuvant intraarterial chemotherapy of soft tissue sarcomas. Ann Oncol 3: 127–129

Malawer M, Buch R, Reaman G, Priebat D, Potter B, Khurana J, Shmookler B, Patterson K, Schulof R (1991) Impact of two cycles of preoperative chemotherapy with intraarterial cisplatin and intravenous doxorubicin on the choice of surgical procedure for high-grade bone sarcomas of the extremities. Clin Orthop Rel Res 270: 214–222

Maobiglet GM, Benjamin R, Patt YZ (1981) Intraarterial cis-platinum for patients with inoperable skeletal tumors. Cancer 48: 1–4

Sim FH, Edmonson JH, Wold LE (1993) Soft-tissue sarcomas. Clin Orthop Rel Res 289: 106–112

Wallace S, Granmayeh M, DeSantos LA, Murray JA, Romsdahl MM, Bracken RB, Jonsson K (1979) Arterial occlusion of pelvic bone tumors. Cancer 43: 322–328

Wanebo HJ, Temple WJ, Popp MB, Douvill CE, Yablonski M (1990) Combination regional therapy for extremity sarcoma. Arch Surg 125: 355–359

Winkler K, Bielack S, Delling G, Salzer-Kuntschik M, Kotz R, Greenshaw C, Jürgens H, Ritter J, Kusnierz-Glaz C, Erttmann R, Gädicke G, Graf N, Ladenstein R, Leyvraz S, Mertens R, Weinel P (1990) Effect of intraarterial versus intravenous Cisplatin in addition to systemic doxorubicin, high-dose methotrexate and ifosfamide on histologic tumor response in osteosarcoma (Study COSS-86). Cancer 15: 1703–1710

Für die Verfasser:
Priv.-Doz. Dr. med J. Görich
Radiologische und Poliklinik
Klinikum der Universität
Steinhövelstraße 9
D-89075 Ulm

CT-gesteuerte Plexus-coeliacus-Blockade

J. Kandyba, H. Schild
Radiologische Klinik, Universität Bonn

Die perkutane Blockade bzw. Ausschaltung des Plexus coeliacus durch Injektion von Lokalanästhetikum bzw. neurolytischen Lösungen ist ein palliatives Verfahren zur Therapie von anders nicht behandelbaren Schmerzzuständen, ausgelöst durch Erkrankungen von Oberbauchorganen. Grundkrankheit ist meist ein Pankreaskarzinom, bei dem in einem hohen Prozentsatz eine direkte Infiltration benachbarter neuraler Strukturen zu beobachten ist. Das Verfahren soll im folgenden kurz beschrieben werden; für weitere Detailinformation sei auf die weiterführende Literatur verwiesen.

Technik

Voraussetzungen für den Eingriff sind Kooperation des Patienten, ausreichende Blutgerinnung sowie – falls Kontrastmittel verwendet wird – dessen Verträglichkeit. Vor der Intervention sollte die Schmerzmedikation abgesetzt bzw. reduziert werden, um möglichst genau den Effekt der Maßnahme einschätzen zu können.
Ungeachtet des Zugangs (transabdominell, translumbal o. ä.) wird prinzipiell so vorgegangen, daß mit einer Feinnadel die Region des Plexus coeliacus ventral der Aorta, ober- oder unterhalb des Truncus coeliacus (letzteres zu bevorzugen) punktiert und dort zunächst Lokalanästhetikum, dann eventuell neurolytische Lösung injiziert wird.
Die Reihenfolge der Einzelschritte – für das Vorgehen von ventral exemplarisch beschrieben – ist wie folgt:

– Anlage eines peripher-venösen Zuganges und bequeme Lagerung des Patienten im CT.
– CT-Darstellung der Region des Plexus solaris, wobei der Truncus coeliacus als Leitstruktur dient.
– Wahl und Markierung eines Einstichortes auf der Haut, von dem aus es möglich ist, die Zielregion zu punktieren. An der gewählten Stelle wird dann das Gewebe mit Lokalanästhetikum infiltriert (tiefe Infiltration einschließlich des Peritoneums).
– Mit einer Feinnadel (ca. 0,7 mm Durchmesser) erfolgt dann die Punktion. Liegt die Nadelspitze richtig, so wird bei negativer Aspiration etwas verdünntes, nichtionisches Kontrastmittel injiziert und dessen Verteilung computertomographisch kontrolliert. Idealerweise sollte sich das KM ventral/ventro-lateral um die Aorta verbreitern.
– Bei regelrechter KM-Verteilung empfiehlt es sich, zunächst etwa 10 ml eines Lokalanästhetikums zu injizieren. Im Idealfall kommt es bei den Patienten bereits nach einigen Minuten zu einer Reduktion der Schmerzen. Anschließend erfolgt – bei unkompliziertem Ablauf – die Injektion des Neurolytikums.

Wir verwenden ein Gemisch, das aus etwa 6 Teilen absolutem Äthanol (für die parenterale Injektion geeignet!), 3 Teilen eines länger wirkenden Lokalanästhetikums (z. B. Carbostesin) sowie einem Teil eines nichtionischen, mischungsverträglichen Kontrastmittels (z. B. Iopromid, Iopamidol) besteht. Die Injektion von reinem Alkohol ist zwar prinzipiell ebenfalls möglich, aber ohne vorausgehende bzw. gleichzeitige Lokalanästhetikagabe für den Patienten unter Umständen sehr schmerzhaft. Von der o.a. Lösung werden 20–40 (–70) ml injiziert, wobei mehrfach computertomographisch deren Ausdehnung kontrolliert wird.

Während der Injektion geben die Patienten gelegentlich einen dumpfen Druck oder auch Schmerz an, der aber auf vorübergehende Unterbrechung der Injektion in kurzer Zeit nachläßt. Ist dies nicht der Fall oder kommt es zu ansonsten nicht erklärbaren Symptomen, so wird der Eingriff abgebrochen.

- Bei komplikationslosem Verlauf wird die Ausdehnung des Neurolytikums am Ende nochmals dokumentiert und die mit etwas physiol. Kochsalzlösung durchgespülte Nadel entfernt (damit im Rückzug kein Alkohol an andere Strukturen gelangt!).
- Der Patient verbleibt bis zum nächsten Morgen im Bett. Beim ersten Aufstehen ist auf eine evtl. Orthostase-Problematik zu achten (s. u.).

Führt die Maßnahme nicht oder nur vorübergehend zu einer Besserung, so wiederholen wir den Eingriff, da die genaue Verteilung der neurolytischen Lösung nicht voraussehbar ist und so im Einzelfall doch noch (evtl. erneut) eine Schmerzreduktion erzielt werden kann.

Nebenwirkungen

Neben dem bereits beschriebenen Druck bzw. Schmerz sind orthostatische Probleme durch Ausschaltung des Sympathikus anzuführen; diese sind normalerweise klinisch nicht relevant.

Als weitere Nebenwirkung ist die Verbesserung der Stuhlgewohnheiten bei den oft obstipierten Patienten anzusehen, welche vielfach als angenehm empfunden wird.

Komplikationen

Eine Vielzahl von Komplikationen wurde in der Literatur beschrieben, wobei in den meisten Fällen keine computertomographische Kontrolle der Intervention erfolgte. Unter anderem werden mitgeteilt: persistierende Diarrhöen, chemische Peritonitis durch Alkoholausbreitung, Pleuraschmerzen, Pneumothorax, Blutungen, akute Pankreatitis, Septikämien und als wohl gravierendste Komplikation auch eine Paraplegie (möglicherweise durch Injektion/Diffusion des Neurolytikums in ein das Rückenmark versorgendes Gefäß). Wir selbst haben bei mehr als 80 CT-gesteuerten Blockaden nur einen Fall mit mehrwöchiger Diarrhö als einziger Komplikation zu verzeichnen.

Ergebnisse

Die Ergebnisse der Plexus-coeliacus-Blockade variieren in Abhängigkeit von der Grunderkrankung. Bei Patienten mit Pankreaskarzinomen sind die Resultate anscheinend besser als bei Patienten mit chronischer Pankreatitis, die weniger häufig profitieren. Ursächlich wird hierfür eine andere Schmerzgenese angesehen. Insgesamt schwankt die in der Literatur angegebene Erfolgsrate von etwa 30% bis fast 80%. Bei ausgedehnten Karzinomen sind die Erfolge dabei meist geringer. Dies erklärt sich unter anderem durch eine eventuelle Schmerzleitung auch über Interkostalnerven, die naturgemäß von der Ausschaltung des Plexus nicht betroffen sind.

Im eigenen Krankengut konnten wir am Tag nach dem Eingriff eine Besserung der Beschwerden bei 80% der Patienten registrieren, wobei in einem erheblichen Prozentsatz allerdings bereits in den Folgetagen erneut Schmerzen auftraten. Auf Dauer bzw. langfristig profitieren etwa 20–25% der behandelten Patienten von der Intervention.

Literatur

Buy JN, Moss AA, Singler RC (1982) CT-guided celiac-plexus and splanchnic nerve neurolysis. J Comput Ass Tomogr 6: 315–319

Kurdziel JC, Dondelinger RF (1990) Percutanous lysis of neural structures: coeliac plexus. In: Dondelinger RF et al (eds) Interventional radiology. Thieme, Stuttgart New York

Schild H, Günter R, Hoffmann J, Gödecke R (1983) CT-gesteuerte Blockade des Plexus coeliacus mit ventralem Zugang. RöFo 139: 202–205

Schild H (1995) CT-gesteuerte Plexus-coeliacus-Blockade. In: Günther R, Thelen M (Hrsg) Interventionelle Radiologie, 2. Aufl. Thieme, Stuttgart New York

Für die Verfasser:
Prof. Dr. med. H. Schild
Radiologische Universitätsklinik
Sigmund-Freud-Straße 25
D-53127 Bonn

Perkutane Gastrostomie

H. Weigand
RNS Gemeinschaftspraxis am Klinikum Wiesbaden

Die Indikation zu befristeten oder dauerhaften Ernährungssonden ergibt sich aus Obstruktionen oder funktionellen Störungen des Ösophagus. Neben neurogenen Störungen, entzündlich bedingten Engen oder narbigen Stenosen stehen die tumorbedingten Obstruktionen im Vordergrund. Die Gastrostomie gehört damit zu den palliativen Maßnahmen der Onkologie.

Während die Witzel-Fistel (1) als operative Maßnahme weitgehend der Vergangenheit angehört, gewinnen ösophageale Tuben oder Stents sowie Gastrostomien mehr und mehr an Bedeutung. Die erste Mitteilung über eine endoskopisch gelegte Gastrostomie von *Gauderer* (2) bedeutete das Ende der langfristig gelegten transnasalen Sonden.

Mit dem Einsatz des Endoskops verwies er die Technik zunächst in die Hände der Internisten. Daher stammt auch die Abkürzung PEG (perkutane endoskopisch kontrollierte Gastrostomie). Erst in den letzten Jahren wurden die interventionellen Radiologen auf die Gastrostomie aufmerksam und wandelten die Technik zurecht und sinnvollerweise in eine PG (perkutane Gastrostomie) ab. Mit einem Endoskop – welchen Kalibers auch immer – die tumorbedingte Stenose, derenthalben die Gastrostomie angelegt werden soll, zu passieren, ist unlogisch und wenig überzeugend. Andererseits ist die DL-kontrollierte Vorgehensweise in der interventionellen Radiologie ebenso sicher, technisch einfacher und für den Patienten weniger belastend.

Technik der PG

1. Sonographische Markierung des Leberunterrandes auf der Haut. Nicht selten ist die Leber der betroffenen Patienten z. B. durch Metastasen vergrößert.

2. Luftfüllung des Magens: Auch hochgradige Ösophagusstenosen jeglicher Lokalisation können mit einem 5-French-Kobrakonfigurierten Katheter, armiert mit einem Terumo-J-konfigurierten 0,38-Führungsdraht, passiert werden. Damit ist die intermittierende Luftfüllung des Magens gewährleistet.

3. Punktion des Magens: Ein bis zwei Querfinger medial des li. Rippenbogens erfolgt die Punktion des Magens in Höhe des Angulus in Richtung auf den Pylorus. Zur Orientierung ist die DL-Kontrolle in beiden Ebenen erfolgt, möglicherweise auch unter kraniokaudaler oder kaudokranialer Kippung, um sicher zu stellen, daß eine Läsion des Kolons in jedem Falle vermieden wird. Nach der Punktion ist es hilfreich, durch eine geringe KM-Injektion die intragastrale Lage der Nadel zu dokumentieren.

4. Einbringung des Ankers: Durch die Punktionskanüle wird der Anker, ein ca. 2,5 cm langes Führungsdrahtstück, das an einem Mersilene-Faden fixiert ist, mit Hilfe eines Führungsdrahtes in den Magen vorgeschoben. Durch kontinuierlichen Zug am Anker kann die Magenvorderwand während der weiteren Manipulationen dicht an die Bauchdecke herangezogen werden.

5. Einführung der Ernährungssonde (Tilma-Sonde): Unter den verschiedenen perkutanen Ernährungssonden haben wir uns für das Tilma-Set entschieden.

Über den einliegenden Führungsdraht, der in Richtung des Pylorus vorgeschoben wurde, erfolgt die schrittweise Dilatation des Zuganges auf 10–12 French. Der Vorgang endet mit der Plazierung des Introducers, armiert mit dem Peel-away sheath. Nach Entfernung des Introducers Vorschieben der Tilma-Sonde, Zurückziehen des Peel-away sheath und des Führungsdrahtes. Damit wird die präformierte Ringkonfiguration der Tilma-Sonde in Schaftmitte freigesetzt. Die Fixierung der Bauchdecke kann unterschiedlich vorgenommen werden. Wir bevorzugen einen Silikonsteg, der vor der Plazierung auf den Katheterschaft vorgeschoben wird. Über diesem wird der Ankerfaden verknüpft.

Am Tag nach der PG kann mit der Sondenernährung begonnen werden. Trotz aller technischen Vorkehrungen beobachtet man hin und wieder eine regionale Peritonitis, die im allgemeinen nach ein bis zwei Tagen wieder abgeklungen ist. Grundsätzlich sind arterielle und venöse Hämatome möglich, ebenso ein Pneumoperitoneum. Verletzungen der Leber sowie des Kolons können durch sonographische und Durchleuchtungskontrolle vermieden werden. Bei voroperierten Mägen ist die Technik entsprechend den geänderten anatomischen Bedingungen abzuwandeln.

Nach unseren bisherigen Erfahrungen in den letzten fünf Jahren hat die PG bei geeigneter Indikationsstellung in den verschiedenen Fachgebieten als interventionelle röntgenkontrollierte Maßnahme einen hohen Stellenwert erlangt.

Die Verbesserung und Weiterentwicklung der Ösophagusendoprothesen wird allerdings in Zukunft die Indikationsstellung im onkologischen Bereich weitgehend bestimmen. Sowohl die PG als auch die Ösophagusendoprothese sind Palliativmaßnahmen. Unter Berücksichtigung der Lebensqualität sollte primär der Ösophagusendoprothese der Vorzug gegeben werden. Zu einem späteren Zeitpunkt, falls erforderlich, kann dann immer noch eine PG angelegt werden.

Literatur

1 Witzel O (1891) Zur Technik der Magenfistelanlegung. Zbl Chir 18: 601
2 Gauderer MWL, Ponsky JL, Izant RFJr (1980) Gastrostomy without laparotomy: a percutaneous endoscopic technique. J Pediatr Surg 15: 872–875

Anschrift des Verfassers:
Prof. Dr. med. H. Weigand
RNS Gemeinschaftspraxis
am Klinikum Wiesbaden
Ludwig-Erhard-Straße 100
D-65199 Wiesbaden

Stentimplantation bei Ösophagustumoren

D. Vorwerk, S. Truong-Noc
Klinik für Radiologische Diagnostik, Chirurgische Klinik, RWTH Aachen

Die Implantation von metallischen Endoprothesen bei malignen Erkrankungen der Speiseröhre hat in der jüngeren Zeit weitere Verbreitung gefunden. Die prinzipiellen Vorteile von Stents gegenüber den bisher verwendeten Häring-Tuben liegen in ihrem deutlich besseren Verhältnis von geringer Wandstärke und großem Innenlumen. Darüber hinaus sind sie flexibel und damit atraumatischer plazierbar als herkömmliche Tuben. Diese Vorteile haben eine Verwendung in der Speiseröhre interessant gemacht; Voraussetzung jedoch war die Entwicklung von Stents mit größeren Durchmessern, die aber mittlerweile seit einigen Jahren zur Verfügung stehen.

Verfügbare Stenttypen

Prinzipiell muß zwischen offenen – d. h. unbeschichteten – und beschichteten Endoprothesen unterschieden werden.
Die unbeschichteten Stents haben den Vorteil einer starken Verzahnung zwischen Wand und Stent, was zu einer hohen lokalen Stabilität führt. Nachteilig ist jedoch die Möglichkeit einer Restenosierung durch Über- und Durchwachsen des Tumors. Eine Abdichtung von Fisteln ist nicht möglich. Zu dieser Gruppe gehören der unbeschichtete Wallstent aus Stahldraht (3, 4) und der Nitinolstent nach dem Streckerprinzip (7) (Ultraflex, Boston Scientific). Der Wallstent ist rotations- und biegungsstabil aber flexibel, nachteilig sind die relativ scharfen Enden, die zur Verletzung der Schleimhaut führen können. Der Nitinolstent ist atraumatisch, dicht gestrickt und sehr flexibel; ein Nachteil ist seine geringere Stabilität bei Rotation oder Knickung.
Beschichtete Stents haben den Vorteil, daß ein Tumoreinwachsen verhindert wird. Sie können auch zur Abdichtung von ösophagotrachealen Fisteln genutzt werden. Die Verzahnung des Stents mit der Ösophaguswand ist allerdings geringer, was eine Dislokation begünstigen kann. Teilbeschichtete Stents sind daher von Vorteil. Es stehen der durchgehend beschichtete Gianturco-Rösch-Z-Stent (2, 5) (Cook Inc.) und der teilbeschichtete Wallstent (6) (Schneider AG) zur Verfügung; eine intestinale Version des dacronbeschichteten Cragg Endopro-Stents (Mintec GmbH) ist in Vorbereitung.

Indikationen zur Stentimplantation

Die Stentimplantation beim Ösophaguskarzinom stellt eine palliative Behandlung dar. Sie setzt daher die primäre Inkurabilität des Patienten durch lokale Tumorausdehnung und/oder Fernmetastasierung oder eine konstitutionsbedingte Inoperabilität des Patienten voraus (7). Sie kann aber auch beim Lokalrezidiv nach operativer Erstversorgung durch Magenhochzug als sekundärer Palliativeingriff oder bei Zustand nach Gastrektomie zur Schienung der ösophagojejunalen Anastomose eingesetzt werden. Klinisch ist eine höhergradige Dysphagie oder das Vorliegen einer ösopohago-bronchialen Fistel (Abbildungen 1) Voraussetzung zur Stentimplantation; Lasertherapie und Bougierung können als konkurrierende Verfahren angesehen werden.

Technische Voraussetzungen zur Stentimplantation

Die Implantation von Ösophagusstents kann alleine unter Durchleuchtungskontrolle oder unter Kombination von endoskopischer und fluoroskopischer Kontrolle erfolgen. Wir bevorzugen eine Kombination von Endoskopie und Durchleuchtung insbesondere dann, wenn komplizierte lokale Verhältnisse vorliegen, die eine endoskopische Einstellung der oberen Tumorstenose erforderlich machen.

Es ist häufig darüber gestritten worden, ob die Implantation von Ösophagusstents Aufgabe des Endoskopikers oder des Radiologen ist. Tatsächlich gibt es keine guten Argumente für die Bevorzugung der einen wie der anderen Fachgruppe, auch wenn die Entscheidung im Alltag in der Regel über eine Selbstzuweisung gelöst wird. Wir haben jedoch die Erfahrung gemacht, daß bei schwierigen Fällen sich die Kenntnisse sowohl des Endoskopikers als auch des interventionellen Radiologen zur optimalen Problemlösung ergänzen.

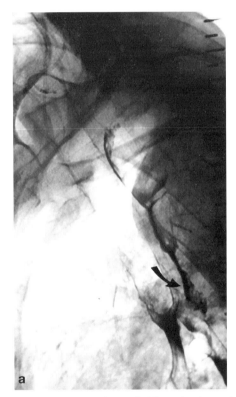 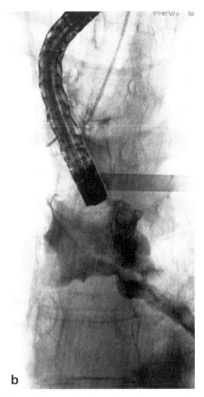

Abbildung 1a. Patient mit Magenhochzug, Lokalrezidiv und breiter ösophago-respiratorischer Fistel (Pfeil).
b. Die direkte Kontrastierung über Kontrastmitteleingabe über das Endoskop zeigt nur die Fistel, aber nicht den distalen Magenanteil, der nicht endoskopisch, sondern nur durch Verwendung eines hydrophilen Führungsdrahtes sondiert werden kann.

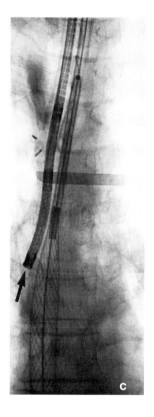 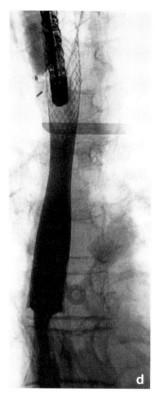

Abbildung 1c. Nach teilweiser Stentöffnung wird bronchoskopisch überprüft (Pfeil), daß der Stent nicht zur Trachealkompression führt.
d. Nach komplettem Stentabwurf des beschichteten Wallstents ist eine komplette Abdichtung der Fistel nachweisbar.

Die Behandlung der einfachen Tumorstenose ist technisch unproblematisch. Solange ein Restkanal besteht, kann der Führungsdraht hindurchgebracht und der Ösophagusstent implantiert werden. Sollte es sich um eine sehr rigide Stenose handeln, kann diese gegebenenfalls vordilatiert werden. Je nach Stenttyp weitet sich der Stent erst im Verlauf, so daß nach Implantation deutliche Reststenosen bleiben können. Dann ist äußerste Vorsicht beim Entfernen des Einführbesteckes geboten, da beim Zurückziehen dieses an den Kanten des Stents hängenbleiben und den Stent bei unachtsamer Manipulation dislozieren kann. Eine Implantation sollte immer über einen extrasteifen Führungsdraht [z. B. einen Amplatz extrastiff (Cook Inc.) 200 cm lang] erfolgen; die primäre Stenosepassage erfordert gelegentlich einen gleitbeschichteten Führungsdraht, der dann unter Verwendung eines angiographischen Katheters koaxial gegen den steiferen Führungsdraht ausgetauscht werden kann. Beim Abwurf darf das Stentbesteck keinesfalls rotiert werden – dies gilt insbesondere für den Nitinolstent –, da sonst Abknickungen entstehen können.

Schwierig kann eine Implantation im Bereich des proximalen Ösophagus bei malignen Stenosen an der kranialen Anastomose nach Magenhochzug werden. Hier sind oft nur wenige Zentimeter Spielraum vom Ösphagusmund bis zum kranialen Tumorrand und eine exakte Plazierung ist erforderlich, um eine akzidentelle, zu weit proximale Plazierung mit eventuell katastrophalen Folgen zu vermeiden. Dies wird dadurch erschwert, daß eine Bildgebung unter Implantation nicht möglich ist und man sich auf vorher angebrachte Markierungen verlassen muß. Die gerade nach Magenhochzug zum Teil erheblichen Kalibersprünge im Ösophagus oder Ösophagusersatz beeinträchtigen hier zusätzlich die Stabilität der Implantatlage. Die Stentimplantation bei primären Tumoren innerhalb der ersten 5 cm unterhalb des Ösophagusmundes sind hingegen wegen des entstehenden Fremdkörpergefühles kontraindiziert.

Schwierig kann die Implantation im Bereich des distalen Ösophagus insbesondere bei Zustand nach Gastrektomie und Ersatzmagenbildung werden. Hier ist die Überkreuzung von Dünndarmschlingen mit Ausbildung von Toträumen zu vermeiden; bei Verwendung des Wallstents muß die größere Fragilität der Dünndarmwand beachtet werden, die durch die scharfen Stentenden traumatisiert werden kann. In diesen Extrempositionen ist die Einheitslänge der angebotenen Stenttypen gelegentlich störend; beim Wallstent kann dieser jedoch am proximalen wie am distalen Ende noch vor Implantation mit einer einfachen chirurgischen Schere gekürzt werden.

Implantationstaktik

Der Lokalbefund muß darüber entscheiden, ob ein unbeschichteter oder ein beschichteter Stent implantiert wird. Insbesondere bei Fisteln oder stark nekrotischen Tumoren ist ein beschichteter Stent zu empfehlen. Je kleiner der erreichbare Durchmesser ist, umso eher empfiehlt sich ebenfalls die Verwendung eines beschichteten Implantates, um eine frühzeitige Stentdurchwachsung zu verhindern.

Die Wahl des Stentdurchmessers muß gut abgewogen werden, auch wenn die Erreichung eines möglichst großen Durchmessers erwünscht wird. Liegt nämlich die Hauptmasse eines Tumors in enger Nachbarschaft zur Pars membranacea der Trachea oder zu den Bronchien, kann es durch Implantation des Stents zur akuten Kompression der Luftwege mit Asphyxie kommen. Um Probleme dieser Art zu vermeiden, empfiehlt sich in kritischen Fällen eine Abklärung der Topographie durch Computertomographie und die Implantation in Intubationsnarkose, wobei unter bronchoskopischer Kontrolle der Stent zunächst teilgeöffnet wird (Abbildung 1c), um die entstehende Kompression zu beurteilen; erst bei sicheren Verhältnissen wird der Stent vollständig abgeworfen.

In Einzelfällen ist anstatt einer ösophagealen Implantation auch die Implantation eines Stents in die Trachea oder einen Hauptbronchus bei gleichzeitiger Anlage einer perkutanen Gastroenterostomie (PEG) notwendig. Dies gilt für ausgedehnte Tumoren, bei denen die Bedrohung der Luftwege durch Tumoreinbruch oder Fistelbildung im Vordergrund steht. Diese Patienten befinden sich in der Regel im Endstadium der Erkrankung: dennoch erfordert der enorme Leidensdruck der Patienten bei ständiger Bedrohung durch den Erstickungstod eine palliative Maßnahme – und sei es auch nur für kurze Zeit.

Alternativ zur PEG kann auch eine Doppelimplantation in Trachea und Ösophagus erwogen werden (1). Allerdings ist hierbei zu erwägen, daß es durch doppelten Stentdruck zur fortschreitenden Nekrose des Tumors kommen kann, der dann unter den Stents »wegschmilzt«, zur breiten Fistelung führen kann, und im ungünstigsten Falle sich die Nekrose in die Atemwege entleert.

Ergebnisse

Die Behebung einer Dysphagie wird in der Regel sofort erreicht. Technisch gelingt die Stentimplantation bei unkomplizierten Tumorstenosen im mittleren und distalen Ösophagusanteil nach Literaturangaben fast immer. In der täglichen Praxis kommen allerdings dennoch Fehlplazierung und Fehlrotationen durch technisch insuffiziente Plazierungen vor. Schwerwiegende Komplikationen wie eine Perforation sind nur selten beschrieben worden.

Ösophagusstents bleiben in 60–80% der Fälle primär offen (2–7). Bei Behandlung der ösophago-respiratorischen Fistel ist in etwa 90% mit einem erfolgreichen Fistelverschluß zu rechnen (2–7).

Im Verlauf kann es in einem geringen Prozentsatz zur Stentdislokation kommen. Für den Nitinolstent ist eine Dislokationsrate von bis zu 3%, für den Wallstent bis zu 8%, aber für den vollbeschichteten Z-Stent von immerhin bis 17% beschrieben worden, wobei die durchgehende Beschichtung eine Dislokation begünstigen kann (2–7). Andererseits ist die Tumorinvasionsrate bei beschichteten Stents mit bis zu 4% (infolge umschriebener Defekte der Beschichtung) deutlich günstiger als bei unbeschichteten Stents, die mit bis zu 20% angegeben wird (2–7). Eine partielle Beschichtung mit freien Enden zur besseren Verankerung scheint diesbezüglich einen sinnvollen Kompromiß darzustellen. Breitet sich der Tumor entlang der Stentachse aus, so kann eine proximale oder distale Überwachung durch erneute Stentimplantation behandelt werden.

Eine Verstopfung durch Nahrungsreste ist ebenfalls eine mögliche Ursache der Stentobstruktion. Zur Prophylaxe sollten die Patienten mit großen Stentdurchmessern über 20 mm angewiesen werden, ihre Nahrung ausgiebig und sorgfältig zu kauen und viel kohlensäurehaltige Getränke zu sich zu nehmen. Bei kleineren Stentdurchmessern empfiehlt sich die Beschränkung auf flüssige oder breiige Kost.

Wertung

Zusammenfassend stellt die Implantation eine risikoarme und wenig belastende Methode zur Dysphagiebehandlung bei maligner Speiseröhrenobstruktion dar. Beim Vorliegen sekundärer maligner Stenosen nach operativer Vorbehandlung oder bei ösophago-respiratorischer Fistel stellt die Stentimplantation häufig die einzige noch verfügbare Alternative zur Linderung der Dysphagie, Aspiration oder drohenden Asphyxie dar, um auch bei stark limitierter Gesamtprognose den Patienten noch ein einigermaßen erträgliches Dasein bis zum Tode zu ermöglichen.

Literatur

1 Colt H, Meric B, Dumon J (1992) Double stent for carcinoma of the oesophagus invading the tracheobronchial tree. Gastrointest Endosc 38: 485–489

2 Do Y, Song H, Lee B, Byun H, Kim K, Chin S, Park J (1993) Esophagorespiratory fistula associated with esophageal cancer: treatment with a Gianturco stent tube. Radiology 187: 673–677

3 Knyrim K, Wagner HJ, Bethge N, Keymling M, Vakil N (1993) A controlled trial of an expansile metal stent for palliation of esophageal obstruction due to inoperable cancer. N Engl J Med 329: 1302–1307

4 Neuhaus H, Hoffmann W, Dittler HJ, Niedermeyer HP, Classen M (1992) Implantation of self-expanding esophageal metal stents for palliation of malignant dysphagia. Endoscopy 24: 405–410

5 Song HY, Do YS, Han KB, Choi FK, Sohn KH, Kim HR, Kim SH, Min YI (1994) Covered expandable esophageal metallic stent tubes: experiences in 119 patients. Radiology 193: 689–695

6 Vorwerk D, Truong-Ngoc S, Pfingsten F, Günther RW (1994) Palliativer Verschluß einer oesophagobronchialen Fistel durch einen beschichteten Metallstent. Fortschr Röntgenstr 161: 463–464

7 Wagner HJ, Schwerk WB, Stinner B, Kasper M, Klose KJ (1993) Implantation selbstexpandierender Nitinolstents in den Ösophagus bei maligner Dysphagie. Fortschr Röntgenstr 159: 450–455

Für die Verfasser:
Priv.-Doz. Dr. med. D. Vorwerk
Klinik für Radiologische Diagnostik
RWTH Aachen
Pauwelsstraße 30
D-52057 Aachen

Vena cava

Interventionelle Behandlung tumorbedingter Stenosen

P. Romaniuk, D. Stockheim, F. Köhler

Institut für Röntgendiagnostik, Arbeitsbereich Interventionsradiologie,
Universitätsklinikum Charité der Humboldt-Universität zu Berlin

Einleitung

Die Halsveneneinflußstauung, auch Vena-cava-superior-Syndrom genannt, ist eine schwere Komplikation von malignen und benignen Erkrankungen des Thoraxraumes, die auf das zentrale Venensystem übergreifen. Die Symptome, wie schmerzhafte Armschwellungen, Herabsetzung der groben Armkraft, Hals- und Gesichtsödeme, schwer beeinflußbare Kopfschmerzen, Atemnot, progrediente Asphyxie, werden jedoch nicht nur bei Obstruktionen der oberen Hohlvene, sondern auch bei langstreckigen Läsionen der Vena brachiocephalica, Vena subclavia, Vena jugularis interna, insbesondere bei bilateralem Befall, beobachtet (2). Ursache der venösen Zirkulationsstörungen sind flächenhafte Kompressionen und Infiltrationen der Malignome (zentrale Bronchialkarzinome, Mediastinaltumoren, Mediastinalmetastasen). Seltener führen gutartige Prozesse, wie Subklaviastenosen nach Dauerkathetern, Subklaviastenosen nach Dialyseshunts, postoperative bzw. posttraumatische Kavastenosen, Kavastenosen nach Mediastinitis, zur beschriebenen Symptomatik.

Ein onkologischer Notfall tritt ein, wenn sich bei hochgradigen Hals-Gesichts-Schwellungen ein Glottisödem entwickelt, das zur lebensbedrohlichen Asphyxie führt (10). Chirurgische Interventionen mit Bypassanlage oder Ausschälung der Hohlvenenverschlüsse werden wegen der hohen Mortalität und hohen Verschlußraten nur noch selten praktiziert (7, 17). Die systemische Chemotherapie und die Strahlentherapie stehen im Vordergrund (5, 6). Durch eine Reduktion der Tumormassen treten Teilrekanalisationen und Dekompressionen okkludierter Venensegmente auf, die zur vorübergehenden Besserung führen. Bei Rezidiven versagt jedoch häufig die nicht-invasive Therapie. Mit Etablierung der Ballonkatheterangioplastie und der perkutanen Implantation metallischer Endoprothesen bot sich die Möglichkeit einer dauerhaften und sofort wirksamen Wiederherstellung der venösen Strombahn bei tumoröser Obstruktion von Venen an (1, 4, 11, 12, 15).

Den ersten perkutanen Eingriff an der oberen Hohlvene hat C. Dotter 1982 vorgenommen (persönliche Mitteilung 1982). Er rekanalisierte einen vollständigen, tumorbedingten Verschluß der oberen Hohlvene und implantierte eine englumige Teflon-Endoprothese, die nur wenige Tage offenblieb. Bessere Ersterergebnisse wurden mit Palmaz- und Gianturco-ZZ-Stents erzielt (3, 4, 9, 13, 14, 16).

Erste experimentelle und klinische Untersuchungen (10, 11, 12, 19) legten nahe, in venösen Gebieten die selbstexpandierbaren und flexiblen Wallstents einzusetzen. Über Wallstentimplantationen in die obere Hohlvene liegen nur wenige Untersuchungen vor (1, 8, 10, 18).

Wir berichten über Erfahrungen mit der Rekanalisation, Ballondilatation und Stentstützung maligner Stenosen und Verschlüs-

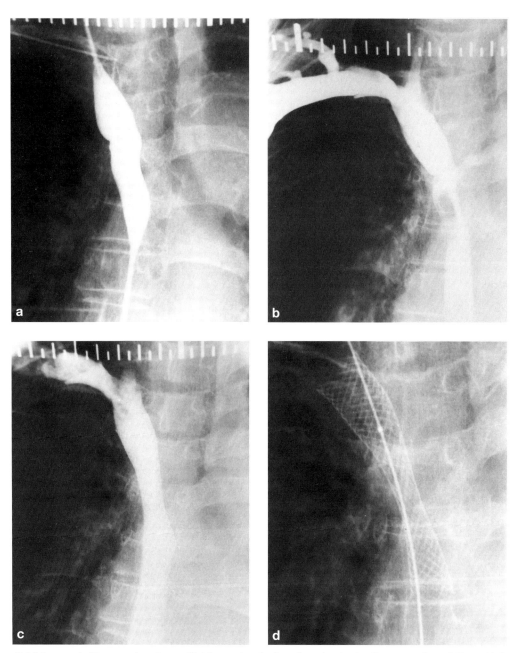

Abbildungen 1. Stenose der oberen Hohlvene durch einen intraluminalen Tumorzapfen. a) Bronchialkarzinom; b) Ballondilatation; c) Transplantat in situ; d) freier Abfluß über den Wallstent.

se der oberen Hohlvene, teilweise mit Übergriff auf angrenzende zentrale Venen bei 24 Patienten.

Patienten und Methoden

Im Zeitraum von August 1991 bis Juni 1995 wurden uns 28 Patienten mit Kavaobstruktionen durch fortgeschrittene Malignome (zentrale Bronchialkarzinome, Mediastinaltumoren, Mediastinalmetastasen bei Mamma- und Zervixkarzinomen) zugewiesen. Das Durchschnittsalter der Patienten betrug 64,3 Jahre; unter den 28 Patienten befanden sich neun Frauen.

Bei allen Patienten lagen bronchoskopische und histologische Befunde über die Tumorausbreitung und Dignität vor. Die Diagnose einer Kavaobstruktion war durch Sonogramme und CT-Untersuchungen gesichert. Bei sechs Patienten lag ein onkologischer Notfall mit Glottisödem vor.

Auf transfemoralem Wege wurde bei den 28 Befundträgern mittels DSA-Angiographie die präzise Morphologie der oberen Hohlvene und der angrenzenden brachiozephalen Venen geklärt. Bei elf Patienten haben wir den Gefäßstatus durch eine periphere Schulter-Arm-Phlebographie ergänzt.

Bei 15 Patienten lagen vollständige Verschlüsse und bei 13 Patienten hochgradige

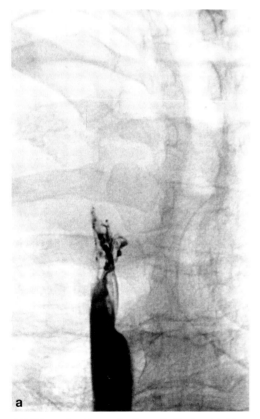
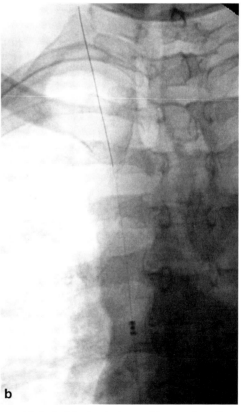

Abbildung 2a. Tumorös-thrombotischer Hohlvenenverschluß; *b.* Mechanische und Laserrekanalisation.

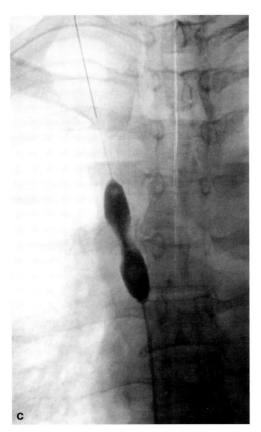 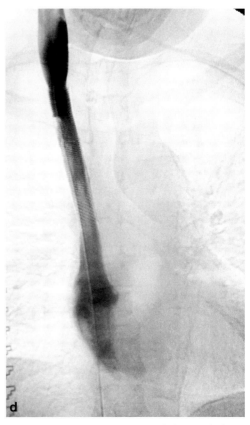

Abbildung 2c. Venöse Ballonangioplastie; *d.* Kontrollbild nach Stentimplantation mit freiem Abfluß.

Stenosen oder subtotale Okklusionen der Kava vor. Bei insgesamt 17 von 28 Patienten waren die brachiozephalen Venen mitbeteiligt (Abbildungen 1). Nur bei einer Patientin wurde aus der stenosierten Hohlvene eine Gewebeprobe entnommen, so daß keine schlüssige Differenzierung der angiographischen Befunde in reine Hohlvenenkompressionen mit intaktem Endothel, Venenkompression mit muralem Thrombus, intraluminale Tumorinfiltration mit Begleitthromben (Abbildungen 2), intraluminale Tumorinfiltration ohne Thromben vorgenommen werden konnte.

Bei allen Patienten wurde unabhängig der Genese (Thrombose oder Infiltration) zunächst ein transfemoraler Rekanalisationsversuch mit speziellen Gleitdrähten (0,035 bzw. 0,018 inch) und Gleitkathetern unternommen. Bei 4 von 28 Patienten war die Kavaobstruktion nicht passierbar, so daß auf die perkutane Revaskularisationstherapie verzichtet werden mußte.

Nach Schaffung eines ersten Penetrationskanals wurde mit festeren Diagnostikkathetern (F4, F5, F6) nachbougiert.

Bei zwei Patienten konnte anfangs nur ein schmaler Penetrationskanal für einen 0,018-inch-Draht geschaffen werden (Abbildungen 3). Die Erweiterung des Lumens erfolgte durch Holmiumlaserablation) mit einem F7-Multifaserlaserkatheter (Laser

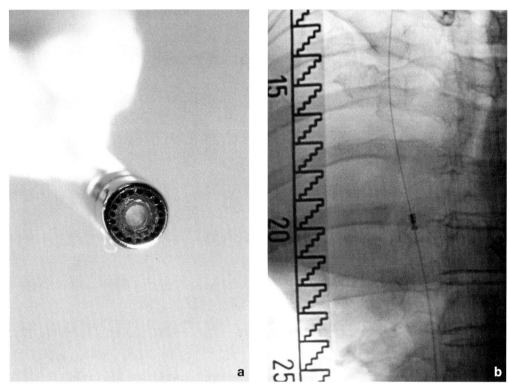

Abbildung 3a. 7F-Multifaserkatheter zur Laserablation; b. Laserkatheterkopf in situ.

BLM 800, Fa. Baasel). Bei den übrigen Patienten wurden zur Erweiterung der Kanäle teilweise schmale Ballonkatheter (PTCA-Katheter mit Ballondurchmessern zwischen 2 und 4 mm), meist jedoch breitere Ballonsysteme (5–8 mm) und zur Stentvorbereitung Großraumballonkatheter (10–14 mm) eingesetzt. Die Dilatationen erfolgten in 2 bis 3 Teilschritten unter radiologischer und manometrischer Kontrolle.

Zur definitiven Stützung der Rekanalisation wurden ausschließlich 1 bis 3 Wallstents als einseitige Ableitung oder in Y-Form als zweiseitige Ableitung implantiert. Der Stentdurchmesser lag meist 2 mm oberhalb des Ballondurchmessers. Bei starkem elastischen Rückfedern der Gefäßwand wurden Nachdilatationen der Stents vorgenommen. Wegen ungenügender Entlastung haben wir bei zwei Patienten (Abbildungen 4) einseitige Stentbrücken in Y-förmige, zweiseitige Stentimplantate verwandelt. Die nachträgliche Penetration und Dilatation von Stentmaschen für den Anschluß einer zweiten Endoprothese sind schwierig und erfordern zur Katheter- bzw. Stentträgerpassage den Einsatz einer gehüllsten transseptalen Kanüle.

Bei allen 24 Patienten konnte nach Passage der Kavastenose bzw. Rekanalisation von Kavaobstruktionen eine ausreichende Ballondehnung mit nachfolgender Wallstentüberbrückung vorgenommen werden. Wir beobachteten keine Lungenembolien, keine Ballonrupturen und keine Kavaperforationen. Nach 2 bis 3 Tagen haben sich die Stauungserscheinungen bei 22 von 24 Patienten fast vollständig zurückgebildet. Bei

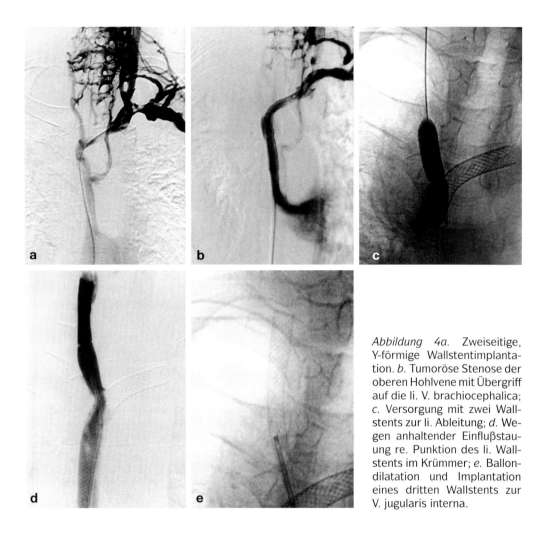

Abbildung 4a. Zweiseitige, Y-förmige Wallstentimplantation. *b.* Tumoröse Stenose der oberen Hohlvene mit Übergriff auf die li. V. brachiocephalica; *c.* Versorgung mit zwei Wallstents zur li. Ableitung; *d.* Wegen anhaltender Einflußstauung re. Punktion des li. Wallstents im Krümmer; *e.* Ballondilatation und Implantation eines dritten Wallstents zur V. jugularis interna.

allen fünf Notfällen konnte das Glottisödem beseitigt werden.

Flottierende Thromben in der oberen Hohlvene in Begleitung von Tumorstenosen ließen sich mit dem Wallstent komprimieren und an der Wand fixieren (Abbildung 5). 2 von 24 Patienten verstarben 2 und 5 Monate nach venöser Rekanalisation und Stentimplantation an ihrer Grundkrankheit durch Tumorkachexie. Bei der Sektion war keine Lungenembolie nachweisbar. Die eröffnete Hohlvene zeigte ein frei durchgängiges stenttragendes Lumen mit restlichen muralen Thromben. Bei zwei Patienten ergab die klinische Untersuchung nur eine einseitige Entlastung der Hals-Arm-Schwellung und bei drei Patienten vier Monate nach Erstimplantation einen Stentverschluß. Bei allen fünf Patienten waren ergänzende Zweitimplantationen nach nochmaliger mechanischer Rekanalisation erforderlich.

Einen Monat nach dem Eingriff lebten alle Patienten mit deutlicher klinischer Besserung.

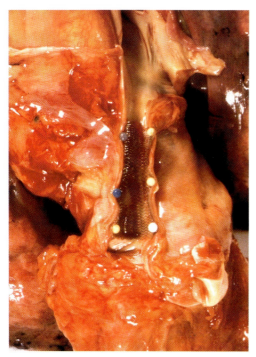

Abbildung 5. Eröffnete Hohlvene vier Monate nach venöser Angioplastie mit Wallstentimplantation. Freies Stentlumen.

Diskussion

Bei Entwicklung eines schweren Vena-cava-superior-Syndroms steht die systemische Chemotherapie oder Strahlentherapie an erster Stelle (5, 6). Sie führt durch Tumorverkleinerung zur deutlichen Besserung des klinischen Zustandes, ist jedoch bei einem Rezidiv meist wenig effektiv.

Auch bei akut einsetzender Asphyxie durch Glottisödem kann die Chemo- bzw. Strahlentherapie nicht herangezogen werden, da es bis zum Einsetzen der Wirkung eines längeren Intervalls bedarf (10). Unsere positiven Ergebnisse einer kombinierten Rekanalisation, venösen Angioplastie und Stentimplantation bei malignen Kavaobstruktionen stimmen mit den Erfahrungen anderer Autoren (1, 3, 8, 9, 13, 14, 15, 16, 18) überein.

Die interventionelle Wiederherstellung der gestörten venösen Zirkulation bei tumorösen Kavaobstruktionen ist als ein sicheres, rasch praktizierbares, risikoarmes Behandlungsverfahren anzusehen, das die Lebensqualität der Tumorträger in entscheidendem Maße verbessert. Unsere Erfahrungen sprechen für den Einsatz selbstexpandierbarer flexibler, lichtungserhaltender Endoprothesen (1, 10, 12 19).

Die Thrombosierungsrate ist gering, Hohlvenenläsionen haben wir nicht beobachtet.

Zusammenfassung

Kurzer Bericht über Methodik und Frühergebnisse der perkutanen Rekanalisation, Ballondilatation und Wallstentimplantation von malignen Hohlvenenobstruktionen, die mit schweren, z.T. lebensbedrohlichen Krankheitsbildern eines Vena-cava-superior-Syndroms einhergehen.

Literatur

1 Antonucci F, Salomonowitz E, Stuckmann G, Stiefel M, Largiader J, Zollikofer CL (1992) Placement of venous stents: clinical experience with a self-expanding prosthesis. Radiology 183: 493–497

2 Baker GL, Barnes HJ (1992) Superior vena cava syndrome. Etiology, diagnosis and treatment. Am J Crit Care 1: 54–64

3 Carrasco CH, Charnsangavej C, Wright KC, Wallace S, Gianturco C (1992) Use of the Gianturco self-expanding stent in stenosis of the superior and inferior venae cavae. J Vasc Interv Radiol 3: 409–419

4 Charnsangavej C, Carrasco CH, Wallace S, Wright KC, Ogawa K, Richli W, Gianturco C (1986) Stenosis of the vena cava: preliminary assessment of treatment with expandable metallic stents. Radiology 161: 295–298

5 Davenport D, Ferree C, Blake D, Rabin M (1978) Radiation therapy in the treatment of superior vena cava obstruction. Cancer 42: 2600–2603

6. Dombernowsky P, Hansen HH (1978) Combination chemotherapy in the management of superior vena cava of the lung. Acta Med Scand 204: 513–516
7. Doty DB (1982) Bypass of superior vena cava: six years' experience with spiral vein graft for obstruction of superior vena cava due to benign and malignant disease. J Thorac Cardiovasc Surg 83: 326–338
8. Günther RW, Vorwerk D, Bohndorf K, Klose K-C, Kistler D, Mann H, Sieberth HG, El-Din A (1989) Venous stenoses in dialysis shunts: treatment with self-expanding metallic stents. Radiology 170: 401–405
9. Irving JD, Kurdziel JC, Reindy JF, Schild H, Dick R, Adam A et al (1992) The Gianturco self-expanding stents: clinical experience in the vena cava and large veins. Cardiovasc Intervent Radiol 15: 328–333
10. Köhler F, Romaniuk P, Witt C, Stockheim D, Mergenthaler H-G, Grunewald R, Baumann G (1995) Venöse Angioplastie und Wallstent-Implantation in der Notfalltherapie eines tumorbedingten Vena-cava-superior-Syndroms. D Med Wschr (in Druck)
11. Maass D, Zollikofer CL, Largiader F, Senning A (1984) Radiological follow-up of transluminal inserted vascular endoprostheses: an experimental study using expandable spirals. Radiology 152: 659–663
12. Romaniuk P, Strecker E, Bürger K, Mandry M, Modersohn D, Münster W, Preß I, Speder J, Kutsche F, Edelmann A (1990) Perkutane Implantation gewebter Tantaldraht-Endoprothesen (System Strecker) zur Ergänzung der angioplastischen Therapie von Gefäßobstruktionen. In: Richter KM (Hrsg) Digitale und interventionelle Radiologie bei Herz- und Gefäßkrankheiten. Akademie Verlag, Berlin, S 323–339
13. Rosch J, Bedell J, Putnam J, Antonovic R, Uchida B, Gianturco C (1986) Expandable wire stents for treatment of superior vena cava syndrome secondary to lung carcinoma. Presented at the 72nd Scientific Assembly Society of North America, Chicago, November 30–December 5, 1986
14. Schild H, Schmied W, Irving D (1989) Perkutane Implantation einer endovaskulären Gianturco-Prothese bei V. subclavia-Verschluß. Fortschr Röntgenstr 151: 120–121
15. Sherry CS, Diamond NG, Meyers TP, Martin RL (1986) Successful treatment of superior vena cava syndrome by venous angioplasty. AJR 147: 834–835
16. Solomon N, Holey MH, Jarmolowski CR (1991) Intravascular stents in the management of superior vena cava syndrome. Cath Cardovasc Diagn 23: 245–252
17. Stanford W, Doty D (1986) The role of venography and surgery in the management of patients with superior vena cava obstruction. Ann Thoracic Surg 41: 158–163
18. Watkinson AF, Hansell DM (1993) Expandable wallstent for the treatment of obstruction of the superior vena cava. Thorax 48: 915–920
19. Zollikofer CL, Largiader I, Bruhlmann WF, Uhlschmid GK, Marty AH (1988) Endovascular stenting of veins and grafts: preliminary clinical experience. Radiology 167: 707–712

Für die Verfasser:
Prof. Dr. med. P. Romaniuk
Institut für Röntgendiagnostik
Universitätsklinikum Charité
Medizinische Fakultät der
Humboldt-Universität
Schumannstraße 20/21
D-10098 Berlin

Tracheobronchialbaum

Interventionelle Behandlung tumorbedingter Obstruktionen

Ch. Witt, B. Schmidt
Medizinische Universitäts- und Poliklinik, Charité Berlin

Funktionell wirksame Stenosen und Verschlüsse im Bereich der Trachea und der großen Bronchien bewirken eine respiratorische Insuffizienz. Diese nimmt durch die nachfolgende Atelektase und Retentionspneumonie weiter zu. Hieraus ergibt sich die Notwendigkeit zur umgehenden Rekanalisation.

Zur Therapie maligner Stenosen stehen neben traditionellen chirurgischen und tumorspezifischen Verfahren (perkutane Radiotherapie und systemische Chemotherapie) die Methoden der interventionellen Bronchologie zur Verfügung:

1) Lasertherapie
2) Photodynamische Therapie
3) Kleinraumbestrahlung (= Afterloading)
4) Stentimplantation
5) Elektrokoagulation

Die interventionelle Bronchologie bietet Möglichkeiten, bei Stenosen der zentralen Atemwege aufgrund malignen Tumorwachstums schnell und effektiv einzugreifen. Auf diese Weise kann die lebensbedrohliche Dyspnoe und die damit einhergehende subjektive Belastung des Patienten erheblich vermindert werden. Tumorspezifische Verfahren (Afterloading, Photodynamische Therapie) und unspezifische Rekanalisationsmethoden (Laser, Stentimplantation, Elektrokoagulation) werden zu diesem Zweck kombiniert angewendet.

Jeder Rekanalisationsversuch setzt ein funktionstüchtiges Lungenparenchym sowie eine adäquate Perfusion distal der Stenose voraus. Eingriffe im Bereich der distalen Atemwege ($<$ Lappenbronchien) sind wegen des geringen funktionellen Effekts nur in Einzelfällen indiziert (z. B. bei poststenotischen Eiterungen).

Lasertherapie

In der Bronchologie hat sich der Neodym : Yttrium-Aluminium-Granat-Laser (Nd : YAG-Laser) weitgehend durchgesetzt. Seine Strahlung (Wellenlänge 1064 nm) hat hervorragende Koagulations- und Vaporisationswirkung. Zusammen mit einem roten Helium-Pilotlaser werden die Strahlen über eine flexible Quartzglasfaser mit Gasspülung geführt. Die Anwendung erfolgt berührungsfrei, d. h. die Spitze der Laserfaser hat keinen Kontakt mit dem Gewebe. Hierbei ist zu beachten, daß aufgrund der kegelförmigen Abstrahlung die Leistungsdichte (Energie/Fläche) und damit die Wirkung direkt von der Distanz zwischen Laserfaser und Gewebe abhängt. Bei einem üblichen Abstand von 4–10 mm wird in der ersten Therapiephase eine Gewebskoagulation bei 5–20 W Laserleistung erreicht. In der zweiten Phase erfolgt eine Gewebsvaporisation bei 20–50 W. Aufgrund der guten Koagulationswirkung ist die Anwendung des Nd:YAG-Lasers nahezu blutungsfrei. In $>$80% kann eine partielle Rekanalisation erreicht werden. Die Lasertherapie kann sowohl unter Allgemeinanästhesie mit dem starren Bronchoskop als auch mit dem flexiblen Gerät unter Lokalanästhesie erfolgen. Indikationen sind: Intraluminal exo-

phytisches Tumorwachstum in den zentralen Atemwegen (Trachea, Hauptbronchien, Lappenbronchien), Stenoselänge <3 cm und Rekanalisation für eine nachfolgende Afterloading-Therapie.
Komplikationen: Letalität <1%, Blutung (selten), Perforation mit nachfolgendem Pneumothorax, Reizhusten durch den bei der Vaporisation entstehenden Rauch, bronchospastische Reaktionen bei Patienten mit bronchialer Hyperreagibilität (Prophylaxe: parenterale Glukokortikoide).

Photodynamische Therapie

Das Prinzip dieser Behandlungsform besteht in der Aktivierung eines Hämatoporphyrinderivates (HPD) durch das Licht eines Argon-Lasers (Wellenlänge 630 mm). Hierbei entstehen freie Sauerstoffradikale, die zytotoxische Wirkung haben. Da HPD innerhalb von 48 h in malignen Zellen akkumuliert, während die Konzentration in normalen Zellen gering ist, werden vorwiegend Tumorzellen geschädigt. Gleichzeitig hat die Verwendung von HPD diagnostische Bedeutung, da es bei Bestrahlung mit Licht der Wellenlänge 405 nm (Krypton-Laser) gelb fluoresziert. So können frühe maligne Veränderungen erkannt werden.
Für die Therapie mit dem Argon-Laser werden in einer Sitzung über 30–60 min in der Regel 400 mW/m mit einer zylindrisch abstrahlenden Glasfaserspitze appliziert. Hierbei wird keine direkte Wirkung sichtbar (vgl.: Nd:YAG-Laser). Zwei Tage später können Tumornekrosen mechanisch abgetragen werden. Das Verfahren ist in Deutschland noch nicht zugelassen (Phase III der Prüfung).
Indikation: Die photodynamische Therapie scheint geeignet für die Behandlung intramuraler (multilokulärer) Tumoren.
Komplikation: Als unerwünschte Wirkung ist vor allem die allgemeine Photosensibilität zu beachten. Patienten müssen die ersten Tage nach HPD-Gabe vom Tageslicht abgeschirmt werden, noch 20 Tage später sind Photoreaktionen bei starker UV-Bestrahlung nachweisbar.

Kleinraumbestrahlung (= Afterloading)

Bei diesem Verfahren wird mit dem flexiblen Bronchoskop eine Afterloading (AL)-Sonde (Durchmesser 2–4 mm) in den stenosierten Bronchusbereich eingelegt. Hierzu ist ein Lumen von 4 mm erforderlich, das ggf. mittels Nd:YAG-Laser geschaffen wird. Unter Computersteuerung wird eine ^{192}Iridium-Quelle in die Sonde eingeführt und mit definierten Verweilzeiten am Tumor entlang bewegt. Die Energiedosis beträgt im Regelfall in 10 mm Gewebetiefe 5 Gy (am Applikator 15 Gy). Es erfolgen 3 bis 6 Sitzungen im Abstand von zwei Wochen.
Indikation: Langstreckige zirkuläre intramurale Veränderungen, Rezidiv nach maximaler perkutaner Bestrahlung.
Komplikation: Blutung bei Gefäßarrosion, Reizhusten, Fistelbildung.

Stentimplantation

Die Stentimplantation ist das einzige Rekanalisationsverfahren, das sowohl bei intraluminalen und intramuralen als auch bei extraluminalen stenosierenden Prozessen (Mediastinaltumor, Lymphom, komprimierendes Bronchialkarzinom, usw.) sinnvoll eingesetzt werden kann. Zur Auswahl stehen Silikonstents (Dumon-Stent, Dynamic-[Freitag]-Stent, Orlowski-Stent) und Metallstents (selbstexpandierend: Gianturco-Z-Stent, Wallstent; ballonexpandierbar: Streckerstent).
Silikonstents werden im Regelfall unter Vollnarkose und Jet-Ventilation implantiert. Vorteile der Silikonstents sind gute Lumenstabilität und die Vermeidung von Tumordurchwachsungen des Stents. Ihre Nachteile sind Dislokationsgefahr (v.a. bei kur-

zen konischen Stenosen) und Störung von mukoziliärer Clearance sowie Hustenfunktion. Der Dynamic-Stent erlaubt aufgrund seiner flexiblen dorsalen Wand einen fast physiologischen Hustenstoß. Die Auswahl der Stentgröße ist bei Silikonstents entscheidend für die stabile Lage des Stents.

Die Implantation von Metallstents kann unter Lokalanästhesie mit dem flexiblen Bronchoskop erfolgen. Die Vorteile der Metallstents sind die Möglichkeit der Implantation ohne vorhergehende Dilatation (Aufdehnung im Stenosebereich) und ein Funktionserhalt der tracheobronchialen Mukosa. Endoskopische Kontrollen zeigen bereits nach wenigen Wochen eine Epithelialisierung der inneren Stentoberfläche. Bei der Implantation der ballonexpandierbaren Streckerstents wird der Stenosebereich langsam und kontrolliert aufgedehnt. Die Entfaltung der selbstexpandierenden Wall- und Gianturcostents ist weniger steuerbar. Die Nachteile der Metallstents sind geringere Lumenstabilität und das Risiko einer Reobstruktion durch Tumorgewebe, welches durch die Stentmaschen hindurchwächst. Dieses Risiko ist abhängig von der Maschengröße des Metallgeflechts, d.h. bei Gianturco-Z-Stents höher als bei Wall- oder Streckerstents. PUR-beschichtete Metallstents wurden in Einzelfällen erfolgreich implantiert.

Die Auswahl der Stenttypen wird in jedem Einzelfall neu getroffen. Generell werden Silikonstents bei exophytischem Tumorwachstum bevorzugt, um Reobstruktionen

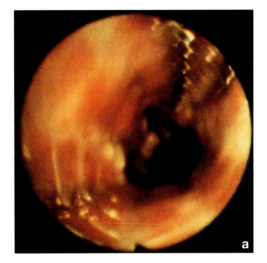

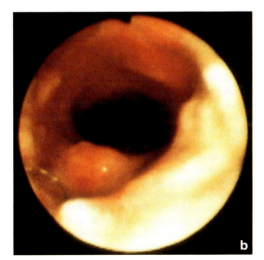

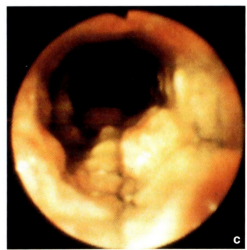

Abbildung 1a. Implantierter Streckerstent im Hauptbronchus, reaktionslose Mukosa; *b.* Epithelialisierter Stent mit Sekret, ca. sechs Wochen nach Implantation; *c.* Stentimplantation ohne nachfolgende tumorspezifische Therapie: Intraluminales Tumorwachstum durch die Stentmaschen.

zu vermeiden. Bei extraluminalen Raumforderungen mit Kompressionsstenosen oder bei schwierigen anatomischen Situationen werden Metallstents implantiert.
Tracheobronchiale Stents wurden bei Tumorpatienten mit Stenosen der zentralen Atemwege als Primärtherapie implantiert. Neben der Verbesserung des klinischen Zustandes konnte auf diese Weise ein stabiles Lumen, z. B. für eine Afterloading-Therapie, geschaffen werden. Eine nachfolgende tumorspezifische Therapie (perkutane Bestrahlung, Afterloading, Chemotherapie) führte zum Rückgang der Stenose. In der Hälfte der Fälle konnten nach wenigen Wochen die implantierten Stents wieder extrahiert werden. Diese *intermediäre Stentimplantation* stellt eine neue Therapiestrategie dar, durch die tracheobronchiale Stents sinnvoll in kurative Therapieverfahren integriert werden. Die Extrahierbarkeit der Stents ist Voraussetzung für eine intermediäre Stentimplantation.

Elektrokoagulation

Über ein geerdetes Spezialbronchoskop (starr oder flexibel) kann eine intrabronchiale Elektrokoagulation durchgeführt werden. Über eine schnelle blutungsfreie Beseitigung von exophytischem Gewebe wird berichtet. Trotz positiver Berichte findet das Verfahren derzeit keine breite Anwendung. Möglicherweise stellt die Elektrokoagulation eine ökonomisch interessante Alternative zur Lasertherapie dar.
Indikation: Bei intraluminalem Tumorwachstum.
Komplikation: Perforation, da die Tiefe der Nekrose nicht vorhersehbar ist.

Insgesamt sind die Methoden kombinierbar, so daß ein breites Spektrum interventioneller Maßnahmen zur Behandlung schwerer Dyspnoe bei Patienten mit malignen Obstruktionen zur Verfügung steht (Abbildungen 1 und 2).

Literatur

Breyer G, Häußinger K (1991) Tracheobronchiale Stents – Indikationen und Möglichkeiten. Pneumologie 45: 997–1003

Chang LF, Horvath J et al (1994) High-dose-rate afterloading intraluminal brachytherapy in malignant obstructions of lung cancer. Int J Radiat Oncol Biol Phys 28: 589–596

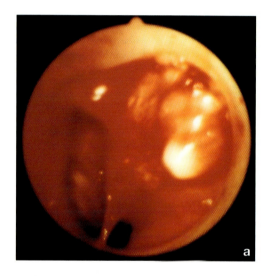

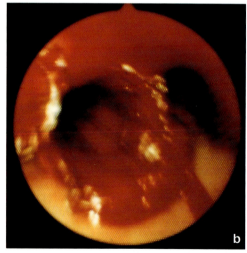

Abbildung 2a. Blutendes Bronchialkarzinom im linken Hauptbronchus, vor Stentimplantation; *b.* Nach Stentimplantation.

Dumon JF (1990) A dedicated tracheobronchial stent. Chest 97: 328–332

Edell ES, Cortese DA et al (1993) Ancillary therapies in the management of lung cancer: Photodynamic therapy, laser therapy, and endobronchial prosthetic devices. Mayo Clin Proc 68: 685–690

Freitag L, Tekolf E et al (1993) Interventionelle Bronchiologie in der palliativen Behandlung des Bronchialkarzinoms. Tumordiagn Ther 14: 83–90

Hürter T, Bohndorf K et al (1991) Bronchiale Endoprothesen (Stents) beim inoperablen Bronchialkarzinom. Pneumologie 45: 19–22

Imamura S, Kususnoki Y et al (1994) Photodynamic therapy and/or external beam irradiation therapy for roentgenologically occult lung cancer. Cancer 73: 1608–1614

Jacobson MJ, LoCicero J (1991) Endobronchial treatment of lung carcinoma. Chest 100: 838–841

Lam S (1994) Photodynamic therapy of lung cancer. Semin Oncol 21: 15–19

Sudedja G, Koppenol W, Stam J (1991) Nd:YAG-Laser under local anaesthesia in obstructive endobronchial tumours. Respiration 58: 238–240

Sutedja G, van Kralingen K et al (1994) Fibreoptic bronchoscopic electrosurgery under local anaesthesia for rapid palliation in patients with central airways malignancies: A preliminary report. Thorax 49: 1243–1246

Witt C (1990) Laseranwendung in der Pneumologie. Z Ärztl Fortbild 84: 255–259

Witt C, Zietz G et al (1994) Flexible bronchoscopic stenting followed by radiation in malignant obstruction of central airways. J Bronchol 1: 231–234

Für die Verfasser:
Priv.-Doz. Dr. med. Ch. Witt
Med. Universitäts- und Poliklinik
Charité Berlin
Schumannstraße 20/21
D-10117 Berlin

Therapiekonzepte zerebraler AVM

H.-D. Herrmann, M. Westphal, U. Grzyska, H. Zeumer
Neurochirurgische Klinik, UKE Hamburg

Arteriovenöse Mißbildungen, AVM, sind angeborene Läsionen. Die Indikation zur Therapie hängt ab von den Symptomen und dem Risiko für das Leben oder die Gesundheit der Patienten durch die AVM und von dem zu erwartenden Risiko durch die Behandlung.

Bei den von uns behandelten Patienten führten folgende Symptome zur Diagnostik (Tabelle I).

Das Hauptrisiko zerebraler AVM ist die Blutung. Das Blutungsrisiko beträgt etwa 2% pro Jahr. Die kombinierte Letalität und Morbidität pro Jahr liegen bei 2,7% (Ondra et al.). Die kombinierte Letalität und Morbidität für eine Blutung liegen bei etwa 40%. Hat eine Blutung stattgefunden, so ist innerhalb der ersten Jahre mit einer Rezidivblutungswahrscheinlichkeit von 17%, nach fünf Jahren von 3% und nach zehn Jahren von 2% zu rechnen. Für die erste Blutung im Großhirnbereich muß mit einer Letalität von 10%, für die zweite Blutung von 13% und für jede nachfolgende von 20% gerechnet werden. Blutungen aus AVM der hinteren Schädelgrube haben eine wesentlich höhere Letalität der ersten Blutung von 66,7% (Fults et al.). Bei Patienten, die durch Krampfanfälle symptomatisch wurden, scheint das Blutungsrisiko nicht wesentlich über dem Blutungsrisiko ohne vorherige Blutung, also bei etwa 2% pro Jahr, zu liegen (Graf et al.). Es werden allerdings auch wesentlich höhere Risiken bis zu 27% beschrieben.

Die Indikation zur Therapie ist somit bei Patienten, die durch eine Blutung symptomatisch geworden sind, eindeutig. Bei Patienten mit zerebralen Krampfanfällen ist die strenge Indikation nicht eindeutig, da das Blutungsrisiko in der Literatur nicht übereinstimmend angegeben wird. Aus dem Blutungsrisiko ergibt sich jedoch, daß die Indikation zur Therapie um so stärker ist, je jünger der Patient ist. Eine Indikation zur Therapie aufgrund von Anfällen, neurologischen Störungen oder gar Kopfschmerzen, Migräne, kann sich nur aus der Wahrscheinlichkeit ergeben, mit der die Symptome durch die Therapie beseitigt oder gebessert werden, wobei das Therapierisiko berücksichtigt werden muß.

Die Wahrscheinlichkeit, daß durch die Therapie, hier Operation, zerebrale Krampfanfälle beeinflußt werden, wird in der Literatur (Piepgras et al.) wie folgt angegeben: Von Patienten, die präoperativ keine Anfälle hatten (n = 163), blieben 94% anfallsfrei, 73% davon nahmen keine Antikonvulsiva, d. h. bei 6% traten Anfälle neu auf. Von den Patienten (n = 102), die präoperativ Anfälle zeigten, waren nach einer Mindestbeobachtungszeit von zwei Jahren 83% anfallsfrei, 48% von ihnen ohne Antikonvulsiva. 17% hatten noch immer Anfälle, ²/₃ hatten

Tabelle I.

Blutung	50% (hiervon 26% zusätzlich Anfälle)
Krampfanfälle	25%
Neurolog. Störungen	8%
Kopfschmerzen, Migräne	17%

jedoch eine deutliche Reduzierung. Hieraus ergibt sich, daß zerebrale Krampfanfälle mit einer hohen Wahrscheinlichkeit durch die operative Ausschaltung der AVM beseitigt oder gebessert werden können und somit bei vertretbarem Risiko eine Indikation zur Therapie darstellen.

Der Zusammenhang von Migränekopfschmerzen und AVM ist wahrscheinlich, aber nicht gesichert (Monteiro et al.).

Die Indikation zur Therapie aufgrund der Beschwerden ist daher fragwürdig und hängt in erster Linie von dem zu erwartenden Therapierisiko der Malformation und dem Leidensdruck des Patienten in Kombination mit dem möglichen Blutungsrisiko von 2% pro Jahr ab.

Die Therapie zerebraler AVM besteht in der vollständigen und permanenten Ausschaltung. Das ist am sichersten durch die totale operative Entfernung erreicht und durch postoperative Angiographie nachzuweisen. Ein Teilverschluß einer AVM ist keine kurative Therapie, da das Blutungsrisiko sicher nicht verringert wird, wahrscheinlich sogar erhöht werden kann, und das Angiom durch Einbeziehung neuer kollateraler Gefäßterritorien wachsen kann.

Wenn aufgrund der genannten Bedingungen eine Therapie grundsätzlich indiziert erscheint, haben wir gemeinsam mit den Neuroradiologen (Prof. Zeumer) folgendes Diagnostik- und Therapiekonzept entwickelt und seit 1989 praktiziert:

1. MRT zur topographischen Lokalisation, wenn nicht eine frische Blutung vorliegt. Handelt es sich nach Lage und Ausdehnung um ein möglicherweise behandelbares Angiom, so wird zunächst eine selektive Übersichtsangiographie durchgeführt.
2. Übersichtsangiographie in Lokalanästhesie: Diese Übersichtsangiographie gibt Aufschluß über die Zahl der Feeder, den Nidus, die Drainagen, mögliche Venektasien oder Einengungen der Drainagevenen, Flow-abhängige Aneurysmen, diffusangiomatöse Anteile, das Ausmaß der sekundären Arterialisierung über Kollateralen. Hiernach werden das Therapierisiko und gegebenenfalls zusätzliche Blutungsrisiken (Einengungen an Drainagevenen, Aneurysmen) erneut festgestellt und mit dem Patienten besprochen. Bei Bereitschaft zur Therapie werden die Therapieschritte geplant.

Mögliche Therapieschritte:

a) *Einzeitige komplette Embolisation:* Bei einem kleinen Angiom mit ein oder zwei gut zugänglichen Feedern und umschriebenen Nidus kann ein vollständiger Verschluß durch Embolisation versucht werden. Gelingt es nicht, erfolgt die operative Entfernung in gleicher Narkose (b).

b) *Einzeitige Embolisation und Operation:* Ein Angiom mit mehreren endovaskulär gut zugänglich erscheinenden Feedern: Superselektive Angiographie in Narkose und Embolisation des Nidus und Verschluß der Feeder soweit als möglich. Es wird mit den beim operativen Vorgehen am schwierigsten zugänglichen Feedern begonnen. Eine Radikalität darf bei der Embolisation nicht erzwungen werden. Bei diesem Vorgang ist der operierende Neurochirurg anwesend, um sich während der superselektiven Untersuchung ständig über die Angioarchitektur der Mißbildung zu orientieren und um dem Neuroradiologen Hinweise zu geben, welche Feeder schwierig bzw. leichter operativ zu versorgen sind. Es wird hierbei die Operationsstrategie festgelegt.

Im Anschluß an die Embolisation wird der Patient in gleicher Narkose in der OP verbracht und die Gefäßmißbildung exstirpiert.

c) *Zwei- bzw. mehrzeitige Therapie:* Handelt es sich um ein sehr komplexes Angiom mit multiplen Feedern aus mehreren Territorien, bzw. erscheinen wichtige tiefe, operativ schwer zugängliche Feeder schwierig zu kathetersisieren, so wird ein zweizeitiges Vorgehen geplant:

Tabelle II.

Lokalisation	Gruppe 1	Gruppe 2	Gruppe 3
Linke Hemisphäre	43	13	2
Re. Hemisphäre	37	11	3
Basalganglien	2	–	4
Corpus callosum	7	–	2
Zerebellum	10	3	–

In der ersten Narkose wird ein Teil des Angioms endovaskulär versorgt. Es wird darauf geachtet, den Nidus bzw. wichtige Drainagevenen nicht zu verschließen. Wenn nach den Kontrollangiographien wahrscheinlich ist, daß der Rest des Angioms jetzt, wie unter b) dargestellt, behandelt werden kann, wird der Eingriff beendet. Der zweite Schritt, wie unter b) dargestellt, wird, entsprechend dem Zustand des Patienten, einige Tage später bzw. nach entsprechender Erholung durchgeführt. Das Zeitintervall sollte möglichst kurz sein, um die Sekundärblutungsgefahr zu verringern und die Einbeziehung neuer Gefäßterritorien in das Angiom zu vermeiden.
In der Anfangszeit wurden auch Angiome zweizeitig therapiert, die man nach weiterer Erfahrung mittlerweile einzeitig behandelt.

d) *Ausschließlich Operation:* Kleine oberflächlich gelegenen Angiome bzw. Angiome, die gut operabel aber schwierig zu katheterisieren sind, werden ohne Embolisation operiert, ebenso Notfälle mit lebensbedrohlicher intrazerebaler Blutung.

e) *Ausschließlich palliative endovaskuläre Therapie:* Bei komplexen, nicht operablen Angiomen kann eine palliative Teilembolisation versucht werden, um das Angiom zu verkleinern und den Flow zu reduzieren, um evtl. anschließend eine Strahlentherapie durchzuführen.

Wir haben unter diesen Therapiekriterien 137 Patienten, von 1989 bis Anfang 1995, behandelt.
Es ergeben sich drei Behandlungsgruppen:
Gruppe 1:
Embolisation und Operation 99 Patienten
Gruppe 2:
Operation ohne Embolisation 27 Patienten
Gruppe 3:
Nur Embolisation 11 Patienten

Nach dem oben dargestellten Behandlungsschema erfolgte die Therapie in der Gruppe I: Einzeitige Embolisation und Operation: 64 Patienten; zweizeitige Embolisation und Operation: 17 Patienten; mehrzeitige Embolisation: 18 Patienten
Lokalisation der AVM und Art der Behandlung zeigt Tabelle II.
Klassifikation der behandelten AVM nach Spetzler und Martin zeigt Tabelle III.
Alle Patienten, die die Behandlung überlebten, wurden kontrollangiographiert, in der Regel vor der Entlassung aus stationärer Behandlung oder zu einem späteren

Tabelle III.

Grad	Gruppe 1	Gruppe 2	Gruppe 3
I	9	16	2[a]
II	21	9	1
III	48	2	5
IV	17	0	2
V	4	0	1

[a] kurative Embolisation

Tabelle IV.

Ergebnis	Gruppe 1	Gruppe 2	Gruppe 3	Gesamt
Geheilt, ohne neues Defizit	85	25	2	112 = 81,7%
Geheilt, mit neuem Defizit	9	0	0	9 = 6,5%
Unvollständig behandelt	3	0	8	11 = 8%
Verstorben	2	2	1	5 = 3,6%

Zeitpunkt. Das Behandlungsergebnis ist in Tabelle IV aufgeführt.

Von den elf Patienten in Gruppe 3 wurde bei sieben Patienten nur eine palliative Embolisation zur Verkleinerung des Angioms angestrebt, da die Gefäßmißbildung nicht operabel war. Bei zwei weiteren Patienten mußte die Behandlung abgebrochen werden, einer dieser Patienten verstarb an einer Perforationsblutung. Zwei Patienten wurden kurativ embolisiert.

Von den 126 Patienten, die mit Embolisation und Operation oder nur Operation behandelt wurden, sind vier Patienten = 3,17% verstorben, drei Patienten = 2,4% konnten nicht geheilt werden, sie hatten Angiomreste, und bei neun Patienten = 7,1% sind neue Defizite (einschließlich sog. leichter Defizite) aufgetreten. 87,3% der so behandelten Patienten waren geheilt, ohne neue Defizite. Da es sich bei dieser Behandlung der AVM um ein Gesamtbehandlungskonzept handelt, ist es, insbesondere bei der einzeitigen kombinierten Behandlung, irrelevant, welcher Behandlungsschritt, Embolisation oder Operation, die Defizite verursacht hat, solange sie nicht über dem Risiko der einzelnen Behandlungsschritte liegen. Für die endovaskuläre Behandlung werden 16% vorübergehende und 8% permanente Störungen (Fournier et al.) bzw. leichte Störungen in 3,9%, mittelgradige in 6,9%, schwere in 1,98% und die embolisationsbezogene Letalität von 0,9% angegeben (Vinuela et al.).

Die Radiochirurgie (»Gamma knife«, LINAC) ist bei kleinen, nicht oder nur mit unverhältnismäßig großem Risiko behandelbaren AVM indiziert. Es kann versucht werden, vor der Radiochirurgie das Angiom durch Teilembolisation zu verkleinern bzw. den Flow zu reduzieren, um das Blutungsrisiko bis zur Wirksamkeit der Strahlentherapie (bis zu 2 Jahre) zu reduzieren. Die Obliterationsrate (»Gamma knife«) nach zwei Jahren hängt ab von der Größe der AVM: 100% bei Angiomen <1 cm^3, 85% bei 1–4 cm^3 und 58% bei AVM größer als 4 cm^3 (Lunsford et al.). Bei 24% der Patienten zeigten sich nach einem Intervall von im Mittel 10,2 Monaten im MRT bestrahlungsbedingte Veränderungen, jedoch entwickelten nur 26% dieser Patienten Symptome (6,2% der Gesamtserie) (Lunsford et al.). Bestrahlungsbedingte permanente neurologische Störungen werden für die »Gamma knife«-Behandlung mit 2–3%, mit 3% bei der LINAC-Therapie, mit 4% bei der Helium-Strahl-Therapie und mit 1,7% bei der Protonen-Strahl-Therapie angegeben (Ogilvy). Die beschriebene Behandlungsstrategie der zerebralen AVM hat sich besonders in den letzten Jahren etabliert und bewährt.

Literatur

1 Colombo F, Pozza F, Chierego G, Casentini L, De Luca G, Francescon P. Linear accelerator radiosurgery of cerebral arteriovenous malformations: an update (see comments). Neurosurgery 34: 14–20; discussion 20–21
2 Fournier D, TerBrugge KG, Willinsky R, Lasjaunias P, Montanera W (1991) Endovascular treatment of intracerebral arteriovenous malformations: experience in 49 cases. J Neurosurg 75: 228–233

3. Fults D, Kelly DL Jr (1984) Natural history of arteriovenous malformations of the brain: a clinical study. Neurosurgery 15: 658–662
4. Graf CJ, Perret GE, Torner JC (1988) Bleeding from cerebral arteriovenous malformations as part of their natural history. J Neurosurg 58: 331–337
5. Hamilton MG, Spetzler RF (1994) The prospective application of a grading system for arteriovenous malformations. Neurosurgery 34: 2–6; discussion 6–7
6. Lunsford LD, Kondziolka D, Flikcinger JC, Bissonette DJ, Jungreis CA, Maitz AH, Horton JA, Coffey RJ (1991) Stereotactic radiosurgery for arteriovenous malformations of the brain (see comments). J Neurosurg 75: 512–524
7. Monteiro JM, Rosas MJ, Correia AP, Vaz AR (1993) Migraine and intracranial vascular malformations. Headache 33: 563–565
8. Ogilvy CS (1990) Radiation therapy for arteriovenous malformations: a review (see comments). Neurosurgery 26: 725–735
9. Ondra SL, Troupp H, George ED, Schwab K (1990) The natural history of symptomatic arteriovenous malformations of the brain: a 24-year follow-up assessment. J Neurosurg 73: 387–391
10. Piepgras DG, Sundt TM Jr, Ragoowansi AT, Stevens L (1993) Leizure outcome in patients with surgically treated cerebral arteriovenous malformations. J Neurosurg 78: 5–11
11. Vinuela F, Dion JE, Duickwiler G, Martin NA, Lylyk P, Fox A, Plez D, Drake CG, Girvin J, Debrun G (1991) Combined endovascular embolization and surgery in the management of cerebral arteriovenous malformations: experience with 101 cases. J Neurosurg 75: 856–864

Für die Verfasser:
Prof. Dr. med. H.-D. Herrmann
Neurochirurgische Klinik
Universitätskrankenhaus Eppendorf
Martinistraβe 52
D-20251 Hamburg

Intrazerebrale arteriovenöse Malformationen (AVMs)

Endovaskuläre Therapie: Alternative oder Ergänzung zu Operation bzw. Radiatio?

S. Bien, J.-P. Wakat, K. Shiratori
Abteilung Neuroradiologie, Medizinisches Zentrum für Nervenheilkunde,
Klinikum der Philipps-Universität Marburg

Die Alternative zu einem etablierten Therapieverfahren muß sich einerseits am unbehandelten Spontanverlauf und andererseits an der Morbidität und Mortalität des etablierten Verfahrens messen lassen. Dazu muß zunächst das Therapieziel unter Berücksichtigung des unbehandelten Spontanverlaufs (subarachnoidale oder intraparenchymale Blutung, zerebrales Anfallsleiden, progressives neurologisches Defizit) definiert werden.

Mortalität und Morbidität im unbehandelten Spontanverlauf

Hinsichtlich der Gefährdung des Patienten mit einer intrazerebralen AVM durch die intrakranielle Blutung sind mehrere Follow-up-Untersuchungen durchgeführt worden (Svien et al. 1956; Björkesten und Troupp 1959; Perret und Nishioka 1966; Schatz und Botterell 1966; Henderson 1967; Troupp und Halonen 1970; Raskind und Weiss 1971; Forster et al. 1972; Sano et al. 1975; Trumpy und Eldevik 1977; Guidetti und Delitala 1980; Haerer 1982; Graf et al. 1983; Fults und Kelly 1984; Crawford et al. 1986; Brown et al. 1988; Yasargil 1988; Itoyama et al. 1989; Ondra et al. 1990).
Grundsätzlich muß bei der Beurteilung des Verlaufs zwischen infra- und supratentorieller Lokalisation sowie symptomatischen (Epilepsie, fokal-neurologische Symptomatik) und asymptomatischen AVMs unterschieden werden. Die Mortalität wird auch durch stattgehabte Blutungen und das Alter des Patienten beeinflußt.
Unbehandelte infratentorielle AVMs weisen mit bis zu 50% Mortalität und 60% (Nach-)Blutungsrisiko (Fults und Kelly 1984) die höchste Komplikationsrate auf.
Bisher sind 1487 Patienten publiziert (Summe der Patienten aus o.g. Follow-up-Untersuchungen), die ohne operative Therapie nachuntersucht wurden. In der frühesten Untersuchung, die eine Berechnung des Mortalitätsrisikos zuläßt (Björkesten und Troupp 1959), findet sich ein Mortalitätsrisiko von über 2% pro Jahr, die neueste und längste Nachuntersuchung von Ondra et al. (1990) zeigt noch ein Mortalitätsrisiko von 1%. Bei durchschnittlich 23 Jahren Nachbeobachtungsdauer und der Diagnosestellung der Patienten zwischen 1942 und 1975 bei Ondra et al. (1990) und neun Jahren Nachbeobachtungsdauer und Diagnosestellung zwischen 1942 und 1957 bei *Björkesten* und *Troupp* ist eine nicht näher bestimmbare Anzahl von Patienten in der gleichen diagnostischen Ära (vor Einführung der Schnittbilddiagnostik) entdeckt worden. Bei teilweise etwas differenten Ergebnissen stellt sich die Risikokalkulation für einen symptomatischen Patienten etwa so dar: Unabhängig von der Art seiner Erstsymptomatik hat er nach den Ergebnissen der meisten Studien ein jährliches Blutungsrisiko von 1–4%, nach *Yasargil* (1988) sogar von 8%. Das jährliche Mortalitätsrisiko liegt bei 1–2% (3,6% nach Yasargil 1988) und das Risiko von schwerer Morbidität und Mortalität von 2–3%. Eine statt-

gehabte Blutung erhöht möglicherweise das Risiko einer Zweitblutung innerhalb der ersten Jahre (kein erhöhtes Risiko fanden Ondra et al. 1990), das dann im weiteren Verlauf auf das Blutungsrisiko der unrupturierten Angiome zurückfällt. Patienten mit Epilepsie als Erstsymptom haben das gleiche oder ein geringfügig kleineres Blutungsrisiko als die Gesamtgruppe. Patienten mit kleinen Angiomen haben häufiger eine Blutung als Erstsymptom, aber kein erhöhtes Risiko einer Rezidivblutung im weiteren Verlauf. Patienten mit infratentoriellen Angiomen haben ein deutlich erhöhtes Blutungsrisiko. Das Risiko der Blutung ist erst dann eliminiert, wenn die Malformation komplett entfernt ist.

Therapiestrategien

Operative Therapie

Vor Einführung der zerebralen Angiographie wurden nur vereinzelte Berichte über operative Entfernungen zerebraler AVMs mitgeteilt. Sie wurden üblicherweise überraschend entdeckt, wenn der Patient bei vermutetem Hirntumor oder wegen einer Epilepsie trepaniert wurde. *Yasargil* (1987) fand in der Literatur von 1890 bis 1936 lediglich etwa 120 Fälle klinisch, operativ oder pathologisch-anatomisch vermuteter oder nachgewiesener AVMs. Die Zahl der mitgeteilten Fälle nahm mit der Einführung der zerebralen Angiographie durch *Moniz* (1927) sehr schnell zu. *Krayenbühl* und *Yasargil* (1958) fanden in den 20 Jahren nach Einführung der Angiographie über 1500 mitgeteilte Fälle. Die operativen Ergebnisse erschienen zunächst wenig ermutigend. Noch 1928 schrieb *Dandy*, daß er es für undenkbar halte, ein arterielles arteriovenöses Aneurysma zu entfernen. Aber schon in der ersten Serie von *Norlen* (10 Patienten mit operativer Komplettentfernung) war eine operative Mortalität von 0% zu erzielen (1949). Größere Patientenzahlen konnten mit niedriger Morbidität und Mortalität nach der Entwicklung der Mikrochirurgie operiert werden (Tabelle I). Chirurgische Komplettentfernungen sind seither auch

Tabelle I. Operative Ergebnisse bei AVMs hinsichtlich Morbidität und Mortalität.

Autor	Patienten	Morbidität, %	Mortalität, %
Abad et al. 1983	112	26	11
Adelt et al. 1985	43	7	7
Cophignon et al. 1978	45		8,5
Drake 1979	140	11,6	11,6
Fults & Kelly 1984	48	6,2	18,8
Guidetti & Delitala 1980	92	6,3	3,2
Heros & Tu 1986	103	15,5	0,9
Jomin et al. 1985	128	15,5	0,9
Mingrino 1978	98	2	4,1
Morello & Borghi 1973	102	6,2	7,8
Nornes et al. 1979	63	3,2	4,7
Parkinson & Bachers 1980	100	20	11
Pellettieri et al. 1980	116	15,5	5,2
Sano et al. 1975	165		13,3
Stein & Wolpert 1980	55	10	2
Suzuki et al. 1982	173	4,6	4,6
Wilson et al. 1979	83	28	6
Yasargil 1988	414	12,8	2,4

aus tiefliegenden und funktionell wichtigen Regionen beschrieben worden (Andreussi et al. 1979; Bartal und Yahel 1970; Batjer und Samson 1986; Bushe et al. 1972; Da Pian et al. 1980; Rutka und Tucker 1984; Solomon und Stein 1986 a, b; Waga 1986; Yasargil et al. 1976 a, b; Yasargil 1988). In einer Literaturzusammenstellung fanden *Heros* und *Tu* (1985) eine durchschnittliche Morbidität und Mortalität von 9,1% bzw. 6,0%.

Radiochirurgsiche Therapie

Die erste konventionelle Strahlentherapie einer zerebralen AVM wurde von *Magnus* (1921) publiziert. Er hatte eine 2000-rad-Dosis verabreicht und keinen Effekt innerhalb von sieben Jahren gesehen. Die erste Serie von Röntgenbestrahlungen wurde von *Cushing* und *Bailey* (1928) vorgestellt. Auch sie gaben eine mittlere Dosis von 2000 rad. Weitere klinische Erfahrungsberichte sind nach Radium-Bestrahlung vorgelegt worden: *Olivecrona* und *Riives* (1948), *French* und *Chou* (1969), sowie nach Röntgenbestrahlung von *Ray* (1941), *Potter* (1955), *Svien* und *Peserico* (1960) und *Johnson* (1975). Die größte Serie legte *Johnson* mit 100 bestrahlten Patienten vor. Bei einer Nachbeobachtungszeit von bis zu 22 Jahren wurde jedoch nur über 20 nachbeobachtete und angiographisch kontrollierte Patienten berichtet. Von diesen zeigten neun eine Komplettobliteration, während fünf eine Abnahme und fünf einen gleichbleibenden Befund zeigten. Die applizierten Dosen schwanken dabei nach der Zusammenstellung von *Ogilvy* (1990) zwischen 3050 und 13 200 rad (beide Extremwerte wurden von Ray (1941) appliziert). *Johnson* bestrahlte mit Dosen zwischen 4000 und 5000 rad.
Klinische Bedeutung hat die Bestrahlung mit dem Linearbeschleuniger, die stereotaktische Radiochirurgie mit dem »Gamma knife« nach *Leksell (1951) und Steiner* et al.
(1972, 1974) sowie die Bestrahlung mit schweren Partikeln (Protonen) nach *Kjellberg* (1986) (Kjellberg et al. 1962, 1983) erlangt. Unabhängig von technischen Unterschieden bzgl. der stereotaktischen Lokalisation und Zielgenauigkeit liegt ein entscheidendes Problem der stereotaktischen Radiochirurgie in der von der Angiomgröße abhängigen Begrenzung der Feldgröße. Bei Feldern, die größer als 20 bis maximal 40 mm sind, wird die lokale Strahlendosis so gering, daß die Rate der Komplettverschlüsse bei gleichbleibender Belastung des umliegenden Hirns kleiner wird oder bei gleichbleibender Dosis pro Volumeneinheit Nidus die Strahlenbelastung für das Hirn so groß wird, daß mit Radionekrosen zu rechnen ist.

Steiner hat das von *Leksell* (1951) entwickelte sog. »Gamma knife« auf die Behandlung intrakranieller AV-Angiome übertragen. Seit 1970 wurden von ihm in Stockholm, Schweden, Charlottsville, USA, und Buenos Aires, Argentinien, Patienten mit AV-Malformationen behandelt. Nach einem Jahr hat er über 39,5% Komplettverschlüsse berichtet; nach zwei Jahren hat sich die Zahl auf 84,1% erhöht (Steiner 1984). Daß in der Zeit, in der Teile des Nidus noch offen sind, erneute Blutungen auftreten können, wurde stets vermutet. In seiner letzten Arbeit von 1992 berichtet *Steiner* allerdings, daß bis zu 60 Monate nach der Bestrahlung die Nachblutungsrate bei 3,7% pro Jahr liegt, um dann auf ein flacheres Plateau abzufallen. Bezüglich der klinischen Entwicklung beschreibt *Steiner* bei chronischen Kopfschmerzpatienten (98 Patienten), daß bei 65 Patienten der Kopfschmerz komplett verschwunden und bei neun Patienten signifikant reduziert sei. Von 59 Patienten mit Anfällen seien 41 Patienten anfallsfrei oder signifikant anfallsärmer geworden. Allerdings hätten elf Patienten nach der Behandlung erstmalig Anfälle entwickelt. Sprachstörungen hätten sich in 60% (21 von 35 Patienten) komplett zurückgebildet und in fünf weiteren Fällen signifikant gebessert. Motorische Ausfälle, mit denen 74 Patienten symptomatisch geworden seien, hätten sich in 40 Fällen komplett zurückgebildet und in 13 signifikant verbessert. Sensible Defizite hätten sich bei 19 von 46 Patienten komplett und bei 27 Patienten nicht zurückgebildet. Gedächtnisstörungen von 44 Patienten zeigten sich unverändert bei 21 Patienten. Zehn Patienten berichteten über den Beginn von Gedächtnisstörungen nach der Radiochirurgie.

Bunge et al. (1991) haben in einer Langzeitnachuntersuchung an 194 Patienten nach radiochirurgischer Behandlung mit dem »Gamma knife« 127 Fälle mit mehr als zwei Jahren Nachbeobachtungszeit veröffentlicht. Von diesen hatten 86 eine Kontrollangiographie. 71 Patienten zeigten einen Komplettverschluß und 13 einen Teilverschluß, während bei drei Patienten keinerlei Reaktion zu sehen war. Fünf Patienten hatten bis zum Komplettverschluß eine Nachblutung und sechs Patienten zeigten ein neurologisches Defizit. Die Nachblutungsrate beträgt somit 1,3% pro Jahr, die permanente Morbidität 3,1% in einem 2-Jahres-Verlauf.

Stereotaktische Bestrahlungen am Linearbeschleuniger wurden als Alternative zum »Gamma knife« entwickelt. Die Erfahrungen sind noch nicht so groß und die Nachbeobachtungszeiten noch nicht so lang wie beim »Gamma knife«. Die ersten Ergebnisse scheinen jedoch eine vergleichbare Obliterationsrate bei gleicher oder geringerer Komplikationsrate nahezulegen (Colombo et al. 1989). Berichtet wird über 97 Patienten, die von 1984 bis 1988 behandelt wurden. Bestrahlt wurde mit 18,7–40 Gy. Nach einer durchschnittlichen Nachbeobachtungszeit von 17,1 Monaten (1 bis 49 Monate) wurden vier Fälle geringerer Nachblutung beobachtet. Von den 56 Patienten, die länger als ein Jahr nachbeobachtet wurden, sind 50 nach einem Jahr kontroll-angiographiert worden. Es zeigte sich in 52% (26 Patienten) ein kompletter Verschluß der Malformation und bei zwölf Patienten ein subtotaler Verschluß. *Betti* und *Munari* (1992) haben 43 Patienten nach Linearbeschleunigerbestrahlung vorgestellt. Eingangskriterium war ein maximaler Angiomdurchmesser von 20 mm. Sie haben 37 Patienten angiographisch kontrolliert, von denen 35 einen Komplettverschluß des Angioms zeigten. *Engenhart* et al. (1994) berichten über die stereotaktische Einzeitbestrahlung von 212 Patienten mit Strahlendosen von 10–29 Gy. Nach drei Jahren fanden sie folgende Raten von Komplettverschlüssen: 83% bei Nidusvolumina unter 4,2 cm^3; 75% bis zu 33,5 cm^3; 50% bis zu 113 cm^3. Patienten mit Paresen oder Anfällen zeigten eine Verbesserung der Symptomatik in 83% bzw. 56%, welche mit dem Ausmaß des Verschlusses korrelierte.

Ogilvy (1990) hat in einer Übersichtsarbeit die Resultate und Komplikationen der verschiedenen radiotherapeutischen Verfahren verglichen. Er fand keine nachweisbare Wirksamkeit der konventionellen Bestrahlung. Die Behandlung mit dem Linearbeschleuniger hatte 3% definitive neurologische Ausfälle und 67,5% Verschlußrate. Das »Gamma knife« hatte bei einer Verschlußrate von 79–86% 2–3% definitive neurologische Ausfälle und 0,6% Mortalität zur Folge; die »Proton beam«-Therapie zeigte 1,7% permanente Ausfälle und 5% Mortalität, aber nur 22% Verschlußrate. Die Blutungsrate betrug 20% in acht Jahren. Die »Helium beam«-Therapie zeigte 4% permanente Defizite und 2,3% Mortalität bei 75–80% Verschlußrate. Der Autor folgert, daß die Strahlentherapie zwar für kleine Angiome effektiv, für große aber nicht geeignet sei. Außerdem behalte der Patient sein Blutungsrisiko während der Latenzperiode.

Interventionell-neuroradiologische Verfahren

Entwicklung von Techniken und Materialien
Da die angiomzuführenden Gefäße einen unterschiedlichen Blutfluß und eine unter-

schiedliche Größe im Vergleich zu normalen hirnversorgenden Arterien haben, versuchte *Luessenhop* bei einer Frau mit großem links-hemisphärischen AV-Angiom eine Embolisation, indem er nach chirurgischer Freilegung der extrakraniellen Karotisbifurkation vier Partikel mit definierter Größe zwischen 2,5 und 4,2 mm in die A. carotis communis eingab. Die Partikelgröße war so gewählt, daß sie größer als die hirnversorgenden Arterien, aber kleiner als die Angiomgefäße waren. Nach passagerer rechtsseitiger Hemiparese erholte sich die Patientin weitgehend. Das Angiom war nach der Embolisation fast komplett ausgeschaltet (Luessenhop und Spence 1960). Aufgrund dieser ersten Erfahrung wurden in mehreren Publikationen bis 1975 von *Luessenhop* et al. 55 Patienten in dieser Form behandelt (Luessenhop 1975). In seiner Übersichtsarbeit von 1975 beschreibt er die Langzeitergebnisse. Bei einem seiner 55 Patienten war ein angiographisch gesicherter kompletter Verschluß des Angioms zu erzielen. Die sonst erreichte Devaskularisation wird nicht näher aufgeschlüsselt. Hinsichtlich des therapeutischen Effekts unterscheidet er zwischen den einzelnen Symptomgruppen. Das progressive neurologische Defizit wird durch die Embolisation stabil oder bessert sich, insbesondere bei Patienten, deren Ausfälle noch nicht lange bestanden haben und nicht Folge einer Blutung sind. Eine Besserung der Kopfschmerzen zeigte sich bei 12 von 15 Patienten, während die Anfallspatienten weniger von der Embolisation profitierten. Patienten mit einem rupturierten AV-Angiom hatten ein Nachblutungsrisiko von 50% in vier Jahren. Dies ist die höchste jemals publizierte Nachblutungsrate von gebluteten Angiomen, auch in der Gruppe der Nichtbehandelten. Lediglich sieben Patienten wurden nach der Teilembolisation operiert; bei vier Patienten wird die Operation als eindeutig durch die Embolisation erleichtert beschrieben. Dennoch hat *Luessenhop* die präoperative Embolisation später verlassen, da durch den pedikulären Verschluß der hauptzuführenden Gefäße eine Vielzahl von kleineren Anastomosen die Versorgung des Angiomnidus übernehmen würde. Diese Anastomosen würden oft die Operation noch erschweren, insbesondere, wenn sie aus der Tiefe des Marklagers kämen und somit hinter dem Angiom gelegen seien (Luessenhop und Rosa 1984). Einige weitere Arbeitsgruppen beschäftigten sich mit der indirekten Embolisation zerebraler AV-Angiome mit der Technik von *Luessenhop* (Kusske und Kelly 1974; Seeger 1975; Tzonos 1975; Wolpert und Stein 1975, 1979; Stein und Wolpert 1980; Russell und Smith 1982; Wolpert 1984). Durch die Entwicklung der Seldinger-Technik und des transfemoralen Zuganges wurde lediglich die chirurgische Freilegung der A. carotis communis zugunsten des transfemoralen Zuganges (Stein und Wolpert 1980) aufgegeben. Bei gleichem Zugangsort und bei gleicher Embolisationstechnik wurden auch andere Embolisationsmaterialien versucht. *Robles* und *Carrasco-Zanini* (1968) injizierten Muskelstücke von variabler Größe. *Mullan* et al. (1979) verwendeten einen Silastikschaum für die Embolisation bei transfemoralem Zugang und Injektion des Embolisates in die A. carotis interna. Durch die Entwicklung der verschiedenen Superselektivkatheter sowie polymerisierender Embolisationsmaterialien wurde die Technik der unselektiven Embolisation über die extrakranielle A. carotis seit Anfang der 80er Jahre weitgehend verlassen und hat heute nur noch geschichtliche Bedeutung.

Kathetersysteme: Die heute verwendeten Superselektivkatheter haben ihre Entwicklung genommen von Einschwemm- und Ballonkathetern (Kerber 1975a, 1976 b; Debrun et al. 1982 a; Serbinenko 1974, 1979) zu standardisierten Superselektivkathetern, die eine weit distale intraarterielle Sondierung ermöglichen. Die transfemoral einzuführenden kommerziellen Kathetersysteme bestehen aus einem proximalen, relativ weitlumigen, drehstabilen Schaft, auf den ein dünnerer und weicherer distaler Katheter aufgebracht ist (Dion et al. 1989; Hawkins 1989; Kikutschi et al. 1986, 1987; Komiyama et al. 1989). Daneben existieren für die direkten Zugänge nach Punktion der A. carotis oder der A. axillaris die durchgehend sehr weichen Katheter, die nicht mehr von Hand manipuliert werden können und als Einschwemmkatheter mit einer Propulsionskammer injiziert werden müssen (Dotter et al. 1972; Pevsner et al. 1980; Rüfenacht et al. 1986 a, b, c; Rüfenacht und Merland 1986 a, b, c; Tatoolas 1971). Diese Kathetersysteme erlauben eine selektive Sondierung des angiomversorgenden Gefäßes bis unmittelbar vor den Angiomnidus. Dadurch können Embolisationen durchgeführt werden, mit denen ein dauerhafter, therapeutischer Effekt am Angiom selbst zu erzielen ist.

Embolisationsmaterialien: Neben den polymerisierenden, flüssigen Embolisationsmaterialien wurden und werden Embolisationen mit Partikeln an intrazerebralen AV-Angiomen durchgeführt. Das am häufigsten verwendete partikuläre Embolisationsmaterial ist das Ivalon® (Polyvinylalkohol).
Die gewebeklebenden Eigenschaften der Substanz Alkyl-II-Cyanoakrylat wurden 1966 von *Coover* und *Wicker* (1966) erstmals beschrieben. Sie wurden tierexperimentell und in der Humanmedizin in den folgenden Jahren für sehr verschiedenartige Einsatzzwecke untersucht. Die extravaskulären Einsatzgebiete betreffen dabei insbesondere die Hämostase von parenchymatösen Organen (Matsumoto 1967; Matsumoto et al. 1967; Mathes und Terry 1963; Sawyers und Vaskod 1963); außerdem werden sie in der Ophthalmologie, in der plastischen und rekonstruktiven Chirurgie und in der Otologie (Smyth und Kerr 1974) verwendet. In der Neurochirurgie wurde der Gewebekleber zunächst zur wasserdichten Verklebung von Liquorfisteln der Schädelbasis verwendet (Vander Ark et al. 1970; Lehmann et al. 1977).
Die niedrige Viskosität führte zu endovaskulären Anwendungen zur Kontrolle von Blutungen, zur Organausschaltung oder Tumorbehandlung (Thelen et al. 1976; Freeny 1979 a, b; Dotter et al. 1975). *Zanetti* und *Sherman* versuchten 1972 im In-vitro- und Tierexperiment Aneurysmen nach deren Punktion mit Isobutyl-2-Cyanoakrylat (IBCA) zu verschließen. *Kerber* (1975) stellte in einer experimentellen Arbeit an einem Glasmodell und an einem Hundemodell die endovaskuläre Therapie von schnelldurchflossenen AV-Fisteln mit IBCA vor. Bei 17 Fisteln der A. carotis externa zur V. jugularis externa gelang es in allen Fällen, die Fistel durch den endovaskulären Einsatz von Cyanoakrylat zu verschließen. Drei Hunde bekamen jedoch eine fulminante, tödliche Lungenembolie durch venösen Abtransport von IBCA (Kerber 1975, 1976 a). *Kerber* war es auch, der erstmalig Cyanoakrylat zur Behandlung von intrakraniellen AV-Angiomen einsetzte. Er publizierte 1976 den ersten Fall, bei dem nach einer Sondierung mit einem »Calibrated leak«-Ballon die Teilausschaltung eines AV-Angioms durch IBCA erfolgte (Kerber 1976 b).
Die Cyanoakrylatkleber polymerisieren bei Kontakt mit Ionen. Unverdünnt injiziert härten sie in weniger als einer Sekunde aus. Dies hat für den therapeutischen Einsatz mehrere Nachteile: Einerseits ist die Gefahr, den Katheter festzukleben, sehr hoch; andererseits wird ein Verschluß des Gefäßes zwar möglich, aber üblicherweise der Nidus nicht zu erreichen sein. Damit verhindert wird, daß der Kleber bereits im Katheter zu polymerisieren beginnt und so den Katheter verschließt, wird er vor der Embolisation mit Glukoselösung gespült, um die freien Ionen auszuwaschen. Zur Verlängerung der Polymerisationszeit wird dem Kleber öliges Kontrastmittel (Lipiodol®) beigemischt. Dabei muß das Mischungsverhältnis so gewählt werden, daß der Katheter

weder festklebt oder das Gefäß pedikulär verschlossen wird, noch daß es zu einer Passage des Klebers nach venös oder in die Lunge kommt.

Der Hinweis, daß Isobutyl, in hohen Dosen intraperitoneal injiziert, im Rattenversuch Lebersarkome induzieren kann (Samson und Marshall 1986), veranlaßte die Herstellerfirma, das IBCA zurückzuziehen. Seitdem wird überwiegend NBCA verwendet (N-Butyl-2-Cyanoakrylat) (Histoacryl®) (Berenstein et al. 1989; Brothers et al. 1989). Zum NBCA sind bislang keine Hinweise auf Kanzerogenität veröffentlicht worden. Zu beiden Präparaten gibt es keine Hinweise auf Kanzerogenität nach endovaskulärer Verabreichung. Seit der ersten Veröffentlichung von Kerber über die endovaskuläre Behandlung von zerebralen Angiomen mit den Gewebeklebern im Jahre 1976 (Kerber 1976 b) hat die endovaskuläre Behandlung mit den Cyanoakrylaten weite Verbreitung gefunden (Alphen 1986; Bank et al. 1981; Cromwell und Harris 1980, 1983; Debrun et al. 1982; Deruty et al. 1986; Fox et al. 1985, 1990; George et al. 1982; Gilsbach und Schumacher 1991; Girvin et al. 1984; Merland et al. 1986; Pelz et al. 1988; Picard et al. 1984; Sipos et al. 1992; Vinuela 1992; Wijnalda und Tjan 1991).

Behandlungsergebnisse

Bisher wurden die endovaskulären Behandlungen mit IBCA/NBCA von 770 Patienten mit zerebralem AV-Angiom publiziert (Bank et al. 1981; Cromwell und Harris 1983; Debrun et al. 1982 b; Deruty et al. 1985, 1986; Fleischer et al. 1972; Fox und Al-Mefta 1977; Halbach et al. 1991; Jones et al. 1982; Kvam et al. 1980; Merland et al. 1986; Mullan et al. 1979; Picard et al. 1984; Purdy et al. 1990, 1991; Spetzler et al. 1987; Vinuela 1992; Wijnalda und Tjan 1991). Die Metaanalyse der veröffentlichten patientenbezogenen Daten, soweit auswertbar, ergibt folgendes Bild:

317 der Patienten hatten vor Beginn der Behandlung eine intrakranielle Blutung. 189 hatten eine Epilepsie oder Gelegenheitsanfälle als führendes oder einziges Symptom ihres Angioms; bei 55 Patienten fand sich ein progressives neurologisches Defizit, während 45 Patienten lediglich unter Kopfschmerzen und neun unter Migräneattacken litten. Nur bei einem Patienten führte ein zufällig entdecktes AV-Angiom zur endovaskulären Therapie (Fox et al. 1990). Von den Angiomen waren 637 supratentoriell und 51 infratentoriell, entsprechend einem Verhältnis von supra- zu infratentoriell von 12,5:1. Zur Behandlung der Angiome wurden durchschnittlich 2,2 endovaskuläre Sitzungen benötigt. Diese Zahl ergibt sich aus der Mitteilung von 498 endovaskulären Sitzungen zur Behandlung von 228 Angiomen. Bei den anderen Angiomen war die Anzahl der endovaskulären Behandlungen nicht angegeben. In 426 der publizierten Fälle war es möglich, das Ausmaß des endovaskulär zu erreichenden Verschlusses zu bestimmen. Bei 66 der mitgeteilten Patienten war ein Komplettverschluß auf endovaskulärem Wege möglich; 93 Angiome wurden zwischen 80 und < 100% verschlossen, von 60–80% 134. 102 Patienten waren zu weniger als 60% endovaskulär zu behandeln, während bei 31 trotz eines Sondierungsversuches keinerlei endovaskuläre Therapie möglich war. Dem steht folgende Morbidität und Mortalität gegenüber: 40 von 770 Patienten starben durch den endovaskulären Eingriff; 63 erlitten ein schweres und definitives, 26 ein geringes aber bleibendes neurologisches Defizit nach der Behandlung. In sechs Fällen wurde angegeben, daß ein Superselektivkatheter nicht mehr entfernt werden konnte und belassen werden mußte, wodurch jedoch in keinem der mitgeteilten Fälle eine Komplikation entstanden sei. Während oder unmittelbar nach der Embolisation sind bei 40 Patienten Blutungen im Parenchym, in das Angiom oder subarachnoidal aufgetreten.

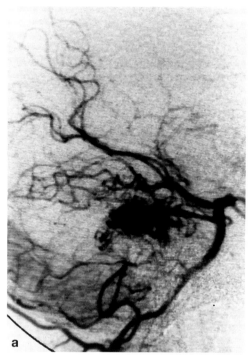

Abbildung 1a. Prätherapeutisches Angiogramm (A. vertebralis links, seitlicher Strahlengang) einer 18jährigen Patientin zwei Wochen nach der ersten intrakraniellen Blutung: Nachweis einer kleinen infratentoriellen AVM, versorgt durch die A. cerebelli superior rechts.

Soweit Nachbeobachtungen mitgeteilt wurden und entsprechend unseren eigenen Erfahrungen sind die Teile der AVM, welche durch Histoacryl® im Nidus verschlossen wurden, definitiv ausgeschaltet, nach der Embolisation gelegentlich zu beobachtende, durch thrombotische Vorgänge entstandene Sekundärverschlüsse können allerdings revaskularisieren (Abbildungen 1a–f).

Sowohl operativ als auch interventionell-neuroradiologisch teilbehandelte AVMs können bluten, ob mit einem erniedrigten oder gleichen Risiko ist statistisch bislang nicht sicher belegt. In einer großen Zahl von teilembolisierten AVMs konnte *Picard* (pers. Mitteilung 1994) eine Risikoreduzierung der Blutungswahrscheinlichkeit finden, welche ab einem Verschluß von Dreiviertel des Angioms oder mehr relevant wird. Diese Ergebnisse sind bislang nicht publiziert und noch nicht von anderen Arbeitsgruppen bestätigt. Bis dahin muß davon ausgegangen werden, daß das Risiko der Blutung erst mit der Komplettentfernung eliminiert ist.

Hinsichtlich der günstigen Beeinflussung einer AVM-assoziierten Epilepsie gibt es widersprüchliche Ergebnisse. Einige ältere Arbeiten (Crawford et al. 1986) verneinen eine günstige Beeinflussung der Anfälle

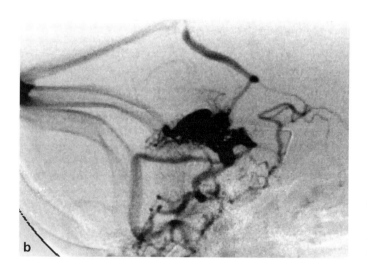

Abbildung 1b. Superselektive Sondierung der Malformation mit einem Magic-Katheter im seitlichen Strahlengang vor der Embolisation.

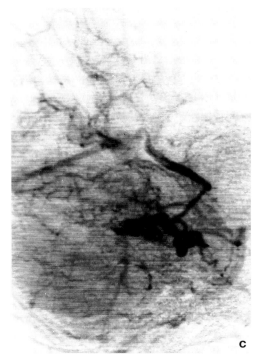
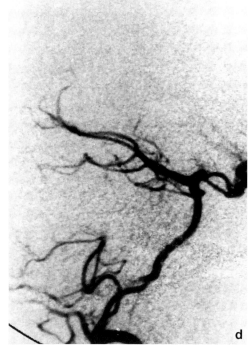
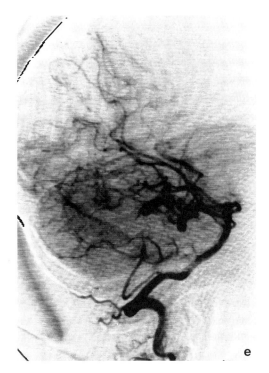

Abbildung 1c. Kontrollangiographie unmittelbar nach der Embolisation des in Abbildung 1b gezeigten Anteils der AVM mit einer Injektion von 0,15 ml Histoacryl®. Es zeigt sich eine weitgehende Ausschaltung der AVM mit Restnidus im oberen Anteil.

Abbildung 1d. Kontrollangiographie drei Tage nach der komplikationslos vertragenen Embolisation: Durch körpereigene thrombotische Vorgänge hat sich der postembolisatorisch offene Rest sekundär verschlossen.

Abbildung 1e. In der Routinekontrolle nach einem Jahr ist der sekundär verschlossene Teil der AVM wiedereröffnet.

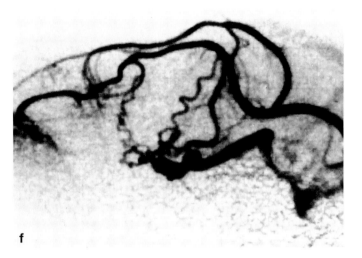

Abbilding 1f. Der Versuch der erneuten Embolisation zeigt bei Injektion in die A. cerebelli superior nur noch kleine Angiomzuflüsse, die sich einer selektiven Sondierung entziehen.

durch die Therapie, manche finden nach der Operation einen höheren Anteil von Anfallspatienten als vorher. Neuere Ergebnisse (Schäfer 1995) legen eine günstige Beeinflussung des Anfallsleidens durch eine komplette, aber auch durch eine Teilbehandlung des Angioms nahe. Hier scheint die Dauer der Epilepsie vor Beginn der Behandlung eine wichtige Rolle zu spielen. Je kürzer die Anfallsanamnese, um so besser die Prognose nach Behandlung.

Bei den hämodynamisch bedingten progressiven neurologischen Ausfällen bei großen AVMs wurde in mehreren Untersuchungen einheitlich gefunden, daß eine Teilembolisation oder Teilentfernung eine Verbesserung der hämodynamischen Situation für das Gehirn beinhaltet, mit der Folge einer Rückbildung der progressiven neurologischen Ausfälle oder des Stillstandes der Progression.

Daraus ergibt sich, daß das Therapieziel die Komplettentfernung sein muß, wenn das Risiko der Blutung behandelt werden soll. Teilentfernungen (operativ oder interventionell-neuroradiologisch) sind wahrscheinlich akzeptabel, wenn das Therapieziel die Verbesserung des Anfallsleidens ist, eine Teilbehandlung ist sicher akzeptabel, wenn das Therapieziel die Verbesserung oder der Stillstand des progressiven neurologischen Defizits ist. In den beiden letztgenannten Fällen behält der Patient wahrscheinlich das Risiko der Blutung, so daß dieses nur dann akzeptiert werden kann, wenn eine Komplettausschaltung bzw. -entfernung weder interventionell-neuroradiologisch noch operativ zu erreichen ist.

Interdisziplinäre Therapieansätze

Neuroradiologische Interventionen und Operation

Eine zusätzliche Behandlungsmaßnahme, welche vorbereitend zu einem etablierten Therapiekonzept eingesetzt wird, muß das Risiko, welche sie dem Patienten zusätzlich zumutet, rechtfertigen durch eine Risikominimierung der Folgetherapie, welche mindestens genauso groß oder größer sein muß als ihr eigenes Morbiditäts- und Mortalitätsrisiko.

Die operative Entfernung teilembolisierter AV-Angiome wurde hinsichtlich spezifischer Embolisationsmaterial-bezogener, technischer Probleme nur selten beschrieben. *Vinuela* et al. haben 1991 die größte Serie von teilembolisierten AV-Angiomen mit anschließender operativer Entfernung vorgestellt und dabei lediglich beschrieben, daß die Neurochirurgen eine technische Erleichterung der Entfernung des Restangioms regelhaft oberhalb eines 50%igen Angiomverschlusses angeben. Die Eingriffe wurden innerhalb der ersten drei Tage nach der Embolisation durchgeführt. Durch die Embolisation hatten 3,9% der Patienten ein geringes, 6,9% ein mittleres und 1,98% ein schweres Defizit. Die Mortalitätsrate betrug 0,9%. Dazu kommt eine chirurgische Langzeitrate von leichter Morbidität in 5,9%, mittlerer in 10,8% und schwerer in 5,9%. Je zwei Patienten starben an operativen bzw. an postoperativen pulmonalen Komplikationen (entsprechend je 1,98%). Über neurochirurgische Probleme in der Handhabung des teilembolisierten Angioms und über entzündliche Reaktionen des umgebenden Gehirns wird nichts mitgeteilt.

Viele Eingriffe wurden nach intraoperativer Embolisation mit Sondierung am freigelegten Gehirn und Punktion kortikaler Gefäße durchgeführt (Alphen 1986; Girvin et al. 1984; Deruty et al. 1985, 1986; Cromwell und Harris 1980, 1983). Spezifische, auf das Embolisat zurückzuführende Probleme werden nicht genannt. *Gilsbach* und *Schumacher* haben 1991 eine erste Serie von Patienten unter der Frage Embolisationsmaterial-spezifischer operationstechnischer Probleme vorgestellt. Ein Teil dieser Patienten stammt aus unserer eigenen Serie. Positiv wird eine Erleichterung der Manipulation des Angioms hervorgehoben. Nachteilig scheint eine erschwerte Blutstillung, insbesondere kurz nach der Klebstoffembolisation, hervorgerufen durch entzündliche Reaktionen mit ödematöser Verquellung des Parenchyms und vermehrter kapillärer Injektion des Parenchyms, zu sein.

Wenn die oberflächlichen Kompartimente verschlossen und die tiefliegenden Kompartimente einschließlich ihrer zuführenden Arterien noch offen geblieben sind, kann ein zu früh nach der Embolisation durchgeführter Eingriff schwierig für den Operateur sein. Deshalb sollte ein Patient nach ausgiebiger endovaskulärer Behandlung und Eingabe von verhältnismäßig reichlichen Mengen Histoacryl® frühestens nach einer Latenz von sechs Wochen operiert werden. Nach dieser Zeit scheinen die unspezifisch-entzündlichen Vorgänge so weit abgeklungen zu sein, daß sie die Blutstillung nicht mehr behindern. Wenn ein Patient nach einer ersten Serie von Embolisationen wieder stationär aufgenommen und während dieses Aufenthaltes nur noch wenig nachembolisiert werden kann, erscheint die Wartezeit von sechs Wochen nicht erforderlich zu sein. Die geringen Embolisatmengen können dann keine Entzündung auslösen, so daß unmittelbar nach Ende der endovaskulären Therapie operiert werden kann. Die operative Handhabbarkeit des teilembolisierten Angioms scheint nach der Embolisation mit der sog. »Tröpfchentechnik« (wiederholte Injektion von kleinen Quantitäten von Histoacryl®) nicht beeinträchtigt zu sein. Nach kompletter Auffüllung des Angioms mit großen Mengen von Histoacryl® wurde berichtet, daß sich das Angiom intraoperativ wie ein solider Stein dargestellt habe, schwer zu präparieren gewesen sei und durch oberflächlichen Zug am Angiom Blutungen aus der Tiefe aufgetreten seien. Die Ergebnisse der operativen Therapie sind von 33 Patienten verfügbar. In 27 Fällen gelang es, nach ein- oder mehrzeitiger Operation das voremboliserte Angiom komplett zu entfernen; 6mal war angiographisch in der letzten postoperativen Kontrolle ein Angiomrest nachweisbar. In insgesamt sieben Fällen kam es zu einer dauerhaften Verschlechterung des präoperativen Befundes, 4mal leicht und 3mal deutlich. Ein Patient starb postoperativ an Sekundärkomplikationen. Bei drei der operierten 33 Patienten bestand die postoperative Komplikation in einer Verschlechterung eines embolisatorisch gesetzten Defektes: eine postembolisatorische Quadrantenanopsie komplettierte sich postoperativ zur Hemianopsie, eine postembolisatorische leichte sensible Halbseitensymptomatik verstärkte sich in zwei Fällen zur brachiofazial betonten Hemiparese.

Neuroradiologische Interventionen und radiochirurgische Therapie

Dawson et al. (1990) haben sieben Patienten nach endovaskulärer Teilausschaltung eines AVMs mit stereotaktischer Radiochirurgie behandelt. Das Embolisationsmaterial bestand aus Polyvinyl-Alkohol und Seidenfäden. Durch die Embolisation konnte der größte Durchmesser des Angioms von 35 bis 58 mm auf 24 bis 50 mm reduziert werden. Ein Jahr nach der Strahlentherapie war bei einem Patienten das Angiom verschwunden, nach zwei Jahren bei einem zweiten Patienten. Zwei weitere Patienten hatten einen über 98%igen Verschluß des Nidus. Eine Nachblutung ist nicht beobachtet worden.
Wir selbst haben Patienten, die für eine gemeinsame endovaskuläre und strahlenchirurgische Behandlung vorgesehen waren, sowohl mit dem »Gamma knife« als auch mit dem Linearbeschleuniger behandeln lassen. Unsere Erfahrungen, die hinsichtlich der langfristigen Nachbeobachtungszeit von bestrahlten Patienten nur sehr limitiert sind, scheinen zu zeigen, daß die Verschlußraten bei Angiomen, die nach der Embolisation maximal 30 mm Durchmesser haben, gleich hoch sind wie die Verschlußraten bei nicht embolisierten Angiomen gleicher Größe. Die entscheidende Frage, die zur Zeit noch nicht zu beantworten ist, ist jedoch die, ob das verwendete Embolisationsmaterial einen definitiven Verschluß des Nidus zu bewerkstelligen vermag. Sollte es zu sekundären Revaskularisationen kommen, wäre die Bestrahlung des gesamten und nicht nur des postembolisatorisch offenen Nidus erforderlich. Wir haben bislang keine Revaskularisationen von im Nidus mit Histoacryl® verschlossenen Angiomen gesehen; *Fournier* et al. (1990) haben eine Revaskularisation eines Angioms nach Bucrylat (IBCA) beschrieben. Inwieweit das von *Dawson* et al. (1990) vor der Strahlenchirurgie verwendete Ivalon® einen definitiven Verschluß herbeiführen kann, ist zur Zeit nicht abschätzbar (Rodesch und Lasjaunias 1991).

Zusammenfassung

Die interventionell-neuroradiologischen Verfahren sind als Alternative zur Radiochirurgie und operativen Entfernung zerebraler Angiome bei den Patienten, bei denen eine Komplettentfernung zur Elimination des Blutungsrisikos vorgesehen ist, nur in 10–20% aller Patienten geeignet, da ein endovaskulärer Komplettverschluß nur in dieser Größenordnung möglich ist. In allen anderen Fällen kann sie eine vorbereitende Maßnahme vor der chirurgischen Entfernung darstellen. Da die endovaskuläre Behandlung zerebraler AVMs ein Risiko beinhaltet, sollte eine Indikation zum gemeinsamen Vorgehen nur dann gestellt werden, wenn die Verbesserung des operativen Risikos mindestens so hoch eingeschätzt wird wie die Morbidität und Mortalität des interventionell-neuroradiologischen Verfahrens. Dies wird nur bei radiochirurgisch oder operativ schwierig zu behandelnden Patienten der Fall sein. Bei risikoarm zu operierenden Angiompatienten besteht keine Indikation zur präoperativen Teilausschaltung. Bei Verwendung von definitiven Embolisationsmaterialien und Verschluß der AVM im Nidusbereich muß die Folgetherapie (Radiochirurgie oder Operation) nur noch die interventionell nicht erreichbaren AVM-Anteile behandeln, die Entfernung oder Bestrahlung verschlossener Angiomanteile ist dann nicht erforderlich. Als am ehesten wahrscheinlich definitives Embolisationsmaterial hat sich das Histoacryl® erwiesen, mit Ivalon® embolisierte

AVMs scheinen revaskularisiert zu werden, so daß bei Patienten, welche mit diesem Material embolisiert wurden, das gesamte Angiom operiert bzw. bestrahlt werden muß. Bei Verwendung von Ethibloc® ist zur Zeit noch nicht mit letzter Sicherheit bewiesen, daß ein Verschluß im Nidus endgültig ist. Weitere Follow-up-Untersuchungen nach Behandlung mit Ethibloc® sind erforderlich.

Wenn eine Komplettentfernung aufgrund ungünstiger Lage, Größe etc. nicht möglich ist, ist die Teilembolisation der AVM eine gute Behandlungsalternative bei Patienten mit zerebralen Anfallsleiden, insbesondere jedoch bei Patienten mit progressivem neurologischen Defizit.

Literatur

Abad JM, Alvarez F, Manrique M, Garcia-Blazquez M (1983) Cerebral arteriovenous malformations. J Neurosurg 27: 203–210

Adelt D, Zeumer H, Wolters J (1985) Surgical treatment of cerebral arteriovenous malformations. Follow-up study of 43 cases. Acta Neurochir 76: 45–49

Alphen HAM van (1986) Intraoperative embolization of cerebral arteriovenous malformations. Neurosurg Rev 9: 77–85

Andreussi L, Cama A, Grossi G, Marino C (1979) Microsurgical excision of a strio-insular arteriovenous malformation. Surg Neurol 12: 499–502

Bank WO, Kerber CW, Cromwell LD (1981) Treatment of intracerebral arteriovenous malformations with isobutyl 2-cyanoacrylate: Initial clinical experience. Radiology 139: 609–616

Bartal AD, Yahel MA (1970) Total excision of an arteriovenous malformation of the corpus callosum. J Neurosurg 33: 95–99

Batjer HH, Samson D (1986) Arteriovenous malformations of the posterior fossa. J Neurosurg 64: 849–856

Berenstein AB, Krall R, Choi IS (1989) Embolization with n-butyl-cyanoacrylate in the management of CNS vascular lesions. AJNR 10: 883

Betti OO, Munari C (1992) Traitment radiochirurgical avec accélérateur linéaire des »petites« malformations artério-veineuses intracraniennes. Neurochirurgie 38: 27–34

Björkesten G, Troupp H (1959) Arteriovenous malformations of the brain. Acta Psychiat Neurol Scand 34: 429–437

Brothers MF, Kaufmann JCE, Fox AJ, Deveikis JP (1989) n-butyl 2-cyanoacrylate – substitute for IBCA in interventional neuroradiology: histopathologic and polymerization time studies. AJNR 10: 777–786

Brown RD, Wiebers DO, Forbes G, O'Fallon WM, Piepgras DG, Marsh WR, Maciunas RJ (1988) The natural history of unruptured intracranial arteriovenous malformations. J Neurosurg 68: 352–357

Bunge H, Chinela A, Lemme-Plaghos L, Antico J, Guevara J, Steiner L (1991) Radiosurgical treatment of intracranial arteriovenous malformations with gamma knife. Neuroradiology 33: 206–208

Bushe KA, Peterson E, Schaefer ER (1972) Surgical indications for arteriovenous angiomas in functionally important region and in case of spreading within the area of the ventricular system and of the basal ganglia. Avicenum, Prague, pp 299–302

Colombo F, Benedetti A, Pozza F, Marchetti C, Chierego G (1989) Linear accelerator radiosurgery of cerebral arteriovenous malformations. Neurosurgery 24: 833–840

Coover HW, Wicker TH (1966) Chemistry of methyl-2-cyanoacrylate. In: Healey JE jr (ed) A symposium on physiological adhesives. University of Texas, Houston, pp 3–10

Cophignon J, Thurel C, Djindijan R (1978) Cerebral arteriovenous malformations: modern aspects of investigations and treatment. Prog Neurol Surg 9: 195–237

Crawford PM, West CR, Chadwick DW, Shaw MDM (1986) Arteriovenous malformations of the brain: natural history in unoperated patients. J Neurol Neurosurg Psychiat 49: 1–10

Crawford PM, West CR, Shaw MDM, Chadwick DW (1986) Cerebral arteriovenous malformations and epilepsy: factors in the development of epilepsy. Epilepsia 27: 270–275

Cromwell LD, Harris AB (1980) Treatment of cerebral arteriovenous malformations. J Neurosurg 52: 705–708

Cromwell LD, Harris AB (1983) Treatment of cerebral arteriovenous malformations: combined neurosurgical and neuroradiologic approach. AJNR 3: 366–368

Cushing H, Bailey P (1928) Tumors arising from the blood vessel of the brain. CC Thomas, Baltimore

Da Pian R, Pasqualin A, Scienza R, Vivenza C (1980) Microsurgical treatment of ten arteriovenous malformations in critical areas of the cerebrum. J Microsurg 1: 305–320

Dandy WE (1928) Arteriovenous aneurysm of the brain. Arch Surg 17: 190–243

Dawson RC, Tarr RW, Hecht ST, Jungreis CA, Lunsford LD, Coffrey R, Horton JA (1990) Treatment of arteriovenous malformations of the brain with combined embolization and stereotactic radiosurgery. AJNR 11: 857–864

Debrun G, Vinuela F, Fox AJ, Kan S (1982a) Two different calibrated-leak balloons: experimental work and application in humans. AJNR 3: 407–414

Debrun G, Vinuela, Fox A, Drake CG (1982b) Embolization of cerebral arteriovenous malformations with bucrylate. J Neurosurg 56: 615–627

Deruty R, Lapras C, Pierluca P, Patet JD, Pialat J, Bascoulergues Y, Garcia C (1985) Embolisation peropératoire des malformations artério-veineuses cérébrales par le butyl-cyanoacrylate. Neurochirurgie 31: 21–29

Deruty R, Patet JD, Bascoulergue Y, Pialat J, Honorato D (1986) Intra-operative embolization of cerebral arteriovenous malformations by means of isobutylcyanoacrylate. Neurol Res 8: 109–113

Dion J, Duckwiller G, Lylyk P, Vinuela F, Bentson J (1989) Progressive suppleness pursil catheter. A new tool for superselective angiography and embolization. AJNR 10: 1068–1070

Dotter CT, Rosch J, Lain RC, Pegg JE (1972) Injectable flow-guided coaxial catheters for selective angiography and controlled vascular occlusion. Radiology 104: 421–423

Dotter CT, Goldman ML, Rösch J (1975) Instant selective arterial occlusion with isobutyl 2-cyanoacrylate. Radiology 114: 227–230

Drake CG (1979) Cerebral arteriovenous malformations: considerations for and experience with surgical treatment in 166 cases. Clin Neurosurg 26: 145–208

Engenhart R, Wowra B, Debus J, Kimming BN, Höver K-H, Lorenz W, Wannenmacher M (1994) The role of high dose, single fraction irradiation in small and large intracranial arteriovenous malformations. Int J Rad Oncol Biol Phys 30: 521–529

Fleischer AS, Kricheff I, Ransohoff J (1972) Postmortem findings following the embolization of an arteriovenous malformation. J Neurosurg 37: 606–609

Forster DM, Steiner L, Hakanson S (1972) Arteriovenous malformations of the brain. J Neurosurg 37: 562–570

Fournier D, Terbrugge K, Rodesch G, Lasjaunias P (1990) Revascularisation of brain arteriovenous malformations after embolization with bucrylate. Neuroradiology 32: 497–501

Fox JF, Al-Mefty O (1977) Embolization of an arteriovenous malformation of the brain stem. Surg Neurol 8: 7–9

Freeny PC, Mennemeyer R, Kidd CR, Bush WH (1979a) Long-term radiographic-pathologic follow-up of patients treated with visceral transcatheter occlusion using isobutyl 2-cyanoacrylate (bucrylate). Radiology 132: 51–60

Freeny PC, Bush WH, Kidd R (1979b) Transcatheter occlusive therapy of genitourinary abnormalities using isobutyl 2-cyanoacrylate (bucrylate). AJR 133: 647–656

French LA, Chou SN (1969) Conventional methods of treating intracranial arteriovenous malformations. Progr Neurol Surg 3: 274–319

Fults D, Kelly DL (19834) Natural history of arteriovenous malformations of the brain: a clinical study. Neurosurg 15: 658–662

George ED, Pevsner PH (1982) Combined neurosurgical-neuroradiological therapy for cerebral arteriovenous malformations – The Walter Reed protocol. In: Smith RR, Haerer A, Russel WF (eds) Vascular malformations. Raven Press, New York, pp 129–161

Gilsbach JM, Schumacher M (1991) Surgical problems in partially embolized angiomas. In: Bock WJ, Lumenta Ch, Brock M, Klinger M (eds) Adv Neurosurg 19. Springer, Berlin Heidelberg New York, pp 55–60

Girvin JP, Fox AJ, Vinuela F, Drake CG (1984) Intraoperative embolization of cerebral arteriovenous malformations in the awake patient. Clin Neurosurg 31: 188–247

Graf CJ, Perret GE, Torner JC (1983) Bleeding from cerebral arteriovenous malformations as part of their natural history. J Neurosurg 58: 331–337

Guidetti B, Delitala A (1980) Intracranial arteriovenous malformations. Conservative and surgical treatment. J Neurosurg 53: 149–152

Haerer AF (1982) Arteriovenous malformations of the brain: some comments on their natural history. In: Smith RR, Haerer A, Russel WF (eds) Vascular malformations. New York, Raven Press, pp 1–12

Halbach VV, Higashida RT, Dowd CF, Barnwell SL, Hieshima GB (1991) Vascular perforations resulting from neurointerventional procedures. Neuroradiology 33: 198–200

Hawkins IF (1989) Miniaturization of catheter systems for angiography. Radiology 172: 1015

Heros RC, Tu YK (1987) Is surgical therapy needed for unruptured arteriovenous malformations. Neurology 37: 279–286

Henderson WR (1967) Natural history of cerebral angiomas. Br Med J 4: 571–574

Heros RC, Tu YK (1985) Unruptured arteriovenous malformations: a dilemma in surgical decision making. Clin Neurosurg 33: 187–236

Itoyama Y, Uemura S, Ushio Y, Kuratsu JI, Nonaka N, Wada H, Sano Y, Fukumura A, Yoshida K, Yano T (1989) Natural course of unoperated intracranial arteriovenous malformations: study of 50 cases. J Neurosurg 71: 805–809

Johnson RT (1975) Radiotherapy of cerebral angiomas. With a note on some problems in diagnosis. In: Pia EW, Gleave JRW, Grote E, Zierski J (eds) Cerebral angiomas. Springer, Berlin Heidelberg New York, pp 256–259

Jomin M, Lesoin F, Lozes G (1985) Prognosis for arteriovenous malformations of the brain in adults based on 150 cases. Surg Neurol 23: 362–366

Jones FD, Boone SC, Whaley RA (1982) Intracranial hemorrhage following attempted embolization and removal of large arteriovenous malformations. Surg Neurol 18: 278–283

Kerber C (1976b) Balloon catheter with a calibrated leak. A new system for superselective angiography and occlusive catheter therapy. Radiology 120: 547–550

Kerber C (1975a) Experimental arteriovenous fistula. Creation and percutaneous catheter obstruction with cyanoacrylate. Invest Radiol 10: 10–17

Kerber C (1975b) Experimental arteriovenous fistula. Invest Radiol 10: 10–17

Kerber CVW (1976) A system of catheter occlusive therapy. Invest Radiol 11: 370

Kikuchi Y, Strother, CM, Berenstein A, Hieshima G, Turski P, Choi I, Higashida R, Gentry LR, Halbach VV (1986) New catheter for selective angiography embolization, and regional infusion. Proc RSNA 161: 1164

Kjellberg RN (1986) Stereotactic Bragg peak proton beam radiosurgery for cerebral arteriovenous malformations. Ann Clin Res 18 (suppl 47): 17–19

Kjellberg RN, Hanmura T, Davis KR, Lyons SL, Adams RD (1983) Bragg peak proton beam therapy for arteriovenous malformations of the brain. N Engl J Med 309: 269–274

Kjellberg RN, Koehler A-M, Preston WM, Sweet WH (1962) Stereotaxic instrument for use with the Bragg peak of a proton beam. Confin Neurol 22: 183–189

Komiyama M, Yasui T, Fu Y, Yagura H, Baba M, Hakuva A, Nishimura S (1989) A new microcatheter system for endovascular treatment of cerebral arteriovenous malformations. Surg Neurol 32: 91–97

Krayenbühl H, Yasargil MG (1958) Das Hirnaneurysma, Ser Chir 4. Documenta Geigy, Basel

Kusske JA, Kelly WA (1974) Embolization and reduction of the »steal« syndrome in cerebral arteriovenous malformations. J Neurosurg 40: 313–321

Kvam DA, Michelsen WJ, Quest DO (1980) Intracerebral hemorrhage as a complication of artificial embolization. Neurosurgery 7: 491–494

Lehman FAW, Hayes GJ, Martins AN (1967) The use of adhesive and lyophilized dura in the treatment of cerebrospinal rhinorrhea. J Neurosurg 26: 92–95

Leksell L (1951) The sterotactic method and radiosurgery of the brain. Acta Chir Scand 102: 316–319

Luessenhop AJ, Presper JH (1975) Surgical embolization of cerebral arteriovenous malformations through internal carotid and vertebral arteries. J Neurosurg 42: 443–451

Luessenhop AJ, Rosa L (1984) Cerebral arteriovenous malformations. J Neurosurg 60: 14–22

Luessenhop AJ, Gibbs M, Velasquez AC (1962) Cerebrovascular response to emboli. Arch Neurol 7: 26–36

Luessenhop AJ, Kachmann R, Shevlin W, Ferrero AA (1965) Clinical evaluation of artificial embolization in the management of large cerebral arteriovenous malformations. J Neurosurg 23: 400–417

Luessenhop AJ, Spence WT (1960) Artifical embolization of cerebral arteries. JAMA 172: 119–121

Luessenhop AJ (1975) Artificial embolization of inoperable arteriovenous malformations. In: Pia HW, Glaeve JRW, Grote E, Zierski J (eds) Cerebral angiomas. Springer, Berlin Heidelberg New York, pp 198–205

Magnus V (1921) Bidag ttil Hjernechirurgiens Klinik og Resultater. Kristiania, Merkur

Mathes GL, Terry JW jr (1963) Non-suture closure of nephrotomy. J Urol 89: 122–125

Matsumoto T, Pani KC, Hardaway RM, Leonard F, Heisterkamp CA (1967) Cyanoacrylate tissue adhesive in surgery in anticoagulated subjects. Study of immediate postoperative bleeding. Arch Surg 94: 187–189

Matsumoto T (1967) Tissue adhesives in fatal hemorrhage from solid organs. Milit Med 132: 951–962

Merland JJ, Rüfenacht D, Laurent A, Guimarens L (1986) Endovascular treatment with isobutyl cyano acrylate in patients with arteriovenous malformation of the brain. Acta Radiol (suppl) 369: 621–622

Mingrino S (1978) Supratentorial arteriovenous malformations of the brain. In: Krayenbühl H (ed) Advances and technical standards in neurosurgery, vol 5. Springer, New York, pp 93–123

Moniz E (1927) L'encèphalographie artérielle son importance dans la localisation des tumeurs cérébrales. Rev Neurol 2: 72–89

Morello G, Borghit GP (1973) Cerebral angiomas. Acta Neurochir 28: 135–155

Mullan S, Kawanaga H, Patronas NJ (1979) Microvascular embolization of cerebral arteriovenous malformations. J Neurosurg 51: 621–627

Norlen G (1949) Arterio-venous aneurysms of the brain: Report of ten cases of total removal of the lesion. J Neurosurg 475–494

Nornes H, Grip A, Wikeby P (1979) Intraoperative evaluation of cerebral hemodynamics using directional doppler technique. J Neurosurg 50: 145–151

Ogilvy CS (1990) Radiation therapy for arteriovenous malformations: Neurosurgery 26: 725–735

Olivecrona H, Riives J (1948) Arteriovenous aneurysms of the brain. Their diagnosis and treatment. Arch Neurol Psychiat 59: 567–603

Ondra SL, Troupp H, George ED, Schwab K (1990) The natural history of symptomatic arteriovenous malformations of the brain: a 24-year follow-up assessment. J Neurosurg 73: 387–391

Parkinson D, Bachers G (1980) Arteriovenous malformations. J Neurosurg 53: 285–299

Pellettieri L (1980) Surgical versus conservative treatment of intracranial arteriovenous malformations. Acta Neurochir (suppl 29)

Pelz DM, Fox AJ, Vinuela F, Drake CC, Ferguson GG (1988) Preoperative embolization of brain AVMs with isobutyl-2 cyanoacrylate. AJNR 9: 757–764

Perret G, Nishioka H (1966) Arteriovenous malformations. J Neurosurg 25: 467–490

Pevsner PH, Doppmann JL (1980) Therapeutic embolization with a microballoon catheter system. AJR 134: 949–958

Picard L, Moret J, Lepoire J (1984) Traitement endovasculaire des angiomes artério-veineux intracérébraux. J Neuroradiol 11: 9–28

Potter JM (1955) Angiomatous malformations of the brain. Their nature and prognosis. Ann Roy Coll Surg Engl 16: 227–243

Purdy PD, Samson D, Batjer HH, Risser RC (1990) Preoperative embolization of cerebral arteriovenous malformations with polyvinyl alcohol particles. AJNR 11: 501–510

Purdy PD, Batjer, HH, Samson D (1991) Management of hemorrhagic complications from preoperative embolization of arteriovenous malformations. J Neurosurg 74: 205–211

Raskind R, Weiss SR (1971) Arteriovenous malformations. Follow-up in 68 cases. Vasc Surg 5: 30–35

Ray BS (1941) Cerbral arteriovenous aneurysms. Surg Gynecol Obstet 73: 614–648

Robles C, Carrasco-Zanini J (1968) Treatment of cerebral arteriovenous malformations by muscle embolization. J Neurosurg 29: 603–608

Rodesch G, Lasjaunias P (1991) Treatment of arteriovenous malformations (letter). AJNR 12: 1023

Rüfenacht D, Reizine D, Guimaraens L, Merland JJ (1986b) A propulsions-chamber-system for the easy introduction of supple catheters into cerebral arteries. In: Valk J (ed) Neuroradiology 1985/1986. Excerpta Medica, Amsterdam New York Oxford, pp 303–305

Rüfenacht D, Merland JJ, Guimaraens L, Reizine D (1986a) A simple propulsion-chamber-

system for the 16 gauge approach. Neuroradiology 28: 355–358
Rüfenacht D, Merland JJ (1986a) Hyperselective catheterization and embolization of brain-AVM's by IBC without risk of vascular rupture – an original new micro-balloon for flow-guidance. In: Valk J (ed) Neuroradiology 1985/1986. Excerpta Medica, Amsterdam New York Oxford, pp 307–310
Rüfenacht D, Merland JJ (1986b) Modifications of a supple catheter avoiding the need of balloon for flow-guidance. Hyperselective catheterization and embolization of brain AVM's. In: Valk J (ed) Neuroradiology 1985/1986. Excerpta Medica, Amsterdam New York Oxford, pp 311–314
Rüfenacht D, Merland JJ (1986c) Un nouveau système à micro-ballonnet original pur le cathétérisme hypersélectif et let traitement endovasculaire, supprimant le risque de rupture artérielle. J Neuroradiol 13: 44–54
Russell WF, Smith RR (1982) Pellet embolization of central nervous system arteriovenous malformations. In: Smith RR, Haerer A, Russell WF (eds) Vascular malformations. Raven Press, New York, pp 101–117
Rutka JT, Tucker WS (1984) Successful removal of an arteriovenous malformation in the basal ganglia. Neurosurgery 14: 472–474
Samson D, Marshall D (1986) Carcinogenic potential of isobutyl-cyanoacrylate. J Neurosurg 65: 571–572
Sano K, Jimbo M, Saito I, Basugi N (1975) Artificial embolization of inoperable angioma with polymerizing substance. In: Pia HW, Glaeve JRW, Grote E, Zierski J (eds) Cerebral angiomas. Springer, Berlin Heidelberg New York, pp 222–229
Sawyers J, Vasko J (1963) Sealing cut lung surfaces with plastic adhesive. J Thorac Cardiovasc Surg 45: 526–530
Schäfer C (1995) Intracranielle arteriovenöse Malformationen und cerebrale Krampfanfälle. Inauguraldissertation, Tübingen
Schatz S, Botterell H (1966) The natural history of arteriovenous malformations. Res Publ Ass Nerv Ment Dis 41: 180–187
Seeger W (1975) The artificial embolization of inoperable angiomas. In: Pia HW, Glaeve JRW, Grote E, Zierski J (eds) Cerebral angiomas. Springer, Berlin Heidelberg New York, pp 213–221
Serbinenko FA (1974) Balloon catheterization and occlusion of major cerebral vessels. J Neurosurg 41: 125–145
Serbinenko FA (1979) Six hundred endovascular neurosurgical procedures in vascular pathology. A ten year experience. Acta Neurochir (suppl) 28: 310–311
Sipos EP, Kirsch JR, Nauta HJW, Debrun G, Ulatowski JA, Bell WR (1992) Intra-arterial urokinase for treatment of retrograde thrombosis following resection of an arteriovenous malformation. J Neurosurg 76: 1004–1007
Smyth GDL, Kerr AG (1974) Histoacryl (butyl cyanoacrylate) as an ossicular adhesive. J Laryngol Otol 88: 539–542
Solomon RA, Stein BM (1986a) Management of arteriovenous malformations of the brain stem. J Neurosurg 64: 857–864
Solomon RA, Stein BM (1986b) Surgical management of arteriovenous malformations that follow the tentorial ring. Neurosurgery 18: 708–715
Spetzler RF, Martin NA, Carter LP, Flom RA, Rainzens PA, Wilkinson E (1987) Surgical management of large AVMs by staged embolization and operative excision. J Neurosurg 67: 17–28
Stein B, Wolpert SM (1980) Arteriovenous malformations of the brain. Arch Neurol 37: 69–75
Steiner L, Leksell L, Forster DMC, Greitz T, Backlund EO (1974) Stereotactic radiosurgery in intracranial arterio-venous malformations. Acta Neurochir (suppl) 21: 195–209
Steiner L, Leksell L, Greitz T, Forster DMC, Backlund EO (1972) Stereotactic radiosurgery for cerebral arteriovenous malformations. Acta Chir Scand 138: 459–464
Steiner L (1984) Treatment of arteriovenous malformations by radiosurgery. In: Wilson CB, Stein BM (eds) Intracranial arteriovenous malformations. Williams & Wilkins, Baltimore, pp 295–313
Steiner L, Lindquist Ch, Adler JR, Torner JC, Alves W, Steiner M (1992) Clinical outcome of radiosurgery for cerebral arteriovenous malformations. J Neurosurg 77: 1–8
Suzuki J, Onuma T, Kayama T (1982) Surgical treatment of intracranial arteriovenous malformations. Neurol Res 4: 191–207
Svien HJ, Olive I, Angulo-Rivero P (1956) The fate of patients who have cerebral arteriovenous anomalies without definitive surgical treatments. J Neurosurg 13: 293–299

Svien HJ, Peserico L (1960) Regression in size of arteriovenous anomaly. J Neurosurg 17: 493–496

Tatoolas CJ (1971) A simplified technique for the percutaneous introduction of silicone elastomer catheters. Surg Gynecol Obstet 133: 105–106

Thelen M, Brühl P, Gerlach F, Biersack HJ (1976) Katheterembolisation von metastasierten Nierenkarzinomen mit Butyl-2-Cyanoacrylat. RöFo 3: 232–235

Troupp H, Halonen V (1970) Arteriovenous malformations of the brain. Acta Neurochir 22: 125–128

Trumpy JH, Eldevik P (1977) Intracranial arteriovenous malformations: conservative or surgical treatment? Surg Neurol 8: 171–175

Tzonos T, Bergleiter R, Pampus F (1975) Experiences in the use of artificial embolization as a method of treating cerebral angiomas. In: Pia HW, Glaeve JRW, Grote E, Zierski J (eds) Cerebral angiomas. Springer, Berlin Heidelberg New York, pp 206–212

VanderArk GD, Pitkethly DT, Ducker TB, Kempe LG (1970) Repair of cerebrospinal fluid fistulas using a tissue adhesive. J Neurosurg 33: 151–155

Vinuela F, Dion JE, Duckwiller G, Martin NA, Lylyk P, Fox A, Pelz D, Drake CG, Girvin JJ, Debrun G (1991) Combined endovascular embolization and surgery in the management of cerebral arteriovenous malformations: experience with 101 cases. J Neurosurg 75: 856–864

Vinuela F (1992) Functional evaluation and embolization of intracranial arteriovenous malformations. In: Vinuela F, Halbach Vv, Dion JE (eds) Interventional neuroradiology. Endovascular therapy of the central nervous system. Raven Press, New York, pp 77–86

Waga S. Shimosaka S, Kojima T (1985) Arteriovenous malformations of the lateral ventricle. J Neurosurg 63: 185–192

Wijnalda D, Tjan TG (1991) Results of combined endovascular and surgical treatment of intracranial arteriovenous malformations. In: Bock WJ, Lumenta Ch, Brock M, Klinger M (eds) Adv Neurosurg 19: 46–49

Wolpert SM, Stein BM (1975) Catheter embolization of intracranial arteriovenous malformations as an aid to surgical excision. Neuroradiology 10: 73–85

Wolpert SM, Stein BM (1979) Factors govering the course of emboli in the therapeutic embolization of cerebral arteriovenous malformations. Radiology 131: 125–131

Yasargil MG, Jain KK, Antic J, Laciga R, Kettler G (1976 b) Arteriovenous malformations of the anterior and middle portions of the corpus callosum: microsurgical treatment. Surg Neurol 5: 67–80

Yasargil MG, Jain KK, Antic J, Laciga R (1976 a) Arteriovenous malformations of the splenium of the corpus callosum: microsurgical treatment. Surg Neurol 5: 5–14

Yasargil MG (1987) Microneurosurgery IIIA. Thieme, Stuttgart New York

Yasargil MG (1988) IIIB. Thieme, Stuttgart New York

Zanetti PH, Sherman FE (1972) Experimental evaluation of a tissue adhesive as an agent for the treatment of aneurysms and arteriovenous anomalies. J Neurosurg 36: 72–79

Für die Verfasser:
Prof. Dr. med. S. Bien
Abteilung Neuroradiologie
Medizinisches Zentrum für Nervenheilkunde
Klinikum der Philipps-Universität
Rudolf-Bultmann-Straße 8
D-35033 Marburg

Endovaskuläre Behandlung intrakranieller Aneurysmen

A. Bender
Abteilung Neuroradiologie, Institut für Röntgendiagnostik, Universitätsklinikum Charité,
Medizinische Fakultät der Humboldt-Universität Berlin

Intrakranielle Aneurysmen und Subarachnoidalblutung: Verlauf und klinische Komplikationen

Die relative Häufigkeit intrakranieller Aneurysmen und die Schwere der durch sie bedingten Störungen machen diese Erkrankung zu einer der großen Herausforderungen in der Neurochirurgie und Neuroradiologie.
Mindestens 1% der Durchschnittsbevölkerung hat ein intrakranielles Aneurysma, die Mehrzahl also asymptomatisch zu einem gegebenen Zeitpunkt.
Die mit Abstand häufigste Manifestation eines Aneurysmas ist die akute subarachnoidale Blutung (SAB), mit einer jährlichen Inzidenz von 10–12/100 000. Von wesentlicher Bedeutung für die Prognose und die therapeutische Entscheidung ist der initiale klinische Zustand, in der Einteilung nach Hunt und Hess (Tabelle I).

Tabelle I. Klinische Schweregrade nach SAB (nach Hunt und Hess 1968).

Grad I	asymptomatisch oder leichter Kopfschmerz und leichter Meningismus
Grad II	schwere bis schwerste Kopfschmerzen; Meningismus; kein neurologisches Defizit außer Hirnnervenausfällen
Grad III	Somnolenz; Psychosyndrom; leichte fokalneurologische Ausfälle
Grad IV	Stupor; mäßige bis schwere Hemiparese/-plegie; vegetative Störungen; Dezerebrationssymptome
Grad V	Koma; keine Reaktion auf Schmerzreize

Die möglichen Komplikationen, die neben der Schwere der initialen Blutung den Verlauf nach einer SAB beeinflussen, sind:

– Nachblutung
– Vasospasmus
– Ausbildung eines Hydrozephalus

Die *Nachblutung* ist die gefährlichste dieser Komplikationen, sie tritt bei bis zu 50% der nicht behandelten Patienten innerhalb der ersten sechs Monate auf, mit dem ersten Häufigkeitsgipfel bereits in den ersten 24 Stunden nach Ruptur. Dies ist der wesentliche Grund, eine rasche Intervention zum Ausschluß des Aneurysmas durchzuführen.
Der (angiographisch sichtbare) *Vasospasmus* tritt um den 4. Tag nach SAB auf und ist meist nach dem Ende der zweiten Woche nicht mehr nachweisbar. Er ist wesentlich häufiger als der klinisch symptomatische Vasospasmus, der die zweithäufigste Ursache der klinischen Verschlechterung darstellt.
Der *Hydrozephalus* als Folge einer Liquorresorptions- oder Zirkulationsstörung nach SAB ist neurochirurgisch leicht behandelbar durch Anlage einer externen Drainage; danach ist jedoch infolge des jetzt verringerten intrakraniellen Druckes die Gefahr der Zweitblutung erhöht.
Die zweithäufigste Manifestation intrakranieller Aneurysmen besteht in druckbedingten Hirnparenchym- oder Hirnnervensymptomen bei großen oder Riesenaneurysmen (Tabelle II); sie gehen am häufigsten vom Karotissiphon aus und führen meist zu einer Okulomotoriusparese.

Tabelle II. Größeneinteilung der intrakraniellen Aneurysmen.

<12 mm	klein
12–25 mm	groß
>25 mm	Riesenaneurysma (meist mit thrombosierten Anteilen)

Entwicklung und aktueller Stand der endovaskulären Techniken

Die endovaskuläre Behandlung intrakranieller Aneurysmen entwickelte sich Anfang der 80er Jahre mit der Möglichkeit des selektiven Aneurysmaverschlusses durch Ablösen eines Latexballons, nachdem diese Technik in den 70er Jahren zum Verschluß von Gefäßen oder AV-Fisteln eingeführt worden war (1). Ende der 80er Jahre wurden zum selektiven Aneurysmaverschluß erstmals frei ablösbare Platin-Mikrocoils benutzt (2). Bei ihrer Anwendung bestand das Risiko, daß ein in das Aneurysma vorgeschobenes Coil (meist das letzte) sich teilweise oder ganz ins Gefäßlumen dislozieren konnte. Einen entscheidenden weiteren Fortschritt stellte daher 1991 die Einführung kontrolliert (elektrisch) ablösbarer Platincoils dar (3), der die Entwicklung auch mechanisch kontrolliert ablösbarer Coils folgte.

Aneurysmen, die auch heute unter mikroneurochirurgischen Bedingungen Schwierigkeiten des Zugangs bereiten, finden sich an bestimmten Lokalisationen, vor allem im vertebro-basilären System und am Siphon, und zu ihnen zählen auch manche großen und fast alle Riesenaneurysmen in der vorderen und hinteren Zirkulation. Die endovaskuläre Ballonokklusion des Trägergefäßes im Falle inoperabler raumfordernder Aneurysmen etablierte sich als sehr effektive und sichere Technik (4–5% Komplikationen) bei Patienten, bei denen zuvor die Probeokklusion die Toleranz eines solchen Verschlusses zeigt. Bei nicht-tolerierter Probeokklusion kann die vorherige neurochirurgische Anlage eines extra-intrakraniellen Bypass den Karotisverschluß doch tolerabel machen.

Hingegen erwies sich der selektive intraaneurysmale Ballonverschluß unter Erhalt des Trägergefäßes als weniger sicher aufgrund einer hohen Rekanalisierungsrate, relativ hoher Komplikationsrate und nicht seltener technischer Schwierigkeiten beim Erreichen weit distal gelegener Aneurysmen. Das Risiko des Ballonverschlusses liegt in der Gefahr, das Aneurysma zu rupturieren, da sich der Ballon nur durch Druck auf die Aneurysmawand vom Mikrokatheter ablösen läßt. Die Verringerung dieses Rupturrisikos ist deshalb der wesentliche Vorteil von Platin-Mikrocoils. Die noch erheblichen Unzulänglichkeiten der freien Coils wurden mit der Entwicklung und Einführung der durch Elektrolyse ablösbaren Platincoils durch *G. Guglielmi* (3) (»Guglielmi Detachable Coils«) verbessert, nachdem schon Jahre zuvor mehrfach Ansätze der intraaneurysmalen Elektrothrombose nach Trepanation sich nicht hatten durchsetzen können.

Die Guglielmi-Coils sind weiche Platinspiralen, die in unterschiedlichen Längen und Windungsdurchmessern vorgefertigt sind. Sie stellen das distale Ende eines Stahldrahtes dar, mit dem sie durch ein kurzes, nicht isoliertes Metallstück verbunden sind. Die Platinmikrospirale wird durch einen Tracker10- oder Tracker18-Mikrokatheter (Target Therapeutics) in das Aneurysmalumen geschoben und durch Anlegen eines 1mA-Stromkreises wird das nicht isolierte Drahtstück zur Anode. Während hier durch Elektrolyse die Platinspirale abgetrennt wird, werden durch die positive Ladung die natürlicherweise negativ geladenen korpuskulären Blutbestandteile angezogen, wodurch Thrombusbildung initiiert werden soll. Es können so über denselben Mikrokatheter nacheinander Coils verschiedener Größe in das Aneurysma geschoben werden, bis die maximale Füllung erreicht ist.

Der größte Vorteil besteht in der Möglichkeit, ein nicht passendes Coil gefahrlos wieder zurückzuziehen, bevor es endgültig abgelöst ist.

Darüber hinaus ist die mechanische Belastung der Aneurysmawand bei dieser Technik deutlich geringer als beim Ballon, mit auch entsprechend geringerer Rupturgefahr, weshalb die selektive Ballonokklusion heute fast vollständig verlassen wurde.

Bisherige klinische Erfahrungen mit GDC

Insgesamt sind weltweit bislang ca. 4000 Patienten mit GDC behandelt worden. Die Ergebnisse der größten homogenen Patientengruppe (715 Patienten, bis Juli 1994 an zehn US-amerikanischen Kliniken) wurden Anfang des Jahres zusammengefaßt (4).

In der bisherigen klinischen Erfahrung hat sich der Vorteil der elektrisch ablösbaren Coils eindeutig bestätigt. Die durchschnittliche klinische Komplikationsrate (in der Hand interventionell erfahrener Neuroradiologen) beträgt 4–5%, was dem Komplikationsrisiko auch der anderen großen endovaskulären Neurointerventionen entspricht. Voraussetzung für die Minimierung des Risikos sind

- eine qualitativ hochwertige DSA-Anlage mit Road-mapping,
- absolute Immobilisierung des Patienten durch Intubationsnarkose,
- Antikoagulation zur Verhinderung thromboembolischer Komplikationen.

Hingegen hat sich die Erwartung einer Endothelialisierung der Coils, mit dem sekundären Effekt einer auch nach dem unmittelbaren Eingriff fortschreitenden Thrombose, nicht nachweisen lassen. Auch wenn Tierversuche zum Teil kontroverse Ergebnisse gezeigt haben, muß man heute davon ausgehen, daß eine Endothelialisierung der Coils oder gar des Aneurysmaeinganges entweder nicht stattfindet oder zumindest keine nennenswerte Bedeutung hat. Der Verschluß des Aneurysmas bleibt also auf die mechanische Füllung des Lumens mit Platinspiralen beschränkt, die aber selbst bei einem angiographisch »100%igen« Verschluß real weniger als 50% des Aneurysmalumens einnimmt.

Das als erstes eingeführte Coil soll möglichst den maximalen Durchmesser des Aneurysmas einnehmen, um so einen »Käfig« für nachfolgend kleinere zu schaffen. Während dies im allgemeinen möglich ist, bleibt auch bei den GDC-Coils das Problem des Aneurysmahalses teilweise ungelöst. Zwar kann jetzt praktisch risikofrei versucht werden, ein für den am Schluß noch offenen proximalen Teil des Aneurysmas passendes Coil auszuwählen, dieses gelingt aber nicht immer, besonders nicht bei Aneurysmen mit weitem Hals. Hierbei ist nicht die absolute Weite des Aneurysmahalses wichtig, sondern die Relation zur maximalen Weite des Aneurysmas, die im günstigen Fall $1/3$ bis $1/4$ unterschreiten soll. Aneurysmen mit schlecht definiertem Hals stellen also eine schlechte bzw. keine Indikation für den Einsatz von GDC-Coils dar.

Auch bei anatomisch günstigen Verhältnissen gelingt der »100%ige« Verschluß (d.h. ohne angiographisch erkennbare Restkontrastierung innerhalb des Aneurysmas oder am Aneurysmahals) nur bei ca. 90% aller behandelten Aneurysmen. Bei ungünstigen anatomischen Verhältnissen sind sogar weit weniger »Komplettverschlüsse« möglich, bei Riesenaneurysmen nur in weniger als 50%.

Das große Problem, das sich in der bisherigen klinischen Erfahrung gezeigt hat, ist die sekundäre Rekanalisation. Initial angiographisch komplett verschlossene Aneurysmen haben sich bei Kontrollen als teilweise wieder durchströmt gezeigt, nachdem die Coils über Wochen oder Monate hindurch durch den pulsierenden Blut(ein)strom in einem Anteil des Aneurysmas oder in einen vorbestehenden Thrombus zusammengedrängt worden waren.

Diese Kompaktierung und Rekanalisation wird bei 15–32% aller Aneurysmen beobachtet, aber bei über 40% der Aneurysmen, die einen weiten Hals aufweisen oder hämodynamisch ungünstig im Blutstrom des tragenden Gefäßes liegen (4). Wird eine solche Rekanalisierung beobachtet, ist eine erneute Coilokklusion erforderlich.

Die gegensätzliche Beobachtung eines im Verlauf zunehmenden Verschlusses ist seltener (Abbildungen 1a–d). In einem solchen Fall darf zwar das Risiko der Nachblutung als aufgehoben gelten, allerdings sind bei jedem Patienten weiterhin Kontrollen erforderlich.

Bemerkenswert ist, daß trotz der relativ großen Zahl der nicht komplett verschlossenen Aneurysmen die Rate der Nachblutungen bei bereits erfolgter SAB in der bisherigen Erfahrung mit knapp über 1% deutlich unter dem Spontanverlauf liegt (4).

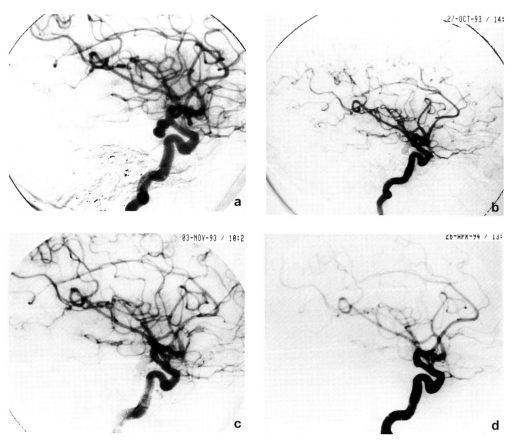

Abbildungen 1. 51jährige Patientin, vor 4 Wochen SAB, initial HH I–II. a) Aneurysma des C1-Siphon-Abschnittes (Com. post) links; b) Ergebnis unmittelbar nach Coilokklusion. Minimale Restperfusion des Aneurysmas am Abgang; c) Kontrolle nach einer Woche. Etwas ausgedehntere Kontrastierung am Aneurysmahals. Keine ergänzende Coilokklusion möglich. d) Kontrolle nach fünf Monaten. Keine Kontrastierung des Aneurysmas mehr nachweisbar.

Bewertung und Ausblick

Das Mißverhältnis zwischen häufiger Rekanalisation und im Vergleich zum zu erwartenden Spontanverlauf seltener Nachblutung zeigt, daß offensichtlich auch eine partielle Coilfüllung einen Schutz vor Ruptur bietet, der allerdings in diesem Ausmaß klinisch noch unzureichend ist. Es läßt auch den Schluß zu, daß nicht die erhoffte Endothelialisierung, sondern wohl die Veränderung der Strömungsverhältnisse mit einer Verringerung des hämodynamisch bedingten Wanddruckes für die Verringerung des Blutungsrisikos verantwortlich ist.
Folgende Indikationen für die endovaskuläre Behandlung können gestellt werden:

a) Nicht rupturierte Aneurysmen mit raumfordernder Wirkung
Neben dem in Einzelfällen weiter indizierten Ballonverschluß des Hauptgefäßes bei gegebener klinischer Toleranz scheint auch hier der selektive Aneurysmaverschluß mit Coils den raumfordernden Effekt zu reduzieren und das klinische Defizit zu verbessern (5).

b) Nicht rupturierte, asymptomatische kleine oder große Aneurysmen bei vorhersehbaren chirurgischen Schwierigkeiten
Aufgrund der schlechten Prognose nach SAB ist die chirurgische Behandlung nicht rupturierter Aneurysmen sinnvoll (6, 7). Demzufolge wäre auch die endovaskuläre Behandlung asymptomatischer, aber chirurgisch schwieriger Aneurysmen zu empfehlen. Aufgrund der fehlenden Langzeiterfahrungen kann dem Behandlungsrisiko noch keine sichere prognostische Risikoreduktion entgegengesetzt werden.

c) Rupturierte Aneurysmen
Hier besteht zum einen die anatomisch bedingte Indikation für den Coilverschluß, wenn das Aneurysma chirurgisch voraussichtlich schwierig oder nicht zu erreichen ist. Wenn dies auch vorzugsweise Aneurysmen im vertebro-basilären Stromgebiet betrifft (die weniger als 20% aller Aneurysmen ausmachen, aber über 40% der endovaskulär behandelten), so gibt es doch keine allgemeingültige Definition.

Zum anderen besteht die endovaskuläre Indikation unabhängig von der Anatomie im klinischen Zustand des Patienten. Die Frühoperation innerhalb von 72 Stunden nach SAB ist allgemein nur bei Patienten in gutem klinischen Zustand (Hunt und Hess Grade I bis III) akzeptiert, nicht jedoch für Patienten HH IV oder V, die derzeit nur von einzelnen Neurochirurgen sofort operiert werden. Hier gilt oft noch die Operation in der Akutphase als technisch schwieriger und risikoreicher. Diese Patienten sind während der konservativen Behandlung bis zur Operation einem Nachblutungsrisiko von 12% in zwei Wochen ausgesetzt. Hier könnte die endovaskuläre Frühbehandlung, die auch in der Akutphase nicht nennenswert schwieriger ist, dieses Risiko und den oft fatalen Ausgang verhindern. Ein eventuell angiographisch sichtbarer Vasospasmus kann durch direkte intraarterielle Injektion von Papaverin verringert werden, so daß er keine Behinderung der intrakraniellen Katheterisierung darstellt.

Auch wenn die Haltung der Neurochirurgen hinsichtlich des Vasospasmus uneinheitlich ist, bevorzugen es die meisten, nicht in dieser Phase zu operieren, wenn der Patient beispielsweise erst am 4. oder 5. Tag nach SAB in die Klinik eingewiesen wird.

Offen ist die Frage, inwieweit die endovaskuläre Behandlung Alternative auch bei chirurgisch »leichten« Aneurysmen sein kann. Hierbei sind Komplikationsrisiko des unmittelbaren Eingriffs gegen Langzeitschutz vor einer Nachblutung abzuwägen. Über ersteres liegen ausreichende Daten vor, der Vergleich mit den großen neurochirurgischen Aufstellungen (z. B. 8) ist jedoch praktisch nicht möglich, aufgrund der für jede neurochirurgische Serie spezifischen Zuweisungs-, Selektions- und Operationsentscheidungen. Zudem sind die bislang endovaskulär behandelten Patienten die mit chirurgisch schwierig eingeschätzten Aneurysmen, die voraussichtlich nicht mit dem durchschnittlichen Komplikationsrisiko zu operieren gewesen wären.

Ungewisser als die erreichbare unmittelbare endovaskuläre Behandlungssicherheit sind die klinischen und anatomischen Langzeitergebnisse. Die hohe Rekanalisationsrate gilt als Hauptargument gegen eine primär endovaskuläre Behandlung, da sie weit über der nach Aneurysmaklippung liegt (9).

In den letzten Jahren haben die Methoden der interventionellen Neuroradiologie rasche Fortschritte gemacht, so daß sie oft durch neuere abgelöst wurden, bevor Langzeitergebnisse vorlagen. Die endovaskuläre Behandlung intrakranieller Aneurysmen mit Mikrocoils wird nur eine zunehmende Berechtigung und Akzeptanz gewinnen, wenn ihre Langzeiteffektivität bewiesen werden kann (10). Eine vergleichende prospektive Untersuchung beginnt in Oxford (Byrne und Molyneux); hier besteht allerdings Einigkeit, daß für manche Aneurysmen, wie z. B. an der Basilarisbifurkation, keine Loszuordnung der Behandlung mehr vertretbar ist, da die Vorteile der endovaskulären Behandlung hier derzeit übereinstimmend gesehen werden.

Literatur

1 Romodanov AP, Shcheglov VI (1982) Intravascular occlusion of saccular aneurysms of the cerebral arteries by means of a detachable balloon catheter. Adv Techn Standards Neurosurg. Springer, New York, vol 9, p 25–49
2 Hilal SK (1988) Synthetic fiber coated platinum coils successfully used for the endovascular treatment of arteriovenous malformations, aneurysms and direct arteriovenous fistulae of the central nervous system. Radiology 169 (suppl): 28–29 (abstract)
3 Guglielmi G, Viñuela F, Sepetka I, Macellari V (1991) Electrothrombosis of saccular aneurysms via endovascular approach. Part 1: Electrochemical basis, technique and experimental results. J Neurosurg 75: 1–7
4 Duckwiler G (1995) Update on North America GDC experience. Working Group in Interventional Neuroradiology, Val d'Isère meeting Jan 1995
5 Halbach VV, Higashida RT, Dowd CF, Barnwell SL, Fraser KW, Smith TP, Teitelbaum GP, Hieshima GB (1994) The efficacy of endosaccular aneurysm occlusion in alleviating neurological deficits produced by mass effect. J Neurosurg 80:659–666
6 Heiskanen O (1986) Risks of surgery for unruptured intracranial aneurysms. J Neurosurg 65: 451–453
7 Pertuiset B, Mahdy M, Sichez JP, Arthuis F, Bitar A, Pertuiset BF, Haisa T, Bordi L (1991) Les anévrysmes artériels sacculaires intracrâniens non rompus de l'adulte d'un diamètre inférieur à 20 mm. Chirurgie radicale dans 89 cas. Rev Neurol (Paris) 147: 111–120
8 Kassell NF, Torner JC, Jane JA, Haley EC, Adams HP (1990) The international cooperative study on the timing of aneurysm surgery. Part 2: Surgical results. J Neurosurg 73: 18–36
9 LochMacdonald R, Wallace C, Kestle JR (1993) Role of angiography following aneurysm surgery. J Neurosurg 79: 826–832
10 Nichols DA (1993) Endovascular treatment of the acutely ruptured intracranial aneurysm. Guest editorial. J Neurosurg 79: 1–2

Anschrift des Verfassers:
Dr. med. A. Bender
Abteilung Neuroradiologie
Institut für Röntgendiagnostik
Universitätsklinikum Charité
Medizinische Fakultät der Humboldt-Universität
Schumannstraße 20/21
D-10098 Berlin

Endovaskuläre Rekanalisation hirnversorgender Gefäße

F. Zanella
Neuroradiologie, Universität Essen

Lokale intraarterielle Fibrinolyse (LIF) der hirnversorgenden Gefäße

Allgemeines

Die lokale intraarterielle Fibrinolyse (LIF) stellt den Versuch einer kausalen Schlaganfallstherapie dar. Jede Behandlung eines Schlaganfalls versteht sich derzeit als prophylaktische Maßnahme mit dem Ziel, die Ausbreitung definitiver Hirnnekrosen im Gefolge einer Ischämie zu verhindern. Eine totale Ischämie führt innerhalb von 2–8 min zum Untergang des Hirngewebes, eine in aller Regel zu kurze Zeitspanne für einen erfolgversprechenden Therapieansatz. Andererseits genügen aber bereits etwa 20% des Gesamtstoffwechsels, respektive der Sauerstoffversorgung, um die Ganglienzellen bei gestörtem Funktionsstoffwechsel zu erhalten. Bei reduziertem Stoffwechsel fallen allerdings in Abhängigkeit vom Ischämiegrad unterschiedlich rasch toxische Stoffwechselprodukte an, die dann zum Zusammenbruch des Reststoffwechsels und damit letztendlich ebenfalls zum Gewebsuntergang führen. Die Möglichkeiten und Grenzen aller rekanalisierender Verfahren werden deshalb grundsätzlich von *zwei Gegebenheiten* beeinflußt:

1. Durch den Zeitraum, in dem eine grenzwertige Vita minima auf struktureller Ebene durch *kollaterale Perfusion* aufrecht erhalten werden kann. Dieser ist zwar nicht genau bekannt und für verschiedene Gewebe unterschiedlich, *Ringelstein* et al. konnten aber eine symptomfreie Toleranz der Hemisphäre bei einem passageren Verschluß der A. cerebri media von etwa vier Stunden belegen, wenn ausreichend Kollateralgefäße vorhanden sind.
2. Durch das *Blutungsrisiko*. Die auch der Anoxie ausgesetzten okkludierten Gefäße werden mit zunehmender Dauer vulnerabler und erklären somit das Risiko einer Rupturblutung nach Auflösung des obturierenden Gerinnsels. Dieses Risiko besteht für alle fibrinolytisch wirksamen Medikamente. Die für eine Fibrinolyse zur Verfügung stehenden Pharmaka (Streptokinase, Urokinase, recombinant tissue plasminogen activator [r-tPA] u. a.) unterscheiden sich hinsichtlich ihrer Gerinnselspezifität, der Geschwindigkeit des Wirkungseintritts und ihrer dosisabhängigen systemischen Nebenwirkungen.

Klinische Gesichtspunkte

Im vertebrobasilären Territorium versorgen die intrakraniellen Segmente der Aa. vertebrales und die A. basilaris den Hirnstamm, wobei thromboembolische Ereignisse in diesen Gefäßsegmenten besonders häufig stattfinden. *Akute Verschlüsse* beider Vertebralarterien oder der A. basilaris zeigen eine Mortalitätsrate von mehr als 90%, während *chronische Verschlüsse* aufgrund der dann möglichen Kollateralisierung oft über viele Jahre symptomlos toleriert werden. Etwa 30% aller vertebrobasilärer Verschlüsse führen schlagartig zu tiefem Koma und Tetraplegie, wobei in diesen Fällen kein ausreichendes Zeitfenster für eine sinnvolle Therapie zur Verfügung steht. Die verbleibenden 70% verlaufen aber als behandelbare klinisch progrediente Schlaganfälle über viele Stunden bis zum Hirnstammtod oder zum Locked-in-Syndrom (pontines Querschnittssyndrom mit erhaltenem Bewußtsein).

Im Gegensatz zum vertebrobasilären Territorium ist die Spontanprognose von *Schlaganfällen im Karotisterritorium* seltener desolat. Die außerordentliche Variabilität der nach Rehabilitation verbleibenden neurologischen Ausfälle erschwert die Beurteilung jeglicher Therapieform erheblich. Die derzeitig vorliegenden Resultate weisen darauf hin, daß die Gesamtmortalität zwar nur schwer zu beeinflussen ist, die Zahl der nach Lysetherapie symptomfreien oder -armen Patienten aber beträchtlich höher als bei einem Spontanverlauf eingeschätzt werden darf.

Eine lebensbedrohliche und schwer behandelbare Situation entsteht bei einem Verschluß der A. carotis interna, weil dann der Hauptstamm der A. cerebri media und anterior mitbetroffen ist. In diesen Fällen ist in der Regel selbst die Aufrechterhaltung einer Minimalperfusion unmöglich, weil die Möglichkeit der Ausbildung leptomeningealer Kollateralen dann noch weiter eingeschränkt ist.

Verschlüsse des Mediahauptstammes verlegen in nahezu allen Fällen die Abgänge der Aa. lenticulostriatae, die über keinerlei Kollateralen verfügen und somit ebenfalls einer kompletten Anoxie ausgesetzt sind. Selbst in dem günstigsten Fall einer vollständigen Rekanalisation der A. cerebri media muß deshalb mit einem umschriebenen Linsenkerninfarkt gerechnet werden, der aber häufig mit keinen oder nur geringen klinischen Symptomen einhergeht. Die Häufung bzw. Zunahme der Gefahr von Stammganglienblutungen erklärt sich durch das rasch ansteigende Risiko einer Gefäßruptur bei zunehmender Verschlußdauer der Arterie. Für die Gesamtprognose bedeutend entscheidender ist aber die zumindest vorübergehende Funktionstüchtigkeit der hemisphäriellen leptomeningealen Anastomosen bis zur Wiederherstellung der orthograden Strömung.

Indikationen

Die *Früherkennung der Basilaristhrombose* und die Bestimmung der Ausdehnung eines vorliegenden Hirnstamminsultes stellen ein oftmals schwieriges neurologisches Problem dar. Die Entscheidung zur frühzeitigen diagnostischen Angiographie sollte durch die häufig unklare Symptomatik und die extrem schlechte Spontanprognose bestimmt werden. Die Indikation zur lokalen Lyse ist aufgrund dieses häufig schleichenden Symptombeginns bei jedem progredienten Schlaganfall mit noch inkomplettem Defizit großzügig zu stellen, wenn Verschlüsse beider Aa. vertebrales oder der A. basilaris und keine der Kontraindikationen (s. u.) vorliegen.

Im vorderen Kreislauf stellt die akute Hemiplegie nach computertomographischem Ausschluß einer Blutung die entscheidende Indikation für eine rasche Angiographie dar. Die angiographische Abklärung hat aber nur bei therapeutischen Konsequenzen Sinn, so daß sie nur bei zeitlich genau bekanntem Erkrankungsbeginn und daraus resultierendem *Therapiebeginn innerhalb von vier Stunden* durchgeführt wird. Nach den bisherigen Erfahrungen bestehen gute Erfolgsaussichten bei einem auf das M-1-Segment beschränkten embolischen Gefäßverschluß ohne zusätzliche Astverschlüsse, während die bereits erwähnten Okklusionen des Karotissiphons mit Verlegung der intrakraniellen Karotisteilung sehr ungünstige Bedingungen darstellen. Aufgrund der unmittelbar einsetzenden Therapie bestehen die größten Erfolgsaussichten einer LIF bei thrombembolisch bedingten Angiographiekomplikationen während diagnostischer Gefäßdarstellungen oder im Verlauf interventioneller Maßnahmen. Hier sollte ohne Verzögerung unmittelbar nach Diagnosestellung die LIF eingeleitet werden.

Kontraindikationen

Generelle Kontraindikationen für die Durchführung jeglicher LIF sind computertomographisch nachgewiesene Blutungen, erhöhte Blutungsneigung, Schwangerschaft, kurze Zeit zurückliegende operative Eingriffe und bekannte Hirntumoren oder Gefäßmißbildungen. Bei Patienten älter als 70 Jahre sollte wegen erhöhter Komplikationsraten auch in der Nachsorge die invasive lokale Fibrinolyse nicht durchgeführt werden. Als zusätzliche *Kontraindikationen für die Lyse im vertebrobasilären Territorium* gelten computertomographisch bereits erkennbare Erweichungsherde im Hirnstamm, anhaltend tiefes Koma und Tetraplegie und das Fehlen der klinisch und elektrophysiologisch prüfbaren Hirnstammreflexe. Kontraindikationen für die Durchführung einer lokalen Fibrinolyse *im vorderen Kreislauf* sind sich bereits demarkierende ausgedehnte frische ischämische Nekrosen (mehr als ein Drittel des Mediaterritoriums) und Unklarheiten hinsichtlich des zeitlichen Beginns des Schlaganfalls. Da derzeit nur eine Behandlungsdauer von zwei Stunden erfolgversprechend ist und auch unter optimalen Bedingungen die vorbereitenden und diagnostischen Maßnahmen etwa eine Stunde in Anspruch nehmen, darf der Patient zudem nicht später als maximal drei Stunden nach Eintritt des Schlaganfalls in der Klinik eintreffen.

Material und Technik

Die diagnostische und therapeutische Angiographie erfolgt in Seldinger-Technik meist über die A. femoralis, wobei bei begründetem Verdacht auf einen Gefäßverschluß primär ein F6-Einführungsbesteck (Schleuse) in die A. femoralis eingebracht wird. Die diagnostische Angiographie als intraarterielle digitale Subtraktionsangiographie (i.a. DSA) sollte mit Angiographiekathetern durchgeführt werden, die die koaxiale Benutzung eines Mikrokatheters erlauben.

Trotz der gebotenen Eile sollte bei Verdacht auf einen Gefäßverschluß im hinteren Kreislauf primär eine Darstellung des vorderen Kreislaufs erfolgen, um Aussagen über das Ausmaß möglicher Kollateralen über die Aa. communicantes posteriores treffen zu können. Dann wird zunächst der Abgang der A. vertebralis hinsichtlich Form, Lichtungsweite und Katheterisierbarkeit inspiziert, wobei im Falle eines vertebrobasilären Verschlusses bereits die Probeinjektion in der Regel einen erheblich verzögerten Kontrastmittelabstrom erkennen läßt. Nach selektiver angiographischer Darstellung des Verschlusses aus der A. vertebralis wird über den weiterhin in der Vertebralarterie liegenden Katheter superselektiv der Fibrinolysekatheter (Mikrokatheter) koaxial eingeführt. Der Mikrokatheter sollte dabei möglichst zwischen Gefäßwand und Thrombus plaziert werden.

Bei Verdacht auf einen Gefäßverschluß im vorderen Kreislauf wird nach Abbildung der Karotisgabel zur Beurteilung der Verhältnisse am Abgang der A. carotis interna zunächst das klinisch unbeteiligte Karotisterritorium im p.a. Strahlengang dargestellt, um im Falle eines Karotisverschlusses einen Cross-flow über die A. communicans anterior nachzuweisen und in diesem Falle eine Aussage über die freie Durchgängigkeit der A. cerebri media distal des vermuteten Verschlusses zu treffen. Die Darstellung der A. vertebralis ist nur erforderlich, wenn bei einem Verschluß der A. carotis interna die distal davon gelegenen Verhältnisse an den intrakraniellen Gefäßen nicht über die bereits erwähnte Karotisangiographie der Gegenseite geklärt werden können oder ein (sehr seltener) Zugang zur A. cerebri media über die A. communicans posterior gewählt werden muß.

Nach Klärung der Kollateralverhältnisse wird die symptomatische A. carotis interna katheterisiert und bei einem Mediaverschluß die A. cerebri media mit einem Mikrokatheter superselektiv sondiert, wobei auch hier die Katheterspitze zwischen Gefäßwand und Thrombus plaziert werden sollte. Eine besondere Konstellation ergibt sich im Falle einer periokklusionellen Mediaembolie bei einem primären Internaverschluß, weil in diesem Falle der Versuch einer vorsichtigen Passage des Karotisverschlusses mit einem weichen Führungsdraht unternommen werden kann. Dies ist ebenso wie das dann weitere Vorschieben des Mikrokatheters zur LIF in die A. cerebri media oftmals ohne Widerstand möglich. Demgegenüber sollte man eine transluminale Dilatation der A. carotis interna nur dann durchführen, wenn hinter dem Gefäßverschluß zweifelsfrei keine weiteren Thromben vorliegen.

Pharmakotherapie

Bereits unmittelbar nach Blutungsausschluß werden 5000 IE Heparin als Bolus appliziert und dann zur Katheterspülung 1000 IE Heparin/h infundiert. Für die eigentliche intraarterielle Fibrinolyse haben sich jeweils 500 000 IE Urokinase in der 1. und 2. Std. als Perfusorinfusion in je 50 ml NaCl-Lsg. als wirksam erwiesen. Eigene klinische Erfahrungen mit über 10 mg/h hinausgehenden Dosierungen von r-TPA liegen nicht vor, jedoch lassen Laborbefunde und Mitteilungen anderer Therapeuten eine Dosissteigerung auf 30 mg/h möglich und sinnvoll erscheinen. Nach zweistündiger Behandlung sollte die Therapie unabhängig vom Ergebnis beendet werden. Die Fortsetzung der Heparinisierung oder eine Behandlung mit Antikoagulantien vom Cumarintyp ist nach erfolgreicher Thrombolyse nur dann erforderlich, wenn dem behandelten Gefäßverschluß entweder vorgeschaltete stenosierende arteriosklerotische Veränderungen oder eine kardiogene Emboliequelle zugrundeliegen.

Ein erfolgversprechendes Behandlungsschema mit r-TPA-Plasminogen kann derzeit noch nicht empfohlen werden, weil die Daten der laufenden Studie noch nicht ausreichen und Plasminogen nicht allgemein verfügbar ist.

Angiographische Kontrollen

Angiographische Kontrollen des Lyseverlaufes sind in 20- bis 30minütigen Abständen sinnvoll. Unbedenklich sind koaxiale Kontrollen über den Führungskatheter, die aber insbesondere zu Beginn der Lyse oft wenig aussagekräftig sind. Die demgegenüber sehr genauen Kontrollen über den Mikrokatheter erleichtern eventuell erforderliche Korrekturen der Katheterlage, erfordern aber zur Vermeidung von Fragmentdislokationen größte Vorsicht.

Die Rekanalisationsrate für das M-1-Segment der A. cerebri media ist zwar hoch, dennoch sind verbleibende Thrombusreste in den einzelnen Mediaästen oft für das klinische Resultat entscheidend. Deshalb sollten bei verbleibender Therapiezeit diese meist proximal gelegenen Astverschlüsse ggf. nach Korrektur der Katheterlage ebenfalls lokal behandelt werden.

Bei Verwendung von Urokinase und mehr als 10 mg r-TPA/h verbleibt das Einführungsbesteck nach Lyseende in der Femoralarterie und wird erst entfernt, wenn die PTT nicht mehr als das Zweifache der Norm beträgt.

Ergebnisse

Bei Beachtung der Ausschlußkriterien und der Verwendung von Urokinase (oder r-TPA) in der angegebenen Kombination mit Heparin entstehen keine lokalen Blutungskomplikationen im Punktionsgebiet oder bedrohliche Reduktionen des Serumfibrinogenspiegels bzw. hohe Spiegel an Fibrinspaltprodukten.

Die Therapieresultate bei Verschlüssen in der *vertebrobasilären Strombahn* hängen wesentlich von den morphologischen Gegebenheiten ab, wobei die Prognose embolischer Verschlüsse günstiger ist als die atherothrombotischer Läsionen. Eine Verbesserung der Erfolgsrate ist vor allem bei frühzeitiger Erkennung des progredienten Schlaganfalles und entsprechend frühzeitiger Therapie zu erwarten. Die Indikationsstellung zur LIF im hinteren Kreislauf darf ausschließlich vom klinischen Zustand des Patienten (inkomplette neurologische Funktionsausfälle des Hirnstammes) und nicht vom Zeitablauf seit Auftreten der ersten Symptome abhängig gemacht werden. Eine restriktive Zeitgrenze für die Behandlung würde zahlreiche Patienten mit einem langsam progredienten Schlaganfallsverlauf von einer erfolgversprechenden Therapiemöglichkeit ausschließen. Hämorrhagische Transformationen von Hirnstamminfarkten sind meist spontan und nach Lysetherapie sehr selten und in unserem Patientengut nie Ursache einer klinischen Verschlechterung gewesen.

Die LIF im Karotisterritorium wurde für mehrere Jahre nur sehr zögernd angewendet, weil r-TPA potentiell auch bei intravenöser Gabe als wirksames Fibrinolytikum gilt. Insbesondere die Arbeitsgruppe um *Zeumer* hat wegen berechtigter Zweifel an der befriedigenden Wirksamkeit einer systemischen Behandlung ein LIF-Protokoll ausgearbeitet. Ob die bei inzwischen etwa 40 behandelten Patienten gefundene Rate von 40% Heilung nach Mediaverschluß und Hemiplegie mit allenfalls geringfügigen neurologischen Restdefiziten eine Verbesserung gegenüber dem Spontanverlauf bedeutet, kann bei der derzeitigen Informationslage nur gemutmaßt werden. Dementsprechend sollte das noch experimentelle Gebiet der lokalen Medialyse den Patienten nur bei genau bekanntem Erkrankungsbeginn und nur als entsprechend kritisch aufzuklärender Heilversuch angeboten werden, während im Basilaristerritorium die LIF in der überwiegenden Zahl der Fälle die einzige in Betracht kommende lebensrettende Maßnahme und damit Methode der Wahl ist.

Bereits im spontanen Verlauf von Schlaganfällen mit Mediaokklusion besteht eine 20–40%ige Wahrscheinlichkeit sekundärer hämorrhagischer Infarzierungen als Folge der körpereigenen Fibrinolyse. Dieses somit auch bei der therapeutischen Fibrinolyse gegebene Risiko steigt nach den bisherigen Erfahrungen bei den Behandlungen deutlich an, die über die kritische Grenze von sechs Stunden nach Schlaganfallsbeginn hinausgehen. Deshalb darf auch ein inkomplettes Rekanalisationsergebnis zu keiner Weiterbehandlung über dieses Zeitfenster hinaus führen. Die bisher vorliegenden Ergebnisse zeigen, daß eine Rekanalisation mit den erwähnten Maßnahmen technisch in den meisten Fällen möglich, zur Zeit aber oft noch inkomplett und damit gerade im Karotisterritorium von möglicherweise begrenztem Effekt ist. Zudem sind die klinischen Resultate aus den oben erwähnten Gründen derzeit noch außerordentlich schwer zu bewerten, so daß kurz- und mittelfristig randomisierte klinische Studien erforderlich sind.

Perkutane transluminale Angioplastie (PTA) der A. carotis interna

Allgemeines

Die perkutane transluminale Angioplastie (PTA) der A. carotis interna (ACI) hat sich in den letzten Jahren zu einer diskussionswürdigen Alternative zur operativen Karotisendarterektomie (CEA) entwickelt. Bisher sind weltweit etwas mehr als 300 Angioplastien der Karotis publiziert. Die Diskussion über die Indikationen, den optimalen technischen Weg und die möglichen Gefahrenquellen der PTA der ACI sind aber bislang keinesfalls abgeschlossen.

Es ist das Ziel der Karotis-PTA, durch Verbesserung der Transportkapazität des Gefäßes die Gefahr hämodynamisch bedingter Endstrom- oder Grenzzoneninfarkte zu reduzieren, insbesondere aber durch das Beseitigen vaskulärer Emboliequellen das Risiko embolisch bedingter Territorialinfarkte zu vermindern.

Definition des Stenosegrades bei einer Lumeneinengung der ACI

Die genaue Angabe des Stenosegrades ist für die Indikationsstellung und die Definition des Resultates unabdingbar. Derzeit wird allein die symptomatische, in der selektiven intraarteriellen Angiographie mehr als 70% betragende Karotisstenose als gesicherte Indikation akzeptiert.
Die *NASCET-Studie (North American Symptomatic Carotid Endarterectomy Trial)* definiert eine gut dokumentier- und reproduzierbare Meßmethode. Zwar lassen sich individuelle Ungenauigkeiten (z. B. hinsichtlich des wieder normalen Lumens der ACI) auch mit dieser Meßmethode nicht vollständig vermeiden, sie ermöglicht aber dennoch eine zuverlässige angiographische Stenosegraduierung insbesondere hinsichtlich der derzeit entscheidenden 70%-Grenze. Die diagnostische zerebrale Angiographie beinhaltet in Händen erfahrener Neuroradiologen ein geringes Risiko. *Dion* et al. fanden ein bleibendes Ischämierisiko von 0,1% im Gesamtkrankengut und von 0,3% bei Patienten, die primär wegen zerebrovaskulärer Symptome angiographiert wurden. *Grzyska* et al. bestätigten mit einer bleibenden Komplikationsrate von 0,09% diese Angaben. Dennoch propagieren zahlreiche Publikationen Ultraschallmessungen für die Graduierung der Karotisstenosen, um die »gefährliche« Arteriographie zu vermeiden. Bisher gehen aber sämtliche in randomisierten Studien gewonnenen Ergebnisse von der angiographischen Definition der Stenose aus.

Die Dopplersonographie bietet zweifelsfrei zahlreiche Vorteile. Sie sollte neben der klinischen Untersuchung jeder Angiographie im Sinne einer Selektion des Krankengutes vorgeschaltet werden und eignet sich hervorragend zur Verlaufsbeobachtung von niedriggradigen und/oder asymptomatischen Karotisstenosen, die nach den derzeitigen Kriterien keine Indikation zur invasiven Therapie darstellen. Wenn noch zu diskutierende Studienprotokolle die angiographische Kontrolle nicht fordern, bietet die Dopplersonographie nach erfolgter Dilatation ein hervorragendes Kontrollinstrument.

Technik der Karotis-PTA

Die korrekte technische Durchführung der Karotis-PTA ist Voraussetzung für die Minimierung möglicher Komplikationen. Die entscheidenden technischen Faktoren liegen in der korrekten Wahl des Ballonkatheters und der Höhe und Dauer des Druckes, der vom aufgeblähten Ballon auf das Gefäß einwirkt.
Ein Problem stellt die *Anpassung des Ballondurchmessers an das Gefäßlumen* dar, weil eine objektive Messung der Weite der ACI schwierig ist. Deshalb verwenden die meisten Autoren in Abhängigkeit von dem subjektiven angiographischen Eindruck primär Ballondurchmesser von 5 oder (meist) 6, maximal 7 mm bei einer Ballonlänge zwischen 2 und 4 cm. Aufgrund der grundsätzlichen Unterschiede der Hämodynamik in den peripheren und hirnversorgenden Gefäßterritorien scheint an der Karotis (wie auch an den Vertebralarterien) die vollständige angiographische Wiederherstellung des Lumens nicht unabdingbare Voraussetzung für den klinischen Nutzen zu sein. Unterdilatationen der ACI zeigen in der überwiegenden Zahl der Fälle eine Glättung der Stenose mit entsprechender Verringerung des Emboliersikos und ebenfalls eine deutliche Verbesserung der hämodynami-

schen Effekte, wobei allerdings über die kritische Grenze der Reststenose derzeit noch keine verbindliche Aussage möglich ist.

Der zweite wichtige technische Faktor liegt in der *Höhe und Dauer des auf den Ballon einwirkenden Druckes*. Bei korrekter Wahl des Ballondurchmessers besteht eine bemerkenswerte Korrelation zwischen Schmerzen im Bereich der Halsweichteile und Intimaeinrissen; deshalb sollte eine Drucksteigerung im Ballon spätestens mit dem Einsetzen von Schmerzen beendet werden. An der ACI werden derzeit geringere Ballondrücke als an den peripheren Gefäßen angewendet; ein Maximaldruck von 8 atm wird in der Regel als ausreichend erachtet.

Zur Vermeidung hämodynamisch bedingter Komplikationen werden mehrfache, aber kurzzeitige Dilatationen einer einmaligen und längerdauernden Dilatation vorgezogen, wobei in der Literatur Okklusionszeiten bis zu 45 s angegeben werden. Die Druckkontrolle erfolgt über eine manuell zu betätigende, geeichte Druckspitze, weil die unkontrollierte Druckerzeugung über nicht geeichte Spritzensysteme für die ACI zu gefährlich und zu wenig reproduzierbar ist.

In derzeit noch 10–20% der Fälle gelingt die Passage der Stenose nicht, insbesondere bei höchstgradigen Stenosen und/oder bei einer Elongation vorgeschalteter Gefäße bzw. sehr steilen Gefäßabgängen. Der Verlust der Schubkraft auf die Katheterachse durch die zu überwindenden Kurven verursacht letztendlich fehlenden axialen Druck an der Katheterspitze. Mittel- oder langfristige Weiterentwicklungen werden auch an der ACI in der Implantation von Stents und dem Einsatz der Lasertechnik liegen.

Möglichkeiten und Grenzen der PTA der ACI

Die PTA der ACI weist im Vergleich mit der operativen CEA *zahlreiche Vorteile* auf. Die Dilatation wird in *Lokalanästhesie* vorgenommen und eröffnet daher die Möglichkeit *permanenter neurologischer Kontrollen,* wobei diese wichtige Option aber gleichzeitig als Verpflichtung zu sehen ist. Die neurologische Untersuchung wird zudem durch das Monitoring mittels *transkraniellem Doppler (TCD)* erleichtert, der eine permanente Überprüfung der mittleren Flußgeschwindigkeit innerhalb der ipsilateralen A. cerebri media vor, während und nach der Dilatation gewährleistet. Die mit dieser Methode mögliche Detektion abrupter Strömungsänderungen in der A. cerebri media erlaubt beim Auftreten neurologischer Symptome die rasche Zuordnung zu einer embolischen Genese, so daß die Angioplastie bei entsprechenden klinischen oder sonographischen Warnzeichen jederzeit unter- oder abgebrochen werden kann. Diese sensitiven Kontrollmöglichkeiten erklären auch die im Vergleich zur Desobliteration höhere Rate perioperativer neurologischer Auffälligkeiten, weil bei einer CEA die Narkose eine sichere neurologische Beurteilung erst Stunden nach der Operation zuläßt.

Die PTA führt zu *keiner Verletzung der Halsweichteile* mit dem entsprechenden lokalen Komplikationsrisiko, das insbesondere in der Verletzung von Hirnnerven (N. vagus, N. hypoglossus, N. glossopharyngeus) und Hautnerven, Hämatomen und lokalen Wundheilungsstörungen besteht. Die PTA kann bei *Patienten mit erhöhtem Narkoserisiko* oder *mit Kontraindikationen für eine CEA* durchgeführt werden, wie z. B. bei ischämischen Herzerkrankungen oder bei Patienten mit operativ nicht oder nur mit erheblichem Operationsrisiko erreichbaren Stenosen. Ein weiterer Vorteil liegt in dem *kürzeren stationären Aufenthalt* der oft multimorbiden Patienten mit entsprechenden finanziellen und sozialen Vorteilen.

Zahlreiche Arbeitsgruppen beschreiben nicht-atheromatös bedingte Lumeneinengungen der ACI als für die PTA besonders geeignet. Bei der fibromuskulären Dysplasie, die eine der Hauptursachen solcher Stenosen darstellt, sollte aber der gestörte Wandaufbau des Gefäßes mit entsprechend hohem Dissektionsrisiko bedacht werden, was äußerste Sorgfalt bei der Sondierung erfordert. Weitere Ursachen fibrotischer Lumeneinengungen sind Narben nach CEA oder Strikturen nach Radiotherapie.

Aber auch atheromatös bedingte, hochgradige Karotisstenosen stellen keine Kontraindikation für eine PTA dar. Im Gegensatz zu früheren Publikationen liegt heute sogar der Schwerpunkt auf dieser Indikation, selbst Ulzerationen innerhalb eines atheromatösen Plaques werden von einigen Arbeitsgruppen als nicht risikoträchtiger gesehen. Unbefriedigende Ergebnisse liefert die Karotis-PTA derzeit noch bei stark verkalkten Plaques, insbesondere wenn sie sich exzentrisch bis in die A. carotis communis ausdehnen. Eine präoperative Darstellung der Menge und der Lage des Kalkes mit einer hochauflösenden Dünnschnitt-CT des Halses liefert wichtige Zusatzinformationen. Angiographisch nachgewiesene Thromben stellen eine absolute Kontraindikation für jegliche Manipulation an der Stenose dar.

Ein weiterer Vorteil der Karotis-PTA liegt in der offensichtlich geringen Restenosierungsrate, wobei als Restenose eine Lumenverringerung um mindestens 30% nach erfolgreicher Dilatation definiert wird. In der Literatur werden Restenosen mit einer Häufigkeit zwischen 3 und 15% erwähnt, wobei möglicherweise eine Korrelation zwischen dem Grad der dilatierten Stenose und dem Risiko einer Restenosierung besteht. Restenosen waren aber in sämtlichen Publikationen nie Anlaß für eine erneute zerebrovaskuläre Symptomatik und stellen zudem kein Argument gegen die Karotis-PTA dar, weil narbige Stenosen nach einer Angioplastie (wie auch nach einer CEA) als geeignete Indikation für eine Redilatation gelten.

Risiken und Komplikationen der PTA der ACI

In der Literatur sind bisher keine Todesfälle in unmittelbarem Zusammenhang mit einer Karotis-PTA und nur wenige Schlaganfälle mit bleibendem neurologischen Defizit bekannt geworden. Die häufigsten Komplikationen betreffen transiente neurologische Symptome, asymptomatische Karotisdissektionen und Gefäßspasmen.

Das offensichtlichste Risiko besteht in einem *embolisch bedingten Schlaganfall,* wobei die Emboliegefahr während der Intervention entweder von einem abgescherten vorbestehenden Thrombus oder der Entwicklung eines frischen Thrombus distal des Ballonkatheters durch die veränderten Strömungsverhältnisse während der Okklusion ausgeht. Ein Territorialinfarkt kann aber auch zeitlich verzögert auftreten, weil die Dilatation – wie auch die CEA – in jedem Fall eine äußerst thrombogene Intimawundfläche hinterläßt.

Die Gefahr eines *hämodynamisch bedingten Infarktes* ist bei regelrecht ausgeführter PTA deutlich geringer, kann aber bei zu langer Okklusion der ACI und verminderter Reservekapazität der Kollateralen ebenfalls auftreten. In extremen Fällen reicht hierzu die zur PTA unabdingbar notwendige Verschlußzeit bereits aus.

Eine erfolgreiche Angioplastie führt unvermeidbar zu einem Gefäßwandtrauma mit einer mehr oder weniger ausgeprägten *Dissektion.* In aller Regel bleibt die Dissektion auf die Dilatationsstelle beschränkt und verursacht nur sehr selten klinische Symptome. *Gefäßspasmen* entstehen stets distal des dilatierten Bereiches und beruhen auf einer Irritation der Gefäßmuskulatur durch die Dilatation oder durch die Katheterspitze. Eine Verletzung durch die Katheterspitze soll durch den auch während der Dilatation im Lumen der ACI verbleibenden Führungsdraht verhindert werden.

Eine *Stimulation des Sinus caroticus* mit Bradykardie bis hin zu einer transitorischen

Asystolie tritt nahezu regelhaft auf. Die sichere Handhabung dieser Begleiterscheinung macht die Anwesenheit eines erfahrenen Anästhesisten zwingend erforderlich. Engmaschige Blutdruckkontrollen sind auch nach der Dilatation erforderlich, weil eine länger anhaltende Hypotonie nach einer PTA wie auch nach einer CEA nicht ungewöhnlich ist und zu einer unerwünschten Verschlechterung der zerebralen Hämodynamik führen kann, falls gleichzeitig noch eine Beeinträchtigung der Autoregulationsmechanismen vorliegt.

Aufgrund der erwähnten Risiken wird derzeit eine 24stündige Überwachung auf einer Intensivstation bei Vollheparinisierung empfohlen.

Zukunftsperspektiven der PTA der ACI

Verglichen mit der bereits 1954 durch *Eastcott* et al. eingeführten und über lange Jahre etablierten CEA besteht derzeit verständlicherweise noch eine erhebliche Unsicherheit hinsichtlich des Stellenwertes der Karotis-PTA. Nach den bisher vorgelegten Ergebnissen wird sich die PTA in genau definierten Fällen als alternative Therapiemöglichkeit zur CEA durchsetzen, ohne daß sie den chirurgischen Eingriff grundsätzlich erschweren kann.

Die vorgelegten Ergebnisse über die PTA der ACI widersprechen allen bisher geäußerten Befürchtungen über eine äußerst gefährliche und hirninfarktträchtige Methode und sind insgesamt ermutigend. Dennoch müssen die veröffentlichten Resultate mit Vorsicht bewertet werden, weil sie von technisch erfahrenen Untersuchern vorgelegt werden. Es erscheint vorhersehbar, daß die unkritische und rasche Übertragung von Erfahrungen mit der PTA an peripheren Gefäßen auf die Eingriffe an der ACI nicht ohne Probleme einhergehen wird. Aus diesem Grund sollten solche noch nicht als »gold standard« einzustufende Eingriffe nur auf der Basis eines streng definierten Protokolls durchgeführt werden. In diesem Protokoll muß festgelegt sein, daß die Indikationsstellung eine kooperative Aufgabe von Neurologen, mit der Karotischirurgie erfahrenen Chirurgen und interventionell tätigen Neuroradiologen ist. Die klinische Betreuung sollte aber verpflichtend durch die *neurologischen Fachärzte* dieses Teams wahrgenommen werden, weil eine eindeutige Trennung von technischer Durchführung und klinischer Beobachtung die Voraussetzung für eine sorgfältige klinische Studie ist. Denn nach dem zwischenzeitlich durch die NASCET und ECST vorgelegten Beweis des Nutzens der CEA zumindest für symptomatische Karotisstenosen von mehr als 70% ergibt sich die Notwendigkeit, in einer größeren Studie die Kenntnisse über die Sicherheit und die Wirksamkeit der Methode PTA auf eine breitere Grundlage zu stellen.

Literatur

Arning C (1991) Farb-Duplex-Sonographie der hirnversorgenden Gefäße. Dt Ärztebl 88: 2643–2646

Brown MM (1992) Balloon angioplasty for cerebrovascular disease. Neurol Res 14: 159–163

Dion JE, Gates PC, Fox AJ et al (1987) Clinical events following neuroangiography: A prospective study. Stroke 18: 997–1004

European Carotid Surgery Trialists' Collaborative Group (1991) MRC European Carotid Surgery Trial: Interim results for symptomatic patients with severe (70–99%) or with mild (0–29%) carotid stenosis. Lancet 337: 1235–1243

Fox A (1992) The current status of surgical therapy of cerebrovascular disease. Neuroimaging Clin N Am 2: 607–616

Freitag HJ, Becker V, Thie A et al (1995) Lys-Plasminogen as a support to local intraarterial fibrinolysis for carotid territory stroke. Laboratory and clinical findings. Neuroradiology (in press)

Grzyska U, Freitag J, Zeumer H (1990) Selective cerebral intraarterial DSA. Complication rate and control of risk factors. Neuroradiology 32: 296–299

Kachel R (1991) Angioplasty of neck and intracranial vessels. In: Kadir S (ed) Current practice of interventional radiology. Decker, Philadelphia, p 127–132

Marx P (1989) Karotisendarterektomie: Ein vertretbares Risiko zur Prophylaxe ischämischer Insulte? Fortschr Med 107: 727–734

Mathias K, Bockenheimer S, Reutern GM et al (1983) Katheterdilatation hirnversorgender Arterien. Radiologe 23: 208–214

Munari LW, Belloni G, Perretti A et al (1992) Carotid percutaneous angioplasty. Neurol Res 14: 156–158

North American Symptomatic Carotid Endarterectomy Trial Collaborators (1991) Beneficial effect of carotid endarterectomy in symptomatic patient with high-grade carotid stenosis. N Engl J Med 325: 445–453

North American Symptomatic Carotid Endarterectomy Trial (NASCET) Steering Committee (1991) North American Symptomatic Carotid Endarterectomy Trial: Methods, patient characteristics, and progress. Stroke 22: 711–720

Spencer MP, Thomas GI, Nicholls SC et al (1990) Detection of middle cerebral artery emboli during carotid endarterectomy using transcranial Doppler ultrasonography. Stroke 21: 415–423

Tsai FY, Higashida R, Meoli C (1992) Percutaneous transluminal angioplasty of extracranial and intracranial arterial stenosis in the head and neck. Neuroimaging Clin N Am 2: 371–384

Zeumer H, Zanella FE (1993) Local intra-arterial fibrinolysis in the vertebrobasilar and carotid territories. In: Valavanis A (ed) Medical radiology. Interventional neuroradiology. Springer, Berlin Heidelberg New York

Zeumer H, Freitag HJ, Zanella FE et al (1993) Local intra-arterial fibrinolytic therapy within the cerebral arteries: Effectiveness of r-tPA concerning recanalization rate and time. In: del Zoppo G et al (eds) Thrombolytic therapy in acute ischemic stroke. Springer, Berlin Heidelberg New York

Anschrift des Verfassers:
Prof. Dr. med. F. Zanella
Neuroradiologie
Universität Essen
Hufelandstraße 55
D-45122 Essen

Interventionelle Kernspintomographie

Th. Kahn
Institut für Diagnostische Radiologie, Heinrich-Heine-Universität Düsseldorf

Der sehr begrenzte Zugang zum Patienten und die relativ lange Zeitdauer der Bildakquisition ließen bisher den Einsatz der MRT zur Steuerung von Interventionen als wenig geeignet erscheinen. Andererseits weist die Kernspintomographie eine Reihe von Vorteilen im Vergleich zur Computertomographie und zum Ultraschall bei der Überwachung von invasiv-diagnostischen und therapeutischen Verfahren auf. Die MRT erlaubt eine multiplanare Darstellung und die Akquisition von Volumina mittels 3D-Bildgebung. Der hohe Weichteilkontrast ist ein weiterer Vorteil der Kernspintomographie. Die erforderliche hohe zeitliche Auflösung ist durch die fortschreitende Entwicklung schneller und ultraschneller Bildgebung auch zum jetzigen Zeitpunkt schon weitgehend gewährleistet. Von besonderer Bedeutung sind die funktionellen Parameter, die die Kernspintomographie ergänzend als Information liefern kann:

Die Quantifizierung von Fluß, die Darstellung von Gefäßen mittels MR-Angiographie, die Detektion von Perfusion und Diffusion sowie die Temperaturquantifizierung.

Diese Verbindung von exzellenter morphologischer und funktioneller Darstellung läßt die Magnetresonanztomographie als besonders geeignet zur Steuerung von Interventionen erscheinen.

In einem bisher gebräuchlichen geschlossenen MR-System sind verständlicherweise Interventionen nur in eingeschränktem Maße durchführbar. In letzter Zeit sind von mehreren Firmen Neuentwicklungen, die sog. offenen MR-Systeme vorgestellt worden. Hier kann man zwei verschiedene technische Lösungen unterscheiden. Die erste basiert darauf, daß aus einem konventionell vertikal angeordneten Magneten quasi eine Scheibe in der Mitte herausgeschnitten wurde, so daß der Patient in diesem Abschnitt weitgehend frei zugänglich ist. Die Gradientenspulen sind in die beiden verbliebenen Segmente des 0,5 Tesla supraleitenden Magneten integriert, der als dezidiertes interventionelles MRT entwickelt wurde. Die zweite Konfiguration basiert auf einer vertikalen Anordnung eines 0,2-Tesla-Widerstandsmagneten, so daß ein C-Bogen-ähnliches Design resultiert. Dieses, nicht speziell für Interventionen entwickelte System weist in der Ebene des Patienten einen nach drei Seiten offenen Zugang auf, jedoch ist durch das Design des Magneten der Zugang des Patienten von oben deutlich eingeschränkt.

Voraussetzung für den Einsatz der MRT zur Steuerung von Interventionen sind geeignete MR-kompatible Instrumente. In den letzten Jahren sind von einer Reihe von Firmen verschiedenste Instrumentarien entwickelt worden: MR-kompatible Punktionsnadeln, Stereotaxierahmen, Skalpelle, Endoskope, Laserlichtleiter, Katheter, Führungsdrähte, Überwachungssysteme u. a. Verschiedene Anwendungsgebiete der MRT zeichnen sich ab:

– Biopsien (stereotaktisch oder rahmenlos)

- Minimal invasive thermische Ablationsverfahren
- Vaskuläre Applikationen
- MR-Endoskopie
- Der Einsatz bei chirurgischer Planung und Simulation
- Die Evaluierung der Möglichkeiten der virtuellen Realität
- Muskulo-skelettale Applikationen

Biopsien

Voraussetzung für stereotaktisch oder rahmenlos durchgeführten Biopsien ist eine verzerrungsfreie Darstellung des Untersuchungsobjektes. Mit Hilfe von geeigneten Phantomen und entsprechender Rechenalgorithmen kann die Verzerrung des Bildes praktisch vollständig aufgehoben werden (1). In mehreren Institutionen wird die MRT zur zerebralen Stereotaxie eingesetzt. Mit Hilfe von MR-kompatiblen Stereotaxierahmen werden die Koordinaten des Zielpunktes festgelegt. Einen hohen Stellenwert werden MR-gesteuerte Interventionen der Mamma haben, da viele suspekte Herdbefunde nur in der MR-Mammographie zu erkennen sind und so die Mammographie oder der Ultraschall nicht zur Punktion oder Markierung verwendet werden können. Für MRT-gesteuerte Interventionen der Mamma sind zwei verschieden konfigurierte Systeme entwickelt worden. Von *Heywang-Köbrunner* wurde eine Punktionsspule entwickelt, bei der ähnlich wie bei der diagnostischen MR-Mammographie in Bauchlage der Patientin untersucht wird. Die Mamma wird durch entsprechende Haltevorrichtungen komprimiert und durch seitlich an der Spule angebrachte Markierungen kann der Zielpunkt lokalisiert und entsprechend punktiert bzw. markiert werden (2). *Fischer* hat eine zweite Konfiguration entwickelt: In eine Oberflächenspule wird ein Einsatz eingebracht, der in definierten Abständen Bohrlöcher aufweist. So kann von ventral in Rückenlage der Patientin ein suspekter Herdbefund erreicht werden (3). Mittlerweile bestehen Erfahrungen mit beiden Systemen bei nahezu 100 Interventionen. Die technische Erfolgsrate war mit über 90% hoch und in einem ähnlich hohen Prozentsatz konnte eine definitive zytologische oder histologische Klärung bzw. eine erfolgreiche präoperative Markierung durchgeführt werden. Schwierigkeiten bei dem von Heywang-Köbrunner entwickelten System bestanden in einigen Fällen von brustwandnahen Lokalisationen, während bei dem System von Fischer Läsionen hinter der Mamille nur eingeschränkt oder nicht erreichbar sind.

Eine weitere Entwicklung ist der Schritt von stereotaktischen Punktionssystemen zu der Möglichkeit der rahmenlosen Punktion. Hierzu wird ein optisches Lokalisierungssystem verwendet. Auf dem Instrument, das durch eine Nadel oder durch ein sonstiges Utensil verlängert werden kann, befinden sich zwei Infrarotsender. Durch zwei am Kernspintomographen angebrachte Kameras wird kontinuierlich in Echtzeit die Position dieses Instrumentes dreidimensional im Raum bestimmt. Die ermittelten Daten werden über eine Workstation an den Kernspintomographen weitergeleitet, wobei dann die Schicht in Abhängigkeit von der Position des Instrumentes automatisch anguliert wird. So kann eine Schicht senkrecht zur Achse des Instrumentes sowie in der Längsachse in unterschiedlichen Winkeln erstellt werden.

Dieses System ist am Brigham und Women's-Hospital in Boston u. a. für perkutane Punktionen der Leber und der Nieren eingesetzt worden. Dabei wird auf dem Bild sowohl die elektronisch errechnete Position der Punktionsnadel und der bei weiterem Vorgehen zu erwartende Punktionsweg dargestellt. Unter Verwendung schneller Sequenzen kann so in nahezu Echtzeit die Punktion durchgeführt werden.

Thermische Ablationsverfahren

Die Kernspintomographie ist besonders geeignet zur Überwachung von thermischen Ablationsverfahren, da nicht nur die irreversiblen Gewebeveränderungen wie Nekrose oder Koagulation, sondern auch die induzierte Temperaturveränderung erfaßt werden kann. Die wesentlichsten temperatursensitiven MRT-Parameter sind die T_1-*Relaxationszeit, die Phasenverschiebung und die Diffusionskonstante*. Die T_1-Relaxationszeit ist zumindest in dem Bereich von 20–50 Grad weitgehend linear korreliert mit der Temperatur. Wir haben am 1,5-Tesla-Magnetom eine Snapshot-Multipoint-FLASH-Sequenz implementiert, die uns nach einem initialen 180-Grad-Impuls insgesamt sechs Punkte der T_1-Relaxationskurve liefert (4). Nach Transfer auf eine Workstation und Durchführung eines numerischen Fits erhalten wir farbkodierte T_1-Maps der interessierenden Region. Die zeitliche Auflösung liegt dabei einschließlich der Nachverarbeitung bei ca. 25 sec. Da die Anstiegssteilheit dieser linearen Korrelation für verschiedene Gewebe jedoch unterschiedlich ist, ist für den Rückschluß von T_1-Relaxationszeit-Bestimmungen auf die Temperatur eine Kalibrierung erforderlich.

Zur Temperaturquantifizierung kann auch der temperaturabhängige Effekt der chemischen Verschiebung ausgenutzt werden. Die dadurch induzierte Phasenveränderung kann zur Temperaturbestimmung verwendet werden. So konnte *Stollberger* aus Graz zeigen, daß die temperaturinduzierte Phasendifferenz nach den bisherigen Ergebnissen weitgehend gewebeunspezifisch ist (5). Ferner kann die Temperaturabhängigkeit der Diffusionskonstante ausgenutzt werden. So konnte *Le Bihan* bei Phantomexperimenten mit diffusionssensitiven Anregungssequenzen zeigen, daß eine sehr gute Korrelation zwischen der kernspintomographisch ermittelten Temperatur mit den durch eine Temperatursonde bestimmten Werten besteht (6). Ziel seiner Untersuchung war die Evaluierung des Wertes der MRT zur Überwachung der Hyperthermie, die im Gegensatz zu anderen thermischen Ablationsverfahren nur auf seiner geringen Erhöhung der Temperatur bis auf ca. 44 Grad basiert.

Ein weiterer Ansatz ist die Temperaturabhängigkeit des spektroskopisch bestimmten »chemical shifts« von Lanthanidkomplexen. Dabei ist die Verschiebung der 2-Methoxy-Gruppe im Vergleich zum Wasserpeak bei der von *Frenzel* aus Berlin verwendeten Substanz (praseodym-2-methoxyethyl-DO3A) weitgehend linear zur Temperatur (7). Sowohl in Phantomexperimenten als auch in Tierversuchen konnte er eine gute Korrelation zu den durch Thermosonden bestimmten Temperaturen dokumentieren. Nachteil dieser Meßmethode ist die relativ lange Akquisitionszeit und die limitierte örtliche Auflösung der spektroskopischen Messung.

In diesem Zusammenhang interessiert die Frage, ob gadoliniumhaltige Kontrastmittel durch die Anwendung von thermischen Ablationsverfahren dissoziieren und damit toxisch wirken können. *Meißner* aus Berlin hat verschiedene Kontrastmittel sowohl mit interstitieller Laserbestrahlung als auch zusätzlicher Erhitzung auf 200 Grad in vitro exponiert. Sie hat zum einen eine praktisch völlig fehlende Absorption des Neodym-YAG-Laserlichts durch die verschiedenen Kontrastmittel als auch eine nur geringe Erniedrigung des Gehaltes an originärem Gadoliniumkomplex festgestellt. Der Gehalt an freiem Komplexbildner war nach Exposition zwar reduziert, aufgrund des hohen Überschusses des Komplexbildners trat jedoch in keinem Fall freies Gadolinium auf. Weitere Ergebnisse zum Verhalten von gadoliniumhaltigen Kontrastmitteln in Gewebeproben stehen noch aus. Die vorläufigen Ergebnisse sprechen dafür, daß während interstitieller Lasertherapie kein Gadolinium aus der Komplexbindung freigesetzt wird (8).

Die wichtigsten *thermischen Ablationsverfahren* sind:
- RF (Radiofrequenz)-Therapie
- laserinduzierte, interstitielle Thermotherapie
- Fokussierter Ultraschall
- Kryotherapie
- Hyperthermie

Die Applikation von *Radiofrequenzenergie* über stereotaktisch plazierte dünne Sonden wurde bisher von *Anzai* und *Lufkin* von der University of California Los Angeles bei 15 Patienten mit vorwiegend metastatischen zelebraler Läsionen kleiner als 3 cm in Kernspintomographen angewendet. Bei 60% der Patienten konnte eine lokale Kontrolle erzielt werden, wobei 6 der 15 Patienten bisher mehr als ein Jahr lokal kontrolliert werden (9).

Wir setzen die Kernspintomographie zur Überwachung der *laserinduzierten interstitiellen Thermotherapie* bei zerebralen Tumoren, insbesondere bei niedriggradigen Astrozytomen ein. Bisher haben wir in Zusammenarbeit mit unserer Neurochirurgischen Klinik 20 Patienten in einem Zeitraum von 3,5 Jahren behandelt. Nach stereotaktischer Punktion und Probebiopsie wird über einen Applikator die Laserlichtleitersonde in das Zentrum der Läsionen vorgeschoben. Histologisch zeigt eine Laserläsion im Tierversuch eine zonale Anatomie mit einer zentralen Koagulationszone und einer peripheren Zone der Vakuolisierung. In der zentralen Zone kommt es zu ausgeprägten Membranschädigungen, die Erythrozyten erscheinen leer. Kernspintomographisch stellt sich diese irreversible Läsion im T1-gewichteten Bild mit einer zentralen signalreichen und einer peripheren signalarmen Zone dar. In der T2-Wichtung kehren sich die Signalintensitäten um und nach Gadolinium-DTPA findet man am Rand der peripheren Zone einen schmalen, KM-aufnehmenden Saum. Während der Lasertherapie kann die sequentielle Entwicklung dieser Läsion gut dokumentiert werden, mit einer zunehmenden Größe sowohl der zentralen als auch der peripheren Zone, wobei die Begrenzung der peripheren Zone durch die Überlagerung des reversiblen temperaturabhängigen Effektes mit Verlängerung der T1-Relaxationszeit eine Unschärfe aufweisen kann (Abbildungen 1). Bei 70% der Patienten mit einem Astrozytom WHO II konnte eine neurologische Besserung erzielt werden, wohingegen bei den höhergradigen Gliomen keine wesentliche Verbesserung der Prognose erreicht werden konnte (10).

Weitere Erfahrungen mit der laserinduzierten Thermotherapie bestehen bei benignen Prostatahyperplasien, Mammatumoren und Lebermetastasen (11-13).

Ein gänzlich nicht-invasives Verfahren stellt die *fokussierte Ultraschalltherapie* dar. Durch die Bündelung des Ultraschallwellenfeldes in einem nur 1-2 mm großen Areal resultiert eine irreversible Zerstörung des Gewebes in diesem Bezirk, wohingegen

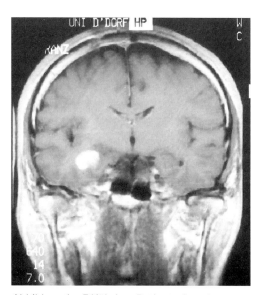

Abbildung 1a. 51jähriger Patient mit rechts-temporalem Astrozytom WHO II. Koronares T1-gewichtetes Bild nach Gd-DTPA. Enhancement weiter Anteile der Raumforderung.

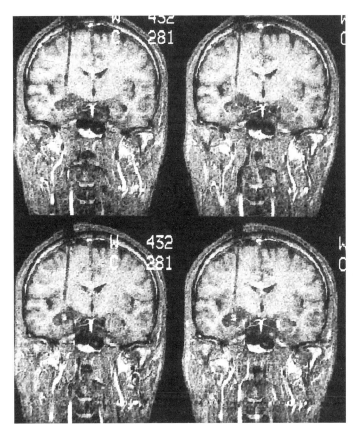

Abbildung 1b. T1-gewichtete 2D-FLASH-Aufnahmen 1 min (oben links), 5 min (oben rechts), 11 min (unten links) und 18 min (unten rechts) nach Beginn der Lasertherapie. Langsam an Größe zunehmende zentrale Zone hoher Signalintensität. Der Applikator (Pfeil) und der Laserlichtleiter stellen sich mit niedriger Signalintensität dar.

aufgrund der Streuung der Ultraschallwellen in den übrigen passierten Gewebeanteilen keine Läsion entsteht. Dieses Verfahren ist nicht neu, hat sich jedoch bisher nicht durchgesetzt, weil zuverlässige Möglichkeiten der Therapiekontrolle nicht existierten. *Hynynen* und *Jolesz* aus Boston haben ein MRT-integriertes fokussiertes Ultraschallsystem entwickelt, wobei der Patient in Bauchlage im Kernspintomographen therapiert wird. Der Transducer kann mit Hilfe einer elektronischen und hydraulischen Steuerung verschoben werden, so daß auch größere Läsionen Schritt für Schritt irreversibel geschädigt werden können (14). Die Prozeßkontrolle durch den Kernspintomographen erfolgt durch die Applikation eines zunächst nur niedrig energetischen Pulses, der nicht zu einer irreversiblen Gewebeschädigung, aber bereits zu einer kernspintomographisch faßbaren Signalintensitätsveränderung innerhalb des Zielvolumens führt. Bei korrekter Positionierung kann dann der höherenergetische Puls eingestrahlt werden, der zu einer Nekrose des Gewebes führt. Erste klinische Erfahrungen existieren bei der Ablation von benignen Mammatumoren.

Ein weiteres Verfahren, das sich für die Überwachung durch die Kernspintomographie eignet, ist die *Kryotherapie*. Die Kryotherapie kann sowohl mit Hilfe von oberflächlichen Applikatoren als auch interstitiell durchgeführt werden. Für oberflächliche Applikation hat *Gilbert* aus Berkeley ein Sy-

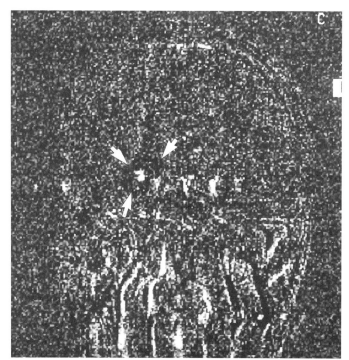

Abbildung 1c. Subtraktionsbild 15 min nach Beginn der Lasertherapie. Abgrenzbarkeit der peripheren (Pfeile) und der zentralen Zone.

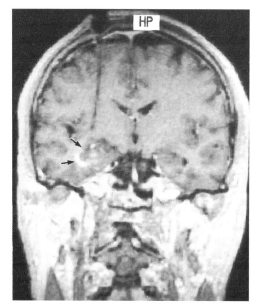

Abbildung 1d. T1-gewichtetes Bild post Gd-DTPA nach Abschluß der Therapie. Kontrastmittelaufnehmender Saum am Rande der laserinduzierten Läsion. Kein Enhancement innerhalb der Raumforderung.

stem entwickelt, das den Applikator mit einer integrierten Spule zur Bildgebung kombiniert (15). Da sich die Relaxationszeiten, insbesondere das T1 von Gewebe, durch den Übergang in den gefrorenen Zustand drastisch verändern, kann kernspintomographisch die vereiste Zone eindeutig abgegrenzt werden.

Bisher werden zur Überwachung der *Hyperthermie* interstitielle Thermosonden implantiert, die bei Beschränkung auf meist zwei Proben nur ein sehr eingeschränktes Bild der räumlichen Temperaturverteilung im interessierenden Gewebe ermöglichen. *Le Bihan* hat eine kombinierte Hyperthermie- und Oberflächenspuleneinheit entwickelt mit Verwendung von ausschließlich MRT-kompatiblen Materialien und alternierender Hochfrequenzenergie-Applikation für die Hyperthermie und für die MR-Bildgebung (6).

Vaskuläre Applikationen

Vaskuläre Applikationen stehen noch ganz am Anfang der Entwicklung. So ist es denkbar, eine Durchleuchtungseinheit mit einem Kernspintomographen zu kombinieren, so daß die Katheterplazierung durchleuchtungsgezielt erfolgen könnte und dann die Überwachung der Therapie, z. B. die Injektion von Embolisationsmaterialien, im Kernspintomographen kontrolliert werden kann. Eigentliche angiographische Prozeduren im Kernspintomographen sind zum einen denkbar durch indirekte Lokalisation des Katheters. Eine weitere Möglichkeit der Lokalisation eines Katheters beruht auf der direkten Visualisierung, der sog. Tip-tracking-Methode. Bei diesem Katheter ist auf der Spitze eine Spule angebracht, die zur Bildgebung im Sinne einer Oberflächenspule nicht die nötige Qualität aufweist. Sie kann dagegen ausgenutzt werden zur Lokalisation des direkt umliegenden Gewebes. Wenn man jetzt dieses Signal auf vorher akquirierte Bilder überträgt, kann man die Lokalisation der Spitze dieses Katheters genau bestimmen. Die Gruppe um *von Schulthess* in Zürich hat dies bei Tierversuchen und Probanden validiert (16). Für Führungsdrähte ist prinzipiell die Möglichkeit gegeben, den Führungsdraht selber als Antenne zu verwenden.

MR-Endoskopie

Darunter werden drei verschiedene Methoden subsummiert. Die erste besteht aus der Bildgebung einer in das Endoskop integrierten Spule. Diese Methode wird von *de Souza* am Hammersmith-Hospital in London bei endoskopischen Untersuchungen des oberen Gastrointestinaltraktes angewendet (17). Die zweite Möglichkeit ist die Bestimmung der Position der Spitze des Endoskops durch MRT durch Hilfe des bereits erwähnten optischen Lokalisationssystems. Dies bietet den Vorteil, daß zwei verschiedene Informationen zur Verfügung stehen, zum einen das endoskopische Bild und zum anderen aber auch das MRT-Bild, was die Strukturen außerhalb der endoskopisch einsehbaren Elemente abbilden kann. Dies ist z. B. bei endoskopischen Prozeduren der Nasennebenhöhlen von Vorteil, um Perforationen von aberrierenden knöchernen Lamellen zu vermeiden. Die Spitze des Endoskopes wird durch das optische Lokalisationssystem bestimmt und vom Kernspintomographen auf das entsprechende Schichtbild übertragen. Die dritte Möglichkeit ist die virtuelle Endoskopie, wobei Daten des CT's oder des MRT's nachverarbeitet werden, so daß man virtuell durch Hohlorgane »fliegen« und sich diese von innen betrachten kann. Auf dem RSNA 94 wurden erste Erfahrungen über die Darstellung des Kolons nach Wasserfüllung und unter Zuhilfenahme von Spiral-CT-Daten berichtet.

Muskulo-skelettale Applikationen

Funktionsaufnahmen und Belastungsstudien (Kniegelenk, Schultergelenk, Wirbelsäule) sind im geschlossenen System nur in eingeschränktem Umfang möglich, offene Systeme erlauben einen weitaus größeren Bewegungsrahmen. Diese Applikationen haben zwar direkt nicht mit Interventionen zu tun, werden jedoch erst durch die offenen Geräteentwicklungen möglich. Ferner können bioptische Klärungen von pathologischen Prozessen des muskulo-skelettalen Systems durchgeführt werden, wobei der hohe Weichteilkontrast und die gute Gewebedifferenzierbarkeit mittels MRT einen Vorteil im Vergleich zu anderen Verfahren darstellen.

Zusammenfassung

Das interventionelle MRT steht erst am Beginn der Entwicklung. Die Möglichkeiten und die bisherigen Ergebnisse sind vielversprechend. Es sind jedoch mehr experimentelle und klinische Studien notwendig, um die Wertigkeit zu bestimmen. Wichtiger Faktor ist die Kosten-Nutzen-Analyse. Hierbei muß berücksichtigt werden, daß das MRT nicht in erster Linie zur Überwachung von bisher gebräuchlichen Verfahren verwendet werden soll, sondern daß das Ziel die Einführung neuer minimal invasiver Techniken ist und dadurch in der Tendenz durch Ersatz von offenen operativen Eingriffen eine Reduktion der Kosten möglich ist.

Literatur

1. Schad LR (1995) Correction of spatial distortion in magnetic resonance imaging for stereotactic operation/treatment planning of the brain. Syllabus »Interventional MRI workshop«, Düsseldorf, March 24–25, 1995, p 50–51
2. Heywang-Köbrunner S, Huynh AT, Viehweg P, Hanke W, Requardt H (1994) Prototype breast coil für MR-guided needle localization. J Comput Assist Tomogr 18: 876–881
3. Fischer U, Vosshenrich R, Keating D, Bruhn H, Döler W, Oestmann JW, Grabbe E (1994) MR-guided biopsy of suspicious breast lesions with a simple stereotactic add-on device for surface coils. Radiology 192: 272–273
4. Harth Th, Rassek M, Schwabe B, Kahn Th (1995) Temperature monitoring. Syllabus »Interventional MRI workshop«, Düsseldorf, March 24–25, 1995, p 30–31
5. Stollberger R, Ebner F, Ascher PW. SMR 1994, San Francisco, book of abstracts, p 1584
6. Le Bihan D, Delannoy J, Levin RL (1989) Temperature mapping with MR imaging of molecular diffusion: application to hyperthermia. Radioloy 171: 853–857
7. Frenzel T, Roth K, Koßler S, Bauer H, Platzek J, Weinmann HJ (1995) Non-invasive in vivo temperature measurement using contrast media and proton MR-spectroscopy. Syllabus »Interventional MRI workshop«, Düsseldorf, March 24–25, 1995, p 61–62
8. Meißner Ch, Schliwa A, Büche K, Eck V, Ebert B, Licha K, Esperling P (1995) MRI contrast media in interstitial laser photocoagulation. Syllabus »Interventional MRI workshop«, Düsseldorf, March 24–25, 1995, p 83
9. Anzai Y, Lufkin RB, DeSalles AA, Hamilton DR, Farahani K, Sinha S, Black KL (1995) A preliminary experience with MR guided stereotactic thermal ablation of brain tumors. AJNR (in press)
10. Kahn Th, Bettag M, Ulrich F, Schwarzmaier H-J, Schober R, Fürst G, Mödder U (1994) MRI-guided laser-induced interstitial thermotherapy of cerebral neoplasms. J Comput Assist Tomogr 18: 519–532
11. Heuck A, Müller-Lisse U, Muschter R, Schneede P, Scheidler J, Hofstetter A, Reiser M (1995) Magnetic resonance imaging in interstitial laser coagulation of benign prostatic hyperplasia: first experience. Syllabus »Interventional MRI workshop«, Düsseldorf, March 24–25, 1995, p 76–77
12. Hall-Craggs MA (1995) Laser therapy to breast carcinomas. Syllabus »Interventional MRI workshop«, Düsseldorf, March 24–25, 1995, p 72–73
13. Vogl Th, Müller P, Weinhold N, Hammerstingl R, Böttger H, Felix R (1995) MR-guided laser-induced thermotherapy (LITT) of liver tumors. Technique and first clinical results of an optimized method. Syllabus »Interventional MRI workshop«, Düsseldorf, March 24–25, 1995, p 74–75
14. Hynynen K, Darkazanli A, Unger E, Schenck JF (1993) MRI-guided noninvasive ultrasound surgery. Med Phys 20: 107–115
15. Gilbert JC, Rubinsky B, Roos MS, Wong STS, Brennan KM (1993) MRI-monitored cryosurgery in the rabbit brain. JMRI 11: 1155–1164
16. Leung DA, Wildermuth S, Debatin JF, Holtz D, Dumoulin CL, Darrow RD, Hofmann E, von Schulthess GK (1994) Active visualization of intravascular catheters with MRI: In vitro and in vivo evaluation. SMR 1994, San Francisco, book of abstracts, p 428
17. deSouza N, Courts GA, Young IR (1995) Endoscopic magnetic resonance imaging of the upper GI tract using a dedicated surface receive coil. Syllabus »Interventional MRI workshop«, Düsseldorf, March 24–25, 1995, p 8–9

Anschrift des Verfassers:
Priv.-Doz. Dr. med. Th. Kahn
Institut für Diagnostische Radiologie
Heinrich-Heine-Universität
Moorenstraße 5
D-40225 Düsseldorf

Klinik des Bandscheibenprolapses und Indikation zur konservativen Therapie

T. Laser
Orthop. REHA-Zentrum, Klinikum Rosenhof, Bad Birnbach

Seit der ersten Bandscheibenoperation vor 60 Jahren hat sich in der Technik der klassischen operativen Behandlung allenfalls die Radikalität des Eingriffes erkennbar verändert. Mit Einführung des Operationsmikroskopes in der Gefäß- und Nervenchirurgie hat dieses weniger traumatisierende Verfahren auch in der Diskus-Chirurgie Anhänger gefunden. Ausgedehnte operative Zugänge mit knöcherner Entlastung des Bogens haben zwar den Vorteil eines besseren Einblickes in das Operationsfeld, der Bandscheibenraum kann auch radikaler ausgeräumt werden, gleichzeitig wird aber die Gefahr einer iatrogenen Segmentinstabilität damit erkauft. Neue Verfahren, wie die endoskopische Diskus-Chirurgie, das automatisierte Absaugverfahren nach *Onik* oder die Verdampfung des Nucleus pulposus durch den Laser sind Eingriffe, die immer häufiger unter Beachtung spezieller Indikationen durchgeführt werden.

Über die Art oder gar Notwendigkeit einer etwaigen konservativen Vor- oder Nachbehandlung, über Rehabilitationsmaßnahmen oder Anschlußheilbehandlungen ist in der Literatur erst in den letzten Jahren zunehmend berichtet worden. Hinsichtlich der Art der prä- oder postoperativen Behandlung bestehen unverständlicherweise immer noch krasse Meinungsunterschiede innerhalb der Gruppe der Operateure. Kaum ein anderes Krankheitsbild wird hinsichtlich der konservativen Behandlung derart kontrovers diskutiert. Vom einen Extrem der »noli me tangere«-Einstellung bis zur Sofortmobilisation des Frischoperierten finden sich alle Varianten des Vorgehens. Die Therapieempfehlungen unterscheiden sich nach Schule und letztlich nach Vermögen, funktionelles Denken auch therapeutisch umzusetzen. Nur wer Detailkenntnisse der verschiedenen Techniken innerhalb der Physiotherapie sowie Verständnis der Gelenkmechanik, der Neurophysiologie im allgemeinen sowie der Muskelfunktionen im speziellen besitzt, wird die Notwendigkeit einer prä- und postoperativen konservativen Behandlung einsehen.

Unbefriedigende Nachbehandlungsergebnisse nach Wirbelsäuleneingriffen führen verständlicherweise zu Enttäuschungen bei den Operateuren. Viele glauben daher, die sicherste und ungefährlichste Nachbehandlung sei »keine Nachbehandlung«.

Untersuchungen der letzten Jahre durch verschiedene Autoren, u. a. von *Nachemson,* haben gezeigt, daß bei einem beschwerdefreien Erwachsenenkollektiv knapp 30% aller Untersuchten einen durch CT nachgewiesenen lumbalen Bandscheibenvorfall aufweisen. Die Tatsache, daß die Träger eines solchen Bandscheibenvorfalls keinerlei Klinik bieten, liegt darin begründet, daß bei diesen vermutlich der Reserveraum des Spinalkanals so weit ist, daß keine Kompression neuraler Strukturen erfolgt. Je enger der Wirbelkanal ist (angeboren oder durch degenerative Prozesse bedingt), desto leichter wird eine Protrusion oder ein Prolaps ein Kompressionssyndrom hervorrufen. Zusätzliche Faktoren für die Ausbildung einer Nervenkompression sind Ex-

tensionshaltungen der Lendenwirbelsäule (Hyperlordose), wobei hier die biomechanisch bedingte Verkleinerung des Neuroforamens in der Extension ein zusätzlicher schmerzauslösender Faktor ist.
Es gibt Funktionsstörungen der Wirbelsäule bzw. der Kreuzdarmbeinfugen, die klinisch eine Ischialgie-ähnliche Symptomatik erzeugen. Wenn solche Beschwerdebilder durch eine subtile Untersuchung nicht richtig interpretiert werden und ein solcher Patient zufälligerweise zu den knapp 30% derjenigen gehört, die einen »stummen« Bandscheibenvorfall haben, so wird häufig in Unkenntnis der tatsächlichen beschwerdeauslösenden Faktoren der Bandscheibenprolaps als Ursache fehlgedeutet und überflüssigerweise operiert.
Eine gründliche klinische Untersuchung des Schmerzpatienten mit den notwendigen Provokationstests auf entsprechende Strukturen ist daher unbedingt erforderlich, um unnötige operative Eingriffe zu vermeiden.

Anamneseerhebung

Vor einer Untersuchung ist eine gründliche und zielgerichtete Anamneseerhebung notwendig, um Auskunft zu erhalten, ob es sich um ein akutes, chronisches oder rezidivierendes Geschehen handelt. Die Hinweise über lokale Kreuzschmerzen oder Angaben über Ausstrahlung in eine bestimmte Region lassen bereits anamnestisch recht gut unterscheiden, ob es sich um radikuläre oder pseudoradikuläre Beschwerdebilder handelt. Ferner sind die Angaben über Schmerzen, die im Liegen verschwinden, oder solche, die ständig bestehen, als Hinweis dafür zu werten, ob es sich um einen perforierten Prolaps oder um Protrusionen bzw. Prolaps ohne Sequesterbildung handeln könnte. Schließlich entscheidet auch die Intensität der Beschwerden über die relative Operationsindikation, da ohne Leidensdruck eine operative Behandlung nur dann zu erwägen ist, wenn gleichzeitig schwere neurologische Ausfälle eindeutig nachzuweisen sind.

Befunderhebung

Nach der Anamneseerhebung ist die Befunderhebung der wichtigste diagnostische Schritt, in jedem Fall muß dieser vor der radiologischen Diagnostik erfolgen. Der klinische Befund stützt sich auf eine gründliche neurologische Befundung einschließlich einer manuellen Untersuchung auf Segmentbeweglichkeit, Muskelzustand und Beurteilung anderer Strukturen. In diesem Zusammenhang gilt der Satz, daß man einen Funktionszustand nur dann begreifen kann, wenn man ihn tatsächlich »begreift«, also anfaßt. Nativ-Aufnahmen der Lendenwirbelsäule sind in den meisten Fällen wünschenswert, alleine schon, um Informationen über knöcherne Strukturen zu erhalten, wie etwa lumbosakrale Übergangsstörung, Wirbelgleitprozesse und ähnliches. Ich persönlich halte es nicht für erforderlich, obligatorisch eine CT-Untersuchung zu fordern, wenn klinisch eine Bandscheibenprolaps-Symptomatik besteht. Die CT-Untersuchung würde ich nur dann durchführen lassen, wenn eine operative Behandlung nicht zu umgehen ist. Wie bereits vorher dargelegt, muß man sich vor Augen halten, daß bei fast jedem 3. Erwachsenen ein Diskusprolaps auf dem CT zu erwarten ist, gleichgültig, ob dieser nun tatsächlich für die aktuelle Beschwerdesymptomatik verantwortlich zu machen ist oder nicht. Fehlinterpretationen sind also fast vorprogrammiert!
Daß bei der Ausbildung von Funktionsstörungen der Hals- und Lendenwirbelsäule der Faktor Psyche eine erhebliche Rolle spielt, ist in den letzten Jahren durch vielfache Untersuchungen belegt worden. In solchen Fällen vorzeitig oder unüberlegt operativ tätig zu werden, ist ein häufiger Fehler, auch dann, wenn der Operations-

wunsch vom Patienten ausging. Wenn hier von einem »Prädiskotomiesyndrom« gesprochen wird, hat dies zweifellos seine Berechtigung.

Die Indikation zum operativen Eingriff wird im wesentlichen durch den klinischen Befund bestimmt, nicht durch den alleinigen radiologischen Aspekt. Nicht das Röntgenbild wird operiert, sondern der Mensch!

Präoperative Behandlung

Alle Wirbelsäulenoperateure sind sich im Prinzip darüber einig, daß im Regelfall einer operativen Behandlung ein konservativer Behandlungsversuch vorangehen sollte. Nur in Ausnahmefällen und bei entsprechender Konstellation bestimmter Merkmale ist ein sofortiger operativer Eingriff indiziert.

Die konservative präoperative Behandlung ist dann optimal, wenn eine Kooperation zwischen Arzt und Physiotherapeut besteht. Die alleinige medikamentöse oder physiotherapeutische Therapie ist einer gemeinsamen Strategie weit unterlegen. Der Physiotherapeut, der seinen Ischiaspatienten 2- bis 3mal in der Woche für eine halbe Stunde behandelt, ist bei ausreichend guter Ausbidlung durchaus in der Lage, eine plötzliche Verschlechterung zu erkennen und rechtzeitig den Patienten einem Operateur zuzuweisen. Das Therapieziel während dieser Phase ist eine Schmerzreduktion durch bestimmte Techniken wie etwa dreidimensionale Lagerung mit Traktion, Behandlung nach *McKenzie* oder *Maitland* bzw. hubfreie Mobilisation nach *Klein-Vogelbach* und anderes mehr. Infiltrative Maßnahmen durch den Arzt während dieser Phase sind in aller Regel ausgesprochen hilfreich und erleichtern die physiotherapeutische Behandlung.

Postoperative Behandlung

Die Tatsache, daß manche Operateure ihre bandscheibenoperierten Patienten am liebsten vor einer postoperativen Physiotherapie schützen möchten, entspringt vermutlich erlebten Enttäuschungen über mißlungene oder falsch verstandene postoperative Behandlungen. Mehrfache wissenschaftliche Untersuchungen haben indes nachweisen können, daß eine sehr frühe Physiotherapie im Sinne einer Anschlußheilbehandlung die durchschnittliche Arbeitsunfähigkeit von 150 Tagen auf etwa 100 Tage reduzieren hilft. Eigene Erfahrungen bestätigen diese Aussage.

Neueste Erkenntnisse der Muskelphysiologie zeigen, daß die autochthone Rückenmuskulatur postoperativ unterschiedlich reagiert, je nachdem, ob es sich um die oberflächlichen, also plurisegmentalen Anteile der Rückenstrecker oder um die tiefliegenden, also monosegmentalen Anteile handelt. Erstere erfahren eine Verkürzung und Tonuserhöhung, während die tiefliegenden monosegmentalen Muskeln bereits nach wenigen Wochen eine deutliche Kraftminderung und Abschwächung im Sinne der reziproken Innervation erfahren. Durch diese sich entwickelnde muskuläre Dysbalance innerhalb der autochthonen Muskulatur kommt es zu einer häufig nicht ernst genommenen Instabilität der Lendenwirbelsäule, die ihrerseits pseudoradikuläre Beschwerden verursacht und einen nicht unerheblichen Faktor mit Ängstlichkeit und dadurch sich verstärkender Muskeltonuserhöhung der posturalen Gruppen bewirkt. Wenn zu dieser Konstellation demotivierende äußere Faktoren hinzukommen, wie etwa die Empfehlung, frühzeitig einen Rentenantrag zu stellen oder sportliche Ambitionen des Operierten für alle Zukunft zu verbieten, so wird aus einem zunächst mentalen Behinderten schließlich ein körperlich Behinderter auf Lebenszeit.

Ziel der postoperativen Behandlung muß es daher sein, neben einer Beibehaltung und

Verbesserung der Stabilität im operierten Segment die tiefliegenden monosegmentalen Muskeln zu kräftigen, was durch spezielle physiotherapeutische Techniken mit gutem Erfolg durchgeführt werden kann. Rechtzeitig eingesetzte aufbauende medizinische Trainingstherapie sowie Einführung in die Rückenschule sind hier unverzichtbare Begleitstrategien.

Bei der Rückenschule mündet die postoperative Physiotherapie in eine interdisziplinäre Sekundärprävention, wobei der Operierte lernt, rückenschädigende Faktoren in Freizeit und Beruf durch rückenfreundliche zu ersetzen und einige wichtige Therapieformen, wie Muskeldehnungstechniken und Autostabilisation, zu erlernen.

Die Forderung, daß jeder konservativ tätige Therapeut die Verpflichtung hat, sich über die gängigen Operationsverfahren zu informieren, läßt logischerweise den Schluß zu, daß umgekehrt die Forderung auch an die Operateure zu richten ist, sich ausreichende Einblicke in die prä- und postoperative konservative Behandlung zu verschaffen.

Literatur

Laser T, Lumbale Bandscheibenleiden, 3. Aufl. Zuckschwerdt, München

Krämer J, Bandscheibenbedingte Erkrankungen, 3. Aufl. Thieme, Stuttgart

Anschrift des Verfassers:
Dr. med. T. Laser
Orthop. REHA-Zentrum
Klinikum Rosenhof
Brunnaderstraße 24
D-84364 Bad Birnbach

Mikrochirurgische Therapie der lumbalen Diskopathie

R. Schönmayr
Neurochirurgische Klinik, Dr. Horst-Schmidt-Kliniken, Wiesbaden

Die derzeit wohl am häufigsten ausgeübte Form der chirurgischen Therapie bei lumbalen Bandscheibenschäden ist die mikrochirurgische Bandscheibenoperation. Auf diese werde ich im folgenden eingehen, während die zahlreichen anderen Möglichkeiten mikrochirurgischer Therapie lumbaler degenerativer Veränderungen, die fast immer auch die Bandscheiben betreffen, hier nicht berücksichtigt werden.

Die Indikation zur operativen Therapie eines lumbalen Bandscheibenvorfalles ist immer dann gegeben, wenn eine akute Kompression mit Schädigung von Cauda equina, Nervenwurzeln oder Spinalnerven vorliegt. Schwere akute motorische und sensible Ausfälle, insbesondere bei Beteiligung der sakralen Kaudafasern, erfordern mitunter unverzügliches, d.h. notfallmäßiges Eingreifen. Eine relative Operationsindikation ergibt sich, wenn ein ausgeprägtes therapieresistentes Wurzelkompressionssyndrom oder ein chronisch-rezidivierendes Wurzelkompressionssyndrom vorliegt, auch dann, wenn keine manifesten oder eher geringe neurologische Ausfälle bestehen.

Ziel des operativen Eingriffs ist es, die Wurzelkompression und die dadurch bedingten Schmerzen und neurologischen Defizite zu beseitigen. Nicht beseitigt werden durch eine Operation diejenigen Beschwerden, die durch die begleitende Segmentinstabilität und die damit verbundene Mehr- und Fehlbelastung der Wirbelgelenke sowie des Band- und Muskelapparates verursacht sind. Diese Segmentinstabilität kann sogar durch die operationsbedingte Entfernung von Bandscheibengewebe noch verstärkt werden.

Dennoch wird bei 80–90% der Bandscheibenoperationen nicht nur hinsichtlich der Wurzeldekompression, sondern auch hinsichtlich der statischen Wirbelsäulenbeschwerden ein gutes bis ausgezeichnetes Ergebnis erreicht. Das liegt zum einen daran, daß die Lumbalgien beseitigt werden, die durch Dehnung des hinteren Längsbandes durch den Bandscheibenvorfall hervorgerufen werden, zum anderen aber daran, daß die operationsbedingte Schmerzreduktion und Entlastung der komprimierten Wurzeln die Voraussetzungen schafft für eine erfolgreiche, die Muskulatur stabilisierende konservative Therapie.

Die wichtigsten Voraussetzungen für eine erfolgreiche Operation sind die korrekte Indikationsstellung ebenso wie das möglichst wenig traumatisierende operative Vorgehen. Das Bestreben, das operative Trauma so gering wie möglich zu halten, dokumentiert sich in der weiten Verbreitung der mikrochirurgischen Operationstechnik. Die Indikationsstellung beruht in erster Linie auf der klinischen Symptomatik, die Diagnosesicherung erfolgt mittels Nativröntgenaufnahmen der Lendenwirbelsäule und bildgebender Verfahren. Dies sind in erster Linie die Computertomographie und Magnetresonanztomographie, nur bei bestimmten Fragestellung ist eine lumbale Myelographie mit postmyelographischer Computertomographie erforderlich.

Neben der Diagnosesicherung geben die bildgebenden Verfahren auch wichtige Hinweise auf anatomische Gegebenheiten, die insbesondere im Hinblick auf die Minimierung des operativen Zugangsweges für die Operationsplanung von Bedeutung sind.

Nach entsprechender Vorbereitung werden die Patienten in Intubationsnarkose auf den Operationstisch gelagert. Es ist dies zumeist eine Bauchlagerung mit mehr oder weniger starker Abknickung im Hüftgelenk mit oder ohne gepolsterte Becken- und Bruststützen bis hin zur Knie-Ellenbogen-Lagerung. Der Sinn dieser Lagerungstechniken besteht in der Entlordosierung der LWS mit Aufspreizen der interlaminären Fenster und Verringerung des intraspinalen Venendrucks durch Vermeiden einer Kompression der Bauchorgane.

Nach Hautdesinfektion und sterilem Abdecken wird eine mediane oder paramediane 2–3 cm lange Hautinzision angelegt. Es werden die subkutanen Fettschichten und die Fascia lumbo-dorsalis durchtrennt, und es wird – möglichst atraumatisch – die Muskulatur von den Dornfortsätzen und Halbbögen im Bereich des interlaminären Fensters abgeschoben und mit kleinen Sperrern oder Spekula in dieser Position gehalten. Diese ersten Schritte gehen in der Regel sehr rasch und werden ohne optische Vergrößerung durchgeführt.

Die jetzt folgende Fensterung des gelben Bandes sollte der besseren Sicht- und Lichtverhältnisse wegen unter dem Mikroskop erfolgen. Diese sog. Flavektomie wird teils mit dem Skalpell, teils mit der Stanze durchgeführt, wobei insbesondere bei sehr großen Bandscheibenvorfällen darauf zu achten ist, daß nicht die an das gelbe Band gepreßte Dura verletzt wird. Bei günstigen anatomischen Verhältnissen, vorzugsweise in Höhe L5/S1, ist die Eröffnung des Spinalkanals allein durch die Wegnahme des gelben Bandes bereits ausreichend. Bei engeren anatomischen Verhältnissen und meist bei den kranialeren Segmenten muß das Zugangsfenster osteoklastisch noch etwas erweitert werden. Die vollständige Entfernung eines oder gar beider benachbarter Halbbögen ist beim einfachen Bandscheibenvorfall nicht erforderlich.

Bei knöchernen Stenosen des Wirbelkanals kann allerdings eine weitergehende knöcherne Dekompression notwendig werden. Die Wirbelgelenke bleiben unangetastet. Lediglich bei Rezessusstenosen werden die hypertrophierten medialen Anteile der Gelenkfacette reseziert.

Die bei medialen und mediolateralen Vorfällen betroffene Wurzel ist durch diese Maßnahmen freigelegt. Ihre Kompression und Verlagerung sind meist schon jetzt erkennbar. Nicht selten finden sich in ihrer Umgebung auch durch die Kompression gestaute epidurale Venen. Die Wurzel wird nun etwas mobilisiert, damit das sequestrierte Bandscheibenmaterial zugänglich wird. Manchmal findet es sich bereits frei im Spinalkanal, manchmal wird es noch von einer zarten Lamelle des hinteren Längsbandes oder der Epiduralmembran bedeckt. In solchen Fällen genügt manchmal schon das Präparieren mit dem stumpfen Dissektor, um die Membran zur Ruptur und das Bandscheibenfragment zum Hervorquellen zu bringen.

Hat man das im Wirbelkanal und im Neuroforamen liegende Bandscheibengewebe entfernt, ist die Wurzelkompression in der Regel beseitigt, so daß sich diese nun auch ohne Traumatisierung etwas weiter nach medial reklinieren läßt. Dadurch wird nun der Zwischenwirbelraum zugänglich, aus dem nun weiteres, bereits gelockertes und fragmentiertes Bandscheibenmaterial ausgeräumt wird. Hier bestehen unter den Operateuren unterschiedliche Auffassungen. Einige belassen es bei einer sog. Mikrodiskektomie, bei der lediglich sequestriertes Material entfernt, auf eine weitergehende Ausräumung des Bandscheibenfaches aber verzichtet wird. Dies geschieht unter der Vorstellung, die durch die Bandscheibenschädigung bedingte Segmentlockerung nicht noch weiter zu verstärken. Andere Operateure neigen zu einer weitergehenden Ausräumung des Nucleus pulposus, um das Risiko des gefürchteten Frührezidivs in der operierten Höhe zu verringern. Aus meiner Sicht sind dies lediglich tendenzielle Unterschiede, da das Ausmaß der vorzufindenden Bandscheibenschädigung recht unterschiedlich ist und ein den individuellen Verhältnissen angepaßtes Vorgehen erfordert.

Ist schließlich die Kompression des Durasackes und der Nervenwurzeln beseitigt, muß noch auf eine sorgfältige Hämostase im Epiduralraum geachtet werden, wobei man allerdings auf eine ausgedehnte Elektrokoagulation und das Einbringen von hämostyptischem Material möglichst verzichten sollte. Manche Operateure bedecken dann noch die Nervenwurzel mit einem freien subkutanen Fetttransplantat in der Hoffnung, dadurch die postoperative Narbenbildung verringern zu können.

Unterschiedlich gehandhabt und beurteilt wird auch die periradikuläre Instillation von Medikamenten (Steroide, Antibiotika, Analgetika) am Ende des Eingriffs.

Nachfolgend wird die Wunde entweder mit oder ohne Einlegen einer Wunddrainage schichtweise geschlossen, wobei die kosmetischen Ergebnisse am besten sind, wenn man auf eine exakte Subkutannaht achtet und die Haut mit Metallklammern oder sterilen Pflasterstreifen verschließt.

Das postoperative Regime umfaßt in meiner Klinik die Versorgung der Patienten mit einer patientengesteuerten Analgetikapumpe für die Dauer von 24 bis 48 Stunden. Die erste Mobilisation erfolgt am ersten postoperativen Tag unter physiotherapeutischer Anleitung. Die Mobilisation und Belastung wird dann individuell angepaßt und stufenweise gesteigert, wobei den Patienten die Grundelemente der Rückenschule und isometrische Übungen vermittelt werden. Am 7. Tag werden die Wundverschlüsse entfernt, sofern die Patienten nicht schon vorher (meist zwischen 5. und 7. Tag) entlassen oder verlegt worden sind. Die wichtigsten intra- und postoperativen Komplikationen sind Verletzungen von Nervenwurzeln, die in den meisten Fällen aber reversibel sind, zumindest wenn sie nur auf der zusätzlichen mechanischen Irritation der bereits vorgeschädigten Nervenwurzeln beruhen. Gelegentlich vorkommende Duraverletzungen sind an sich ohne Krankheitswert, solange keine Kaudafasern mitverletzt werden. Eine dadurch bedingte Liquorfistel oder gar intrathekale Infektion gehört zu den extrem seltenen Komplikationen. Wundinfektionen, thromboembolische oder narkosebedingte Komplikationen haben die Inzidenz wie bei allen Operationen dieser Größenordnung, eine postoperative Diszitis ist nach den Literaturangaben bei 0,5–2% der Operierten zu erwarten. Die lebensbedrohliche Verletzung prävertebraler Blutgefäße beim Ausräumen des Bandscheibenfaches ist zum Glück extrem selten und wird – je nach Literaturangabe – mit 1:3000 bis 1:6000 – angegeben. Eine postoperativ fortbestehende Wurzelkompression kann bedingt sein durch die Operation im falschen Segment, durch unzureichende Dekompression der Wurzel oder – davon nicht immer leicht abzugrenzen – ein sog. Frührezidiv. Dazu kommt es, wenn bei der postoperativ ersten größeren Belastung des operierten Segments erneut sequestriertes Bandscheibenmaterial ausgestoßen wird und wiederum zu einer Wurzelkompression führt. Komplikationen in größerem Abstand zur Operation sind der Rezidivvorfall im selben Segment und das sog. Postdiskotomiesyndrom, das im wesentlichen auf der zunehmenden Segmentlockerung und epiduralen Narbenbildung beruht. Es ist naheliegend, daß die degenerative Bandscheibenerkrankung häufig nicht auf ein Segment begrenzt bleibt und somit Patienten mit Bandscheibenschädigungen auch ein erhöhtes Risiko tragen, in einer weiteren Etage an einem operationsbedürftigen Vorfall zu erkranken.

Die Gesamtheit der Komplikationen und unbefriedigenden Ergebnisse nach mikrochirurgischer Bandscheibenoperation liegt in der Größenordnung zwischen 2 und 10%,

Tabelle I. Nachuntersuchungsergebnisse nach Operation an einer lumbalen Bandscheibe.

Autor	Jahr	Zahl der Operationen	Befriedigend, %	Mäßig, %	Unbefriedigend, %
Friberg u. Hirsch	1946	800	84	–	16
Spurling u. Grantham	1949	327	79	13	8
Krayenbühl	1950	459	79	11	10
Guillaume u. Janny	1953	1000	85	8	7
Hanraets	1959	200	77	14	9
Gurdjian	1961	771	74	20	6
Biel u. Peters	1971	450	90	–	10
Thomalske u. Schäfer	1973	924	92,5	–	7,5
Keyl et al.	1974	933	90	–	10
Oppel u. Schramm	1976	3238	88	10	2
Finneson	1980	1000	93	–	7
Rothman u. Simeone	1982	1500	77	20	3
Söllner et al.	1988	2020	90	–	10
Krämer et al.	1990	1100	86	12	2

Aus: Krämer J (1994) Bandscheibenbedingte Erkrankungen. Ursachen, Diagnose, Behandlung, Vorbeugung, Begutachtung. Thieme, Stuttgart New York

während die große Mehrheit der Operierten, je nach Literaturangabe, in 80–90% der Fälle ein gutes bis ausgezeichnetes Operationsergebnis verzeichnen können (Tabelle I).
Daß diese eigentlich hohe Erfolgsrate auch vom Patienten subjektiv so gewertet und empfunden wird, hängt nicht zuletzt davon ab, inwieweit es gelingt, seine an die Operation geknüpften Erwartungen durch umfassende Aufklärung und perioperative Anleitung auf ein realistisches Maß zu bringen.

Literatur beim Verfasser.

Anschrift des Verfassers:
Prof. Dr. med. R. Schönmayr
Neurochirurgische Klinik
Dr. Horst-Schmidt-Kliniken
Ludwig-Erhard-Straße 100
D-65199 Wiesbaden

Perkutane Diskographie und Nukleotomie

Patientenauswahl, Technik und Ergebnisse

H. Weigand
RNS Praxisgemeinschaft am Klinikum Wiesbaden

Der Trend zu minimal invasiven Eingriffen besteht in allen »schneidenden Fächern« schon seit vielen Jahren. In der Behandlung von Bandscheibenvorfällen haben sich neben den mikrochirurgischen oder mikroskopisch kontrollierten Eingriffen perkutane Techniken etabliert. Unter diesen hat die APLD (automatic percutaneous lumbar diskectomie) bzw. PN – perkutane Nukleotomie – eine besondere Bedeutung erlangt. 1985 stellte *Gary Onik* ein dünnkalibriges, flexibles Instrumentarium vor, das routinemäßig in allen lumbalen Segmenten, auch im lumbosakralen Übergang zur Absaugung des Nucleus pulposus geeignet ist (1).

Technik

Beim Nukleotom handelt es sich um eine Hohlnadel von 2 bis 2,5 mm Durchmesser, die in Lokalanästhesie und unter Durchleuchtung perkutan translumbal in das entsprechende Bandscheibenfach eingeführt wird. Hinter der stumpfen Spitze befindet sich ein kleines Seitfenster, über das unter Vakuum das zu entfernende Gewebe abgesaugt werden kann (Abbildung 1). Das angesaugte Material wird von einem guillotineähnlichen Ringmesser in kleinste Partikel gehäckselt und mit Hilfe des Vakuums (kontinuierlich 650 mmHg) über ein Schlauchsystem in einen Vakuumbehälter eingeleitet. Als Transportmittel für das abgesaugte Material dient einfache Ringerlösung, die von einem Infusionsständer aus über ein Schlauchsystem an die Spitze der Hohlnadel geleitet wird.

Voraussetzung für den Eingriff ist ein leistungsfähiges Angiographiegerät in C-Bogen-Konfiguration. Durch kraniokaudale Kippung des C-Bogens kann das Nutzstrahlenbündel dem jeweiligen Bandscheibensegment planparallel angepaßt werden. Der Patient wird in Bauch- oder Seitenlage so gelagert, daß die Lendenlordose soweit als möglich ausgeglichen wird. Nach unse-

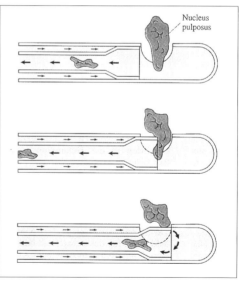

Abbildung 1. Technik der perkutanen Nukleotomie. An der Spitze des Nukleotoms wird das Bandscheibengewebe unter Vakuum aspiriert (oben), mit dem Ringmesser kleingeschnitten (Mitte) und unter Vakuum mit einer Spülflüssigkeit abtransportiert (unten).

rer Erfahrung ist die stabile Bauchlagerung vorteilhafter.

Nach steriler Abdeckung werden auf der Haut die Mittellinie über den Dornfortsätzen, die Crista iliaca entsprechend dem Tastbefund und das zu behandelnde Bandscheibensegment unter Durchleuchtung sowie der geeignete translumbale Zugang unter axialer Durchleuchtung mit dem Filzstift markiert.

Nach ausreichender Lokalanästhesie bis in den Anulus fibrosus hinein wird ein Trokar durchleuchtungskontrolliert an den Anulus fibrosus vorgeführt. Um periphere Nervenschädigungen sicher zu vermeiden, soll der Patient während des Eingriffs ansprechbar bleiben. Er wird deshalb über einen venösen Zugang nur leicht sediert.

Unter Durchleuchtungskontrolle in mehreren Ebenen, insbesondere in der Schrägprojektion axial zum Zugangsweg, gelingt es in jedem Falle, die Spitze des Trokars in das geometrische Zentrum der Bandscheibe bzw. leicht postzentral zu plazieren. Als örtliche Begrenzung dienen Deck- und Bodenplatten des betroffenen Bandscheibenfaches, die Crista iliaca sowie die vordere Begrenzung des Processus sup. der kleinen Wirbelgelenke. Während im Segment LWK 4/5 die Crista iliaca eher eine untergeordnete Rolle spielt, bildet sie im lumbosakralen Übergang mit den übrigen ossären Strukturen ein zunehmend enges, auf der Spitze stehendes Dreieck. Die scherzhafte Bezeichnung »Bermuda-Dreieck« (2) ist inzwischen allgemein üblich (Abbildung 2).

Grundsätzlich kann die Plazierung des Trokars auch CT-gesteuert werden. Wir halten den Aufwand für unnötig, da alle Manöver unter Durchleuchtungskontrolle »on line« kontrolliert werden können.

Die auf der Innenfläche teflonisierte, leicht gebogene Führungshülse mit einliegendem Dilatator wird über den Trokar an den Anulus fibrosus vorgeführt und dort sicher abgestützt. Im Austausch mit dem Dilatator schneidet der Trepan mit seiner welligen Schnittfläche ein 2,5 mm großes Loch in den Anulus fibrosus, über das dann das Nukleotom eingeführt werden kann. Das Nukleotom wird mit Hilfe der leicht gebogenen Führungshülse innerhalb des Anulus fibrosus kreisend bewegt. Damit kann der überwiegende Teil des Materials – ca. 3–4 g – gewonnen werden. Der Absaugvorgang dauert durchschnittlich ca. 15 min, der gesamte Eingriff ca. 30 min. Der Patient bleibt zur Beobachtung 1 bis 2 Tage stationär in der Klinik.

Der perkutane Nukleotomie hat gegenüber anderen perkutanen Techniken den wesentlichen Vorzug, daß sie routinemäßig in allen lumbalen Segmenten und insbesondere im lumbosakralen Übergang eingesetzt werden kann (Abbildungen 3a und 3b).

Diagnostik

Zur Abklärung der Bandscheibenmorphologie sind konventionelle Röntgenaufnah-

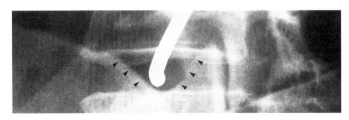

Abbildung 2. Perkutane Nukleotomie. Die Führungshülse des Nukleotoms im lumbosakralen Übergang.
Das »Bermuda-Dreieck« (Pfeile) wird begrenzt durch die anatomischen Leitlinien Crista iliaca, vordere Begrenzung des Processus superior und die Bodenplatte von LWK 5.

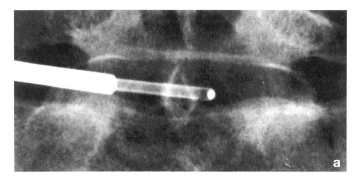

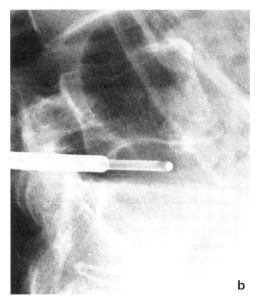

Abbildungen 3a und b. Perkutane Nukleotomie im lumbosakralen Übergang. Das Nukleotom im Segment L5/S1. Die Führungshülse wird am Faserring der Bandscheibe abgestützt.

men in zwei Ebenen, CT und/oder Kernspintomographie erforderlich. Bei Mehretagen-Morphologie oder bei funktions- bzw. belastungsabhängigen Beschwerden sollten die Funktions-Myelographie und Myelo-CT-Untersuchung bevorzugt werden.

Indikation

Für eine perkutane Nukleotomie geeignet sind alle konservativ ausbehandelten Patienten mit Protrusion oder Bandscheibenvorfällen, die nicht sequestriert sind. Überlappt der Prolaps die Hinterkante nach kranial oder kaudal subligamentär, so kann dies bis zu etwa 5 mm Ausdehnung hingenommen werden. Ungeeignet sind zirkuläre Protrusionen, instabile Segmente, ausgeprägte Skoliosen und ganz besonders die Spondylolisthese. Kontraindikationen sind Sequester und dislozierte freie Fragmente. Zur Differenzierung und Klärung der Frage, inwieweit der Anulus fibrosus noch intakt oder bereits rupturiert ist bzw. ob über einen Einriß Nukleus-pulposus-Material im Sinne des freien Fragmentes bereits disloziert ist, hat die Diskographie in Verbindung mit CT eine besondere Bedeutung erlangt. 1948 von dem schwedischen Radiologen *Lindbloom* inauguriert (3), war die Diskographie vorübergehend in Vergessenheit geraten. Erst durch die perkutanen Techniken und die gezielte Fragestellung einer Sequestrierung wuchs das erneute Interesse an der Diskographie, speziell in Verbindung mit einer Darstellung im CT. Die Technik der Diskographie ist denkbar einfach. In Bauch- oder Seitenlage und in Lokalanästhesie wird eine 22-G-Nadel in das entsprechende Bandscheibensegment vorgeführt, und die Kontrastmittelinjektion unter Durchleuchtung vorgenommen. Neben konventionellen Röntgenaufnahmen in zwei Ebenen wird anschließend eine Darstellung im CT vorgenommen. Beide Bildinformationen zusammen ermöglichen es, eine Sequestrierung sicher nachzuweisen oder auszuschließen. Austretendes Kontrastmittel läuft subligamentär oder auch epidural nach kranial und kaudal ab und dokumentiert so den Einriß des Anulus fibrosus. Prinzipiell ist damit eine Kontraindikation zur perkutanen Nukleotomie gegeben.

Besonders eindrucksvoll erscheint die morphologische Analyse intraforaminär. Hier können selbst kleinste Kontrastmittel-umspülte Sequester nachgewiesen sowie auch eine Differenzierung zwischen Vorfall und Wurzel vorgenommen werden.

Der enge Spinalkanal gilt grundsätzlich als Kontraindikation.

Ergebnisse

Im zentralen Röntgeninstitut des Klinikum Wiesbaden wird die perkutane Nukleotomie seit 1987 durchgeführt (4). Bis heute sind ca. 1200 Eingriffe durchgeführt.

Bei der Bewertung der Ergebnisse stehen die Rückbildung der Bein- und Rückenbeschwerden sowie die Wiederherstellung der Arbeitsfähigkeit im Vordergrund. In Übereinstimmung mit der internationalen Literatur liegen die Ergebnisse gut bis sehr gut bei 75–80% (5, 6, 7).

Bei der Altersverteilung liegt der Gipfel für Männer zehn Jahre vor den Frauen, möglicherweise durch eine zeitlich frühere sportliche oder berufliche körperliche Belastung bedingt.

Die Indikation zur perkutanen Nukleotomie wurde für das Segment LWK 4/5 weit häufiger gestellt als für den lumbosakralen Übergang. Wahrscheinlich ist dies darauf zurückzuführen, daß nach wie vor die Meinung vorherrscht, die perkutane Nukleotomie könne im lumbosakralen Übergang nicht eingesetzt werden. Bei derzeit ca. 200 perkutanen Nukleotomien jährlich werden nur etwa 4 bis 6 Patienten wegen anatomischer Gegebenheiten im lumbosakralen Übergang abgewiesen.

Etwa die Hälfte aller erfolglos durchgeführten Nukleotomien werden minimal invasiv oder offen-chirurgisch nachoperiert. Ursache sind zumeist übersehene oder neu entstandene Sequester. Entscheidend ist, daß durch eine vorausgegangene perkutane Nukleotomie das Ergebnis der operativen Eingriffe nicht negativ beeinflußt wird.

Komplikationen

Als Komplikationen können venöse oder arterielle Hämatome, periphere Nervenläsionen oder Infekte auftreten.

Bei annähernd 1200 perkutanen Nukleotomien haben wir während des Eingriffes keine Komplikationen beobachtet. Dreimal entwickelte sich eine Spondylodiszitis. Nur in einem Fall gelang der bakterielle Nachweis. Glücklicherweise sind alle drei Fälle ausgeheilt.

Unter den derzeit verfügbaren perkutanen Techniken zur Behandlung eines Bandscheibenvorfalls hat sich die perkutane Nukleotomie etabliert. Als durchleuchtungsgesteuerte Technik bietet sie hohe Sicherheit bei inzwischen auch guten Langzeitergebnissen.

Literatur

1 Onik G, Helms CA, Ginsburg L et al (1985) Percutaneous lumbar diskectomy using a new aspriration probe. Porcine and cadaver model. Radiology 155: 251

2 Weigand H (1992) A.P.L.D. Down-the-beam approach to L5–S1 through the Bermuda triangle. Spine Surgeon 17: 15–16

3 Lindbloom K (1948) Diagnostic puncture of intervertebral disks in sciatica. Acta Orthop 17: 231–239

4 Weigand H, Wiesner B (1989) Percutaneous nucleotomy. New interventional radiological technique for lumbar disk removal. Ann Radiol 32: 34–37

5 William Davis G (1989) Die automatisierte perkutane lumbale Nukleotomie. Operat Orthop Traumatol 2: 123–133

6 Onik G, Mooney V, Maroon J, Wiltse L, Helms C et al (1990) Automated percutaneous diskectomy: A prospective multiinstitutional study. Neurosurgery 26: 228–233
7 Luft C, Weber I et al (1992) Automated percutaneous lumbar diskectomy (A.P.L.D.) method and 1-year follow-up. Eur Radiol 2: 292–298

Anschrift des Verfassers:
Prof. Dr. med. H. Weigand
RNS Praxisgemeinschaft
am Klinikum Wiesbaden
Ludwig-Erhard-Straße 100
D-65199 Wiesbaden

Perkutane CT-gesteuerte lumbale Schmerzbehandlung

Facettenblockade und periradikuläre Infiltration

S. Mutze, K. Lang[a]

Institut für Röntgendiagnostik und [a]Klinik für Orthopädie, Universitätsklinikum Charité, Humboldt-Universität Berlin

Diagnostik und Therapie chronischer lumbaler Schmerzzustände sind oft schwierig und erfordern eine Zusammenarbeit mehrerer Fachdisziplinen.

Mögliche Ursachen, wie das lumbale Facettensyndrom und das lumbale Radikulärsyndrom, sollten sowohl radiologisch-diagnostisch als auch interventionsradiologisch-therapeutisch in enger Zusammenarbeit von Radiologen, Orthopäden, Neurochirurgen und Physiotherapeuten untersucht und behandelt werden. Ergebnisse der therapeutischen temporären Facettenblockaden und periradikulären Infiltrationen werden in der Literatur extrem unterschiedlich angegeben (2, 6, 7, 8). Ein Vergleich ist kaum möglich, da Indikationen, Technik, Nachbeobachtungszeitraum, Anzahl der behandelten Segmente, Pharmaka und appliziertes Volumen nicht standardisiert sind. Die Erfolgsraten schwanken zwischen 15 und 100% für die Kurzzeitergebnisse (3 Tage bis 4 Wochen) und zwischen 19 und 93% für die Langzeitresultate, wobei diese Nachbeobachtungszeiträume von fünf Monaten bis zehn Jahren variieren.

Nach *Stolker* et al. (8) wird eine effektive symptomatische Behandlung erst möglich, wenn die Quelle der Schmerzen erkannt ist. Dabei ist der Begriff Quelle nicht zu verwechseln mit dem Begriff der Ursache, da ein anatomisches Substrat oft nicht gefunden werden kann, trotzdem aber eine erfolgreiche Therapie anzustreben ist. Ein Bandscheibenvorfall ist zwar die Ursache der Beschwerden, die Quelle der Schmerzen ist jedoch der komprimierte Nerv. Die kausale Therapie betrifft somit die Bandscheibe, die symptomatische Therapie den Nerv.

Lumbale Facettenblockaden

Das sog. Facettensyndrom ist relativ schlecht definiert und wird in der Literatur kontrovers diskutiert (5). Die Diagnose ist häufig nur über den Ausschluß anderer pathologischer Veränderungen bzw. durch eine diagnostische Blockade zu stellen.

Ursache des lumbalen Facettensyndroms sind pathologische Prozesse im Bewegungssegment. Darunter werden sämtliche Verbindungen zweier benachbarter Wirbel zusammengefaßt, d. h. neben der Bandscheibe auch die kleinen Wirbelgelenke, sämtliche Bandverbindungen und die verbindenden Muskeln. Degenerative Veränderungen in den Strukturen des Bewegungssegmentes, z. B. bei einer Spondylarthrosis deformans, können über die stark sensibel innervierte Gelenkkapsel zu ausgeprägten Schmerzsyndromen führen. Fehlbelastungen der Zwischenwirbelgelenke im Rahmen des Postdiskotomiesyndroms mit entsprechenden Anpassungsproblemen sind ein weiterer möglicher Ausgangspunkt für die Beschwerden. Typischerweise geht das Facettensyndrom einher mit einem diffusen Rückenschmerz, dessen Ausstrahlung sich nicht an segmentale Grenzen hält (»pseudoradikulärer

Schmerz«). Schmerzen von der Flanke bis in den Fuß können dabei angegeben werden. Echte radikuläre Symptome können im Zusammenhang mit den Zwischenwirbelgelenken auftreten, wenn fortschreitende degenerative Veränderungen die Neuroforamina einengen und eine Kompression der Nervenwurzeln verursachen.

Groen et al. (3) zeigten, daß die gesamte Wirbelsäule von einem Netzwerk aus Nervenfasern umgeben ist. Ventral bildet dieses Netzwerk den Plexus des vorderen Längsbandes, dorsal den Plexus des hinteren Längsbandes. In Höhe der Foramina intervertebralia kommunizieren beide Nervengeflechte miteinander. Die sensible Innervation der kleinen Wirbelgelenke erfolgt über den medialen Ast des Ramus dorsalis und den Ramus meningeus des Spinalnervs, letzterer wird synonym auch als N. sinuvertebralis bezeichnet. Diese Nerven bilden gemeinsam mit sympathischen Fasern der Rr. communicantes den o.g. Plexus, der auch die Facettengelenke erreicht. Hinzu kommt eine außerordentlich große Variabilität im Verlauf und Aufzweigungsmuster des Ramus meningeus. Es finden sich nach *Groen* et al. (3) aszendierende, deszendierende, divergierende und kreuzende Verläufe jeweils über bis zu zwei Segmente. Insgesamt entsteht eine bilaterale multisegmentale Nervenversorgung. Das Verständnis des multisegmentalen Innervationsmusters hat unmittelbare therapeutische Konsequenzen, da in bestimmten Fällen eine Behandlung bilateral und in mehreren Segmenten erforderlich ist.

Die Infiltration der Zwischenwirbelgelenke kann diagnostisch oder therapeutisch, temporär oder permanent eingesetzt werden. Die diagnostische Infiltration dient bei chronischen lumbalen Schmerzzuständen zur Verifizierung der Diagnose eines Facettensyndroms. Therapeutisch kann temporär eine Infiltration mit Antiphlogistika und Lokalanästhetika vorgenommen werden. Zur permanenten Blockade werden Radiofrequenzverfahren, operative Methoden oder die Alkoholinjektion angewandt. Die Selektion der Patienten zur Facettenblockade wird in der Literatur ebenfalls sehr unterschiedlich diskutiert. Indikationen zur lumbalen Facettenblockade sind pseudoradikuläre Schmerzen, Blockierungen, Fehlbelastungen und degenerative Veränderungen der Zwischenwirbelgelenke sowie die additive Therapie bei Radikulärsyndromen. Beweisend ist letztlich das Nachlassen der Schmerzen nach Injektion von Anästhetika intra- bzw. periartikulär.

Technik

In Bauchlage des Patienten wird am lateralen Topogramm das betreffende Zwischenwirbelgelenk lokalisiert. Es erfolgt die Planung des optimalen Zugangsweges, indem die laterale Entfernung vom Dornfortsatz und die Einstichtiefe ausgemessen werden. Nach steriler Abdeckung des Patienten und ausreichender Lokalanästhesie wird eine 22G-Nadel bis in das Zwischenwirbelgelenk vorgeführt. Die exakte Wahl der Ebene ist besonders bei stark degenerativ veränderten Gelenken wesentlich für eine sichere intraartikuläre Injektion. Der leichtfedernde Widerstand der Gelenkkapsel signalisiert die regelrechte Position (Abbildung 1).

Zur temporären Blockade und antiphlogistischen Therapie können je nach Größe des Gelenkes 1–3 ml eines 1:1-Gemisches aus Bupivacain® und Lipotalon® (Dexamethasonpalmitat) verwendet werden. Andere Autoren verwenden auch eine Mischung aus Bupivacain® und Methylprednisolon. Insgesamt sollte dem lipophilen antiödematösen Antiphlogistikum wegen seiner günstigeren und besser verträglichen Wirkung auf den Knorpel der Vorzug gegeben werden. Können größere Mengen Pharmaka appliziert werden, ist das ein Hinweis auf ein Leck in der Gelenkkapsel. Mögliche Austrittstellen infolge Kapseleinriß sind nach *Dory* (1) lateral an der Nerveneintrittstelle oder medial im Bereich des Neuroforamens. Dies er-

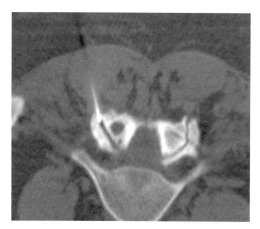

Abbildung 1. CT-gestützte intraartikuläre Injektion in das Facettengelenk L3/4 rechts. Regelrechte Lage der Nadelspitze intrakapsulär.

klärt auch diagnostisch falsch-positive Ergebnisse der Facettenblockade bei Verwendung zu großer Mengen Lokalanästhetika mit umfangreicher Umgebungsinfiltration.

Für die permanente Blockade werden 1–2 ml 96%iger Alkohol oder spezielle Radiofrequenzverfahren verwendet.

Als Steuerverfahren verwenden wir einen modifizierten CT-Scanner (Philips Medizin Systeme). Nach Entkoppelung von der zentralen Einheit ist der Tisch mit einem Handgriff frei zu bewegen und über einen separaten Fußschalter kann ein Einzelscan ausgelöst werden. Damit ist gegenüber herkömmlichen Techniken eine schnellere Untersuchungsführung möglich. Außerdem wirkt sich die permanente Anwesenheit des untersuchenden Arztes günstig auf die Psyche des Patienten aus.

Lumbale periradikuläre Infiltrationen

Die radikuläre Schmerzsymptomatik kann akut oder chronisch auftreten. Im akuten Stadium geben die Patienten einen in die betreffende Extremität einschießenden starken Schmerz an, der besonders durch Husten oder Niesen provoziert werden kann. Nachfolgend können neurologische Ausfälle auftreten, die sich an die segmentalen Grenzen halten. Dieser klinische Status sollte in enger Zusammenarbeit von Radiologen und Orthopäden oder Neurologen diagnostiziert werden. Schmerzen und sensible Störungen sind bei chronischer Wurzelschädigung mitunter rückläufig und führen subjektiv für den Patienten zu scheinbarer Besserung des Zustandes, sind jedoch Ausdruck des beginnenden permanenten nervalen Funktionsverlustes. Problematisch ist die Diagnosestellung infolge möglicher Überlagerung der radikulären Symptomatik durch Spondylarthrosen, Neuropathien oder mehrsegmentale Bandscheibenvorfälle.

Folgende Ursachen radikulärer Symptome sind die wesentlichen Indikationen zur periradikulären Infiltration: Bandscheibenprolaps, Postdiskektomiesyndrom, Stenosen der Foramina intervertebralia und Nervenwurzelkompressionen. Ferner sind aufzuführen Stenosen des lateralen Rezessus, ein segmental enger Spinalkanal oder Ossifikationen der spinalen Bänder (4).

Operationsindikationen sind unter der periradikulären Infiltrationstherapie interdisziplinär und kritisch zu stellen. Ein Teil der Patienten kann länger konservativ geführt werden. Operationen an der Bandscheibe werden optimal vorbereitet durch die antiödematöse Behandlung der Nervenwurzeln. Postoperativ ergeben sich kürzere Rekonvaleszenzzeiten.

Technik

Nach Aufsuchen der zu behandelnden Nervenwurzel im CT-Schnittbild erfolgt die Markierung der Einstichstelle. Während die oberen lumbalen Segmente dabei eine größere Variabilität des Zugangsweges von laterodorsal erlauben, ist an den Wurzeln L5 und S1 oft nur eine genau definierte Richtung möglich. Bei anatomisch besonders

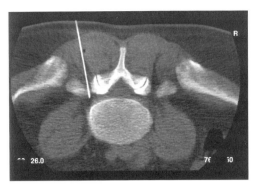

Abbildung 2. CT-gestützte periradikuläre Infiltration an der Nervenwurzel L5 rechts.

schwierigen Gegebenheiten erleichtert manchmal die Kippung der Gantry mit entsprechender Nadelneigung den Zugang. Nach ausreichender Lokalanästhesie erfolgt das Vorführen der Nadel bis etwa 2 mm vor die Nervenwurzel. Wir verwenden ein 18G koaxiales Nadel-Set (CookR). Bei direkt periradikulärer Lage der Nadelspitze werden die innere Nadel und der Mandrin entfernt, während die äußere abgestumpfte Hohlnadel nochmals um ca. 1 mm vorgeführt wird. In dieser Position (Abbildung 2) erfolgt die Applikation der Pharmaka. Durch die abgestumpfte Nadel unmittelbar am Nerv wird die Verletzungsgefahr reduziert. Die bei uns neu entwickelte Technik der sog. CT-Durchleuchtung erlaubt nach jedem Schritt die schnelle und exakte Darstellung der Nadelspitze bei ständigem direkten Arzt-Patienten-Kontakt. Einige Patienten geben beim Vorschieben der Nadel in die exakte Position den typischen ausstrahlenden Schmerz an, den sie auch bei Husten oder Niesen verspüren, was als ein weiterer Hinweis auf richtige Positionierung der Nadel und die richtige Erfassung der Schmerzursache gewertet werden kann. Eine bewußte Schmerzprovokation mit der Nadelspitze am Nerv sollte unserer Meinung nach nicht erfolgen, da eine zusätzliche Reizung der Nerven das Ergebnis der Therapie verschlechtern kann.

Nach Probeaspiration beendet die langsame Applikation von einem Gemisch aus 2 ml Lipotalon® und 2 ml Bupivacain® den Eingriff. Das abschließende Kontrollbild zeigt bei regelrechter Nadellage die Verteilung der Substanz perineural und häufig auch epidural. Dabei wird die kleine Luftmenge ausgenutzt, die sich in der Nadel befindet und sich als Markierung mit den applizierten Substanzen verteilt.

Die Patienten geben unmittelbar nach der Injektion häufig eine Linderung der Beschwerden an, ein deutliches Wärmegefühl im Bein und mitunter ein Taubheitsgefühl. Eine Nachbeobachtung von mindestens zwei Stunden und anschließende Heimfahrt in Begleitung erscheinen sinnvoll.

Die perkutane CT-gestützte lumbale Schmerzbehandlung bietet als minimal invasives Verfahren Möglichkeiten der verbesserten Diagnostik und Therapie sowohl beim lumbalen Facettensyndrom als auch bei radikulärer Symptomatik im Bereich der LWS. Die außerordentlich vielschichtige Diskussion in der Literatur zeigt die Notwendigkeit weiterer prospektiver Studien in enger Zusammenarbeit von Orthopäden, Neurologen, Neurochirurgen und Radiologen.

Literatur

1 Dory MA (1981) Arthrography of the lumbar facet joint. Radiology 140: 23–27
2 EL-Khoury GY, Renfrew DL (1991) Percutaneous procedures for the diagnosis and treatment of low back pain: discography, facet-joint injection and epidural injection. Am J Roentgenol 157: 685–691
3 Groen GJ, Baljet B, Drukker J (1990) Nerves and nerve plexuses of the human vertebral column. Am J Anat 188: 282–296
4 Grönemeyer DHW, Seibel RMM (1989) Interventionelle Computertomographie. Uebereuter Verlag Wissenschaft, Wien Berlin
5 Jackson RP (1992) The facet syndrome – Myth or reality? Clin Orthop 279: 110–122

6. Lippit AB (1984) The facet joint and its role in spine pain: management with facet joint injections. Spine 9: 746–750
7. Schleifer J, Fenzl G, Wolf A, Diehl K (1994) Behandlung des lumbalen Facettensyndroms durch CT-gesteuerte Infiltration der Zwischenwirbelgelenke. Radiologe 34: 666–670
8. Stolker JS, Vervest CM, Groen GJ (1994) The management of chronic spinal pain by blockades: a review. Pain 58: 1–20

Für die Verfasser:
Dr. med S. Mutze
Institut für Röntgendiagnostik
Universitätsklinikum Charité
Medizinische Fakultät der
Humboldt-Universität
Schumannstraße 20/21
D-10098 Berlin